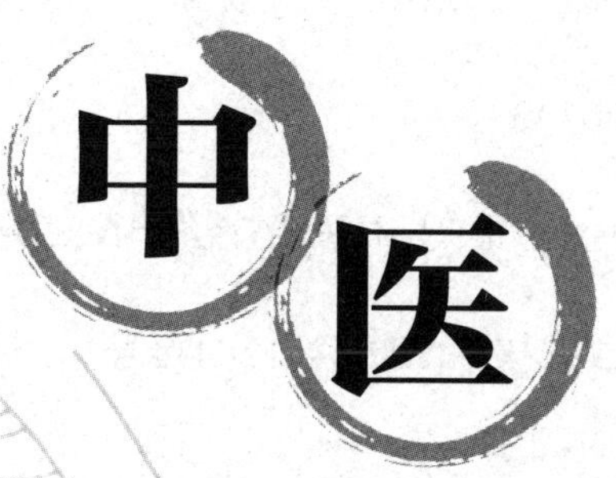

民间传统治病妙招

曾培杰◎著

朗照清度　唐婉瑜

杨太宝　　汤　前◎整理

杨榆羚

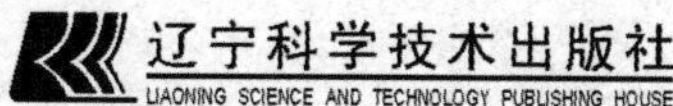

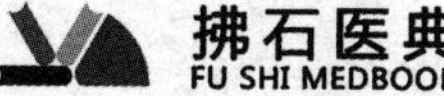

图书在版编目（CIP）数据

中医民间传统治病妙招 / 曾培杰著. -- 沈阳 : 辽宁科学技术出版社, 2021.1
ISBN 978-7-5591-1667-3

Ⅰ.①中… Ⅱ.①曾… Ⅲ.①中医治疗法 Ⅳ.①R242

中国版本图书馆CIP数据核字(2020)第128411号

出版发行：辽宁科学技术出版社
北京拂石医典图书有限公司
地　　址：北京海淀区车公庄西路华通大厦B座15层
联系电话：010-57262361/024-23284376
E-mail：fushimedbook@163.com
印 刷 者：河北环京美印刷有限公司
经 销 者：各地新华书店

幅面尺寸：145mm×210mm
字　　数：338千字　　印　　张：13
出版时间：2021年1月第1版　　印刷时间：2021年1月第1次印刷

责任编辑：李俊卿　　责任校对：梁晓洁
封面设计：君和传媒　　封面制作：王东坡
版式设计：天地鹏博　　责任印制：丁　艾

如有质量问题，请速与印务部联系　　联系电话：010-57262361

定　　价：68.00元

前言

中医与民间的关系，就像是草木之于土壤一样。

而在民间广袤的土壤中，自然而然会生长出绝技秘传的中医奇葩来！

民间秘传绝技常有，但传承绝技的人却不常有。

传承绝技，要具备以下三点：

1. 传承人是一个法器，即《黄帝内经》上说的，非其人勿教，非其真勿授。说白了就是要传对人，这个对就是天赋恒心人品，缺一不可，不然是没办法传下去的。

2. 要有师徒缘。很多人都说找师父难，其实师父找徒弟也难，要把绝技传承下去，没有这个缘是很难的，所以很多学中医的人都是有其因缘的，要么是久病成良医，要么是为亲友求医，要么是有愿为天下众生解脱疾苦，这些都是很多人踏入医门的缘分。

3. 要有政策的扶持。民间师带徒，是传承中医的最大力量，但现在这股力量却因为民间中医合法化等问题而式微，这几十年下来，大量民间中医的传承后继无人，无数绝技秘传成为广陵绝响，令人痛惜！

本书记载的只是民间万千绝技之一二，而数之不尽的绝技正处于濒危阶段，希望政府以及民间有志之士及时拯救这些宝贵的民族遗产，让它们重新焕发光明，继续为祖国的繁荣健康添砖加瓦！

目 录

第一篇 叶姐的中医传奇人生

故事半真半假。

道理真实不虚。

中医界有很多奇人异术，但大多是名不见经传的。

我们中医的普及，很有必要去挖掘整理，发挥出原属于他们璀璨的光芒。

这次我们会以真实的案例人物作为素材，通过通俗的小说笔法，炒出一道道富有江湖侠士味道的“家常菜”来，让读者一起品读体悟中医的神奇，揭开它神秘的面纱。

这次叶姐的到来，正好对号入座，成为第一个登场亮相的传奇人物。

叶姐虽然年过花甲，着装却非常大方新潮，她有着现代女性的自强不息，亦有旧上海的温婉气质，有着丰富的人生阅历，对中医的格外热忱，以及高超的运用技巧，这些都将在此书中展现出来。

诚然，中医面临着巨大的传承危机，但是却仍然有这么一批人在默默地撒播中医的种子，耕耘这块荒芜已久的土地。

相信，在不久的将来，中医必将王者归来，坐上至高的荣誉宝座，光耀华夏，普照天下，给人类带来无上的康宁快乐！

1 老外的脚崴伤

听遍名师讲课，阅尽百家书籍，成就一家之美，利益一方群众。

广州有个叫叶娟的大姐，年过花甲。怎么不叫叶妈、叶姨、叶太呢？因为她对中医热忱的心永远年轻。

她是因病学医。由感冒到感悟，由病苦到离苦。以半百之年，叶姐谦卑自称：“我未磨一把倚天宝剑，只一柄小刀。”

可她这把小刀，却像极了小李飞刀！

日本的游客来广州旅游，品尝了一次叶姐的“糊粥馆”招牌名粥——珍珠白玉粥，赞不绝口！当问及身体，叶姐观色切脉，发现尺部无力郁堵，便断其宫寒，有结块。

这日本妇人，多年未察觉，回国一检查，五个大大的子宫肌瘤，惊讶得目瞪口呆，为何肉眼可以觉知洞穿体内病理变化？特别想要派个团过来中国学习诊断之术。

子宫肌瘤用桂枝茯苓丸，配合千口一杯饮，加日行七公里，就能轻松拿掉子宫小肌瘤。

在糊粥馆里轻轻弹指，就震撼了日本游客。他们后来提重礼来登门道谢。

美国的年轻小伙子约翰，游广州白云山，疲劳过度，加上拍照分心，脚崴了，痛得动不了。小伙子正皱眉，往日打篮球打伤，没有十天半个月难以康复，这儿人生地不熟，受伤后旅游的心情全没了。

正巧，叶姐也从白云山上下来，小伙子急得头冒烟，不知找谁办。叶姐示意他放心，“交给我！”结果，只在约翰的手上、脚上、关节周围，找几个痛点，点点穴，约翰立马眉开眼笑地站起来了！

这招据叶姐传授，是从火柴棒医生，民间奇医——周尔晋老先生的“x平衡法”里面学来的，堪称对治急慢性痛症的立竿见影法门！

叶姐在他膝盖骨上再拍两下，示意约翰再走走。约翰还不大自信，谁知，走两步，病去若失，完全不像崴脚的样子。旁边的美国随从，特意拍下了这个片段，写到《白云山里的奇人奇遇》，一下子引动广州媒体，来找叶姐采访。

欧美游客都竖大拇指，这东西一定值得重视！

叶姐只是淡淡地说：“弄好脚崴伤，是民间赤脚医生的专长，我也是医术不精，十个当中八九个能弄好而已。而且，弄好不能用天计的，大部分是用分秒来计的。”

这种中国自信，一下子名扬海外，震惊欧美。享誉世界，也不过是时间问题！

周艳想要试探叶姐，叶姐连中医普及学堂的微信都没去上过，全是听喜马拉雅上的音频。

当周艳手伸出来时，叶姐扫过一眼，便说：“这个肝胆反射区郁堵得这么厉害，乳腺问题不小啊！还有心脏力量不够，肠胃消化不好。”

就三言两语，没通过任何问诊、检查报告，让周艳惊呆了！点头如捣蒜地说：“百分百准，毫无偏差！我的乳腺癌就是肝胆经堵塞，叶姐一眼就看出来，真是高手在民间！年过半百才正式开始全力以赴学医，你是如何学得如此出色？”

叶姐乐观豪爽，一点也没遮拦，说：“我就听音频，看视频，买书籍。”

听徐文兵老师的课，与梁冬对话养生；追罗大伦老师的书，像球迷追球星一样；沉迷倪海厦先生的课，像古董爱好者迷恋古董一样；看余浩老师所有的书，拼命做笔记，像抢收稻谷一样；听郝万山老师的《伤寒论》，像捡到宝一样。现在还在不断地学习中医四大基础（中基、中诊、中药、方剂）与四大经典（《伤寒论》《金匮要略》《黄帝内经·素问》《温病条辨》）。

再到广州购书中心，买到一切畅销的拍打、穴位、养生、按摩书籍，像饥饿的人碰上美味的食物那样，日日品读，夜夜抄写。周围的朋友邻居都叫她“疯婆子”了！

叶姐却自得其乐说：“不疯魔，不成佛！我没上过任何医学院，知识全靠自学。我学的时候开心得不得了，连吃饭睡觉都变成多余的了。最后，听了曾老师喜马拉雅上的音频，我是没日没夜地听，听到好经验，就在糊粥馆讲给客人听。后来居然发展了一批学生、粉丝！

这次我无论如何，推掉中山大学的讲课，还有全广东省每月的十次讲课，我死心塌地都要追到五经富镇来！”

我听后，震撼了，说：“集百家之长，我不如叶姐；半百后，还像年轻人那样好学，我不如叶姐；听闻有名师一技之长，不远千里前来拜服，我更不如叶姐；为了帮助膝关节痛的患者，能一个人背个背包，带两个馒头，直接扎堆在广州购书中心里头，翻阅苦读一整天，找出十套对治膝关节痛的高效方案，为患者两肋插刀，废寝忘食，饥肠辘辘，我不如叶姐！我唯独能胜过叶姐的，就是这点车大炮、吹口水、写写人物传记的本事了！”

2 叶姐的糊粥馆

叶姐的糊粥馆，一经电台报道，慕名而来的人就渐渐增多。日本人、韩国人，都相当崇尚食疗，他们拍了照片发在网上，时常有外国人找到店面来，体验中医药膳疗法（健康绿色糊粥疗法）。

奇怪，叶姐弄的糊粥药膳，要求高，不但要可口好喝，人不排斥，还要有疗效；不但要有疗效，还要有不小的疗效。

有个友人，孩子才两个月左右，就不吃母乳，怎么逗他吃都不行。有什么方法能让小孩子吃奶呢？

叶姐调了健脾胃的粥糊，才送进孩子嘴中一点点，孩子一小时后，明显就有食欲了。从一整天绝食，到开口要吃东西，就用了一小时。

叶姐谦虚地说：“那不过就是山药、陈皮、麦芽而已。”

这下可不得了啦，军区的领导都来找叶姐调理。

加拿大的友人体验到好处后，直接说：“你跟我去加拿大，可以帮到那边更多的人！”

欧洲的友人要收购叶姐的糊粥馆，而且还要注册，把分店开到欧洲去。

深圳的肝病专家，也见识了叶姐糊粥疗法，看到慢性肝炎的患者，用糊粥养胃后，居然临床治愈康复，可见，糊粥养胃，有助于后期慢性消耗性病康复。

肝病专家笑着说："病人到我那里开药吃，都不喜欢药，反而喜欢你这里的糊粥，而且对身体康复效果好，我在深圳给你开辟一个地方，专做糊粥食疗，你看怎么样？"

真是花儿一开，蜂蝶齐来。疗效一打开，运气自然来！

叶姐只要向前踏一步，就是连锁开店，国际化经营。弘扬推广中医，康复身体，通过经营糊粥，就能享誉国际。

叶姐说："这糊粥乃从培土康复身体下手。你看，小孩没长牙前要吃糊，老人掉牙以后也要吃糊；身体放化疗、大病后，更要吃糊；你身体累个半死，五劳七伤，消化不动了，满汉全席在你面前，你都无动于衷，只想吃糊；你有老胃病，吃什么都不舒服，弄点糊来，吃下去就舒服！这糊不正像曾老师讲的同音必同义，同音必同源，糊粥的糊，通舒服的服，再通有福气的福。糊粥疗法，就是努力调出可口、让人舒服好消化的药膳粥。像《大长今》上面讲的，有福气的人，才能尝到这让人舒服的糊粥。"

3 化掉老校长的三个瘤块

有人说："这糊粥是小儿科玩意，婆婆妈妈煮给儿孙吃的再平常不过的东西。"

莫谓平常物，便作等闲观。

不要以为平常的东西，你就把它看简单了。大道至简，大术平常。

叶姐笑着说：“是啊，就这么平常的东西，我研究了都那么神奇，你再去研究中药世界里头那些有威力、不寻常的药物，那不就奇迹惊喜不断吗？”

然后，叶姐跟我们透露，她在圈子里头为何老接到学校（大、中、小学）、单位、公司、工厂的邀请呢？

因为叶姐屡用糊粥，用出了惊人效果，逆转了几十年的疑难恶病，包块积聚。用这普通粮草，药食同源之品，能将令人闻风丧胆的肿瘤结块消掉！估计这放在国际上去，都将是大放异彩，耀我国威！这可是让中医食疗之法扬名世界的举动啊！

不动干戈可以治太平，好吃好喝可以治好病，这将是所有人都乐于看见的！

叶姐接着分享，她一个糊粥克瘤的精彩案例。

有一个退休老校长，肚子里长了三个硬瘤包块，多年留而不去。

叶姐说：“我并没有想到，能将他瘤块治好。当时，只想到脾主肌肉，山药能健脾，莲子可倍力气，薏苡仁能去脂消腻，鸡内金连硬沙石都可以磨化，陈皮、麦芽能开胃，悦情志。就这样，像家里老婆婆煮八宝粥一样，也没去称量，这抓一把，那抓一把，打成粉后烘干，每天吃两勺，可以吃一个月的量。”

谁知，一个月后，老校长像年轻人一样，欢天喜地，手舞足蹈地来报喜：“叶娟叶娟，你摸摸看，我肚子里的包没有了，你给我下的是什么神奇药啊！”

叶姐一摸，果然没了，然后还不死心说：“会不会缩到里面去了呢？你还是去做个B超，让医生看看吧。”

结果一做B超，真的没有了！一个月，把医生都惊呆了。三个蛋大包块全消了，而且，只用一个多月，花费不过几百块而已。既没吃苦药，也没动刀，消无芥蒂，仅仅依靠儿时的味道——糊粥而已。

校长说：“吃这糊粥，最明显的反应就是放屁多了，排便快了，胃口好了！”

如果让专家看到这报道，恐怕，他要借糊粥去摘取下一个诺贝尔医学奖了！如果让精明的商人看到，估计，他要借助糊粥全国连锁，搞个风生水起，大捞一把，绝没问题。

谁知，叶姐却淡淡地说：“我的命是中医救的，把中医开连锁，用食疗赚大钱，不是我的心愿。我只想，让我有生之年，回报中医。我只想能像余浩老师、罗大伦博士、徐老师、万山老师那样，身在感恩的世界里，为中医的发展，添点油，加点力，添块砖，加块瓦。”

用糊粥将顽固的瘤子，就这样糊里糊涂消掉了，一下子令叶姐在知识分子的圈里，名气也响了起来。

真是，人有本事，不怕不出名；人有功夫，不怕没人护。人只要有心，就像树木、菜叶有心，自然有花叶衬托，根须供养。

而叶姐最想做的，就是像大长今那样，做出色的糊粥调养师！叶姐把《大长今》的电视剧，看了都不下十遍。

做一个膳食疗师，是叶姐的梦。传播一种膳食文化，受益千家，是叶姐的大梦！

这种用看似平平常常、婆婆妈妈的方法，解决别人缠缠绵绵、痛痛苦苦的问题，真是不容小觑。

正如古医籍讲到："天下无神奇之法，只有平常之法。平常之极乃为神奇！"这句极有份量的广告词，用在叶姐糊粥馆以及这本书封面上，再恰当不过了！

叶姐谦虚地说："来五经富，我对我的学生说'雁过留声，人死留名'。我只想在曾老师书中留下我一个名。"

我笑着说："怎么只能留一个名呢？像叶姐这样民间实证派的中医薪火传承人，她应该留整本书！而且，要留下一个学派！流行起一股健康绿色，可口环保，安全有效的中医疗养康复风！"

火就由叶姐来点了，扇风就由我来弄了！

4 创造生命奇迹的人

一个已过花甲之年，却仍要学艺，在中医这片领地上开花结果，创造生命奇迹的人，让人佩服，让人敬仰！

"老马自知夕阳短，不用扬鞭自奋蹄。"

叶姐说她是因病学医的，从小到大就得了"四炎"。

第一是脑膜炎，发烧到快不行。作为船员的父亲，都有心要将她丢到海里去。

第二，十多岁时学游泳，耳朵进水，常因中耳炎痛得发烧。叶姐却说："密集培训的量太大了！"

她在一个月内，由不会游泳练到蛙泳、蝶泳、仰泳全会，在广州市参赛还拿了名次。

小小的叶姐心里就种上了一粒种子：只要密集训练，就能顿超先贤。

后来靠调养脾胃，将中耳炎治好。

第三，十五岁时，叶姐到处参加宣传思想，各处劳顿，引发肾性水肿，打一个月的青霉素，打得骨头发凉，站立不稳，夏天穿裤子还挡不了风，觉得寒风刺骨。她第一次感受到医院的局限。

她的一个邻居，因为抽脊髓，直接瘫痪了。叶姐的另一个老师，高大强壮，年富力强的时候得了肾炎，居然死了。

死亡的阴影乌云密布般蒙过来。叶姐心中就有一个念头：我必须走一条自救之路！不能处处像乞丐那样求别人。

一个倔强自强的念头，让叶姐到处搜罗资料、书籍、报刊，看参考消息等，同时练习养生功——八段锦。

功夫不负有心人！突然有一天叶姐看到，用蒜泥来敷可以引火归元，温暖身体，强壮体魄。

叶姐像抓住救命稻草一样，比救火的心还迫切，立马捣蒜敷在脚下涌泉，涌泉穴就起疱了；再敷承山，承山又起疱了；再敷膝盖，膝盖也起疱。

虽然起脓疱很痛，但有一个好处，身体有力了，有胃口了，不怕冷了！就这样，慢性肾炎留下的各种后遗症，一点点就让叶姐的八段锦、外治法、扎针、按摩自己消掉了。

有这一段经历，对疾病的恐惧，马上化为对自己、对中医的自信！

叶姐是个一有好处就要分享出的人。她用蒜泥帮亲戚敷脚底，扁桃体发炎、喉咙痛一个晚上就好了。急性高烧、咽炎，水都吞不下，贴两个晚上水就喝得下，烧就退了。

叶姐也惊呆了，一般要几十上百块的问题，用几毛钱的大蒜就能搞定了。

最神奇的是，小区的一个偏头痛阿姨，一疼起来，几天都出不了门，束手无策，真是“贫无达士将金赠，病有高人说妙方！”

叶姐只告诉她蒜泥敷脚底，当晚敷上去，觉得脑子有团气往脚下去，从未睡过如此深熟的睡眠。第二天起来若无其事，上街买菜。此后几年都没有发作过头痛。

叶姐乐了，在笔记本上写到：“小招法有大智慧，中医救人功德无量！”

碰到扁桃体发炎、顽固偏头痛愤怒加重的，以及失眠烦躁、心静不下来的，还有手脚发凉，打抗生素过多体寒的，用蒜泥贴脚底，引火归元，贴了就会好转。这是亲身验证的宝贵经验！

人的一生，常常伴随着生病跟克服疾病的过程。

第四，当年叶姐生完孩子后，长期紧张、疲劳，得了严重胃炎。有几次胃疼得晕倒，她没有忘记查书看资料，直到发现四君子汤，跟自己脾虚劳累对的上号，脉又濡弱，力量不够。

结果，自己用四君子汤治好自己的胃病，人还长壮了，增了肉。体质一增强，上班就有力量，头晕的现象也没了。原来四君子汤还能治头晕。

叶姐说：“就是这四个炎症，我一个个克服，慢慢步入中医神圣的殿堂！”

人的一生，从来都不会缺少苦难。但在强者的眼中，他却在苦难中看到希望的光明；在弱者眼中，他看到的是绝望的壁垒。而叶姐，无疑就是这样在逆境中看到光明的强者！

5 开出一条活路来

叶姐从大病占道，开出一条活路来，到后来日用生活中，小疾挡路，又运用中医那些招法。我们都很期待。

叶姐说：“我学医都是从解决自身跟家人的问题开始的。我以前气血不好，易生冻疮，最严重时，连碗筷都拿不了。医生说：‘从未帮过一例冻疮的患者开请假单的’。”

而叶姐奇怪严重的冻疮，打破了医生的从未。孟子讲：人有智慧，源自灾疾。灾疾让人迫切找出路，找到出路就是智慧。

所以，灾疾跟智慧常是硬币的两个面，看你能否把阳面翻起，阴面压下。

又是功夫不负有心人。叶姐看资料时，发现有冷热水交替泡手，能治好冻疮。结果，月余的顽固冻疮，泡一次就好了，不痛不痒。就是冷水泡完泡热水，热水泡完泡冷水，交替着泡。

西方医学讲，末梢循环好了，一切问题就都会慢慢好了。

后来叶姐再拍打丹田，这冻疮居然就好了，而且，一去不复返。

楼下小区的老阿姨夫妻俩都拄着拐杖，走路常靠挪，腿脚不利落。

叶姐说："可以夫妻对泡。一箭双雕、两全其美、三阳开泰、四季平安、五福临门。"

一桶热水，一桶冷水，泡完后夫妻交换，然后用手掌拍肚脐下的关元、气海、丹田之处。这样小修小补，居然修补出了奇迹：上下楼梯不用拐杖，到超市买菜，两手提满物品身体也不晃！

本来这些奇迹般的痊愈，应该降临在名医、高手手里，叶姐怎么也想不到，自己轻轻一出招，就有这绝好的疗效。

乡亲居民的赞赏，让叶姐对中医充满无限好感！

于是，叶姐总结了"饭后百步走，睡前两盆汤"，再加丹田拍打三百下。

叶姐说："用这种招法，推广建议给众多老慢病的朋友乡亲，纷纷都能减轻，甚至痊愈。"

随着反馈来的越来越多奇迹，阳痿的患者，居然康复了；不孕不育的，怀上了孩子，还健康产下；腰痛的，几天就好了；颈椎病的，都是一两个晚上就轻松；头痛的，弄几回就控制住了；痛经的，几乎是一次过后，坚持丹田拍打三百下，长久都不复发！

叶姐为了让大家弄懂学会，特别叫个学生上到讲台，亲手示范拍打。

叶姐说："动作对了，效果好的不得了；动作不对了，只要放松拍，也有效果。"

如果再加上象数疗法里的"650380"，默记、默念、默写手上纸片，起到集中专念，更有意想不到之效。

叶姐讲："当动作、气息跟心念同时在一个点上，像拔河一样，可以把沉疴、恶病拔出体外！”

6 身体强壮的秘密——丹田震颤法门

叶姐有个异于平常人的特点，她跟普通中医爱好者最大不同之处在这里：她自己找到安全有效的方法，立马相信它，执行它，不怀疑它。

所谓效果有无，全凭信念程度；得益高下，尽赖行持功夫。

叶姐说，以前她三四十岁时，容易疲劳；现在越老，精神反而越好。

大家听完，无不羡慕不已，急想知道叶姐是如何对治昏沉疲劳这只拦路虎的。谁不希望精神饱满、容光焕发，谁不想要老当益壮，穷且益坚。

叶姐笑笑说：“我是越老越少，越变老不死、老顽童了！只要我听到哪里有培训，有中医课程，不管北京、上海、四川，不论学费一万、两万、三万，我买到票就去追，就像粉丝追星一样。我追中医的热情绝对不小于四大天王的粉丝追星的热情！所以，手诊、针灸、点穴、拍打、象数疗法、火罐、按脚、食疗粥，我没有不拼命去追的，像夸父追日一样。直到有一天，我追到一个方法——拍丹田震颤法门，就是在肚脐下关元、气海、丹田处拍打，达到内壮元气的效果！”

据说古代有个江洋大盗，官府无论如何都抓不到他。几次抓到狱里，也让他越狱逃掉。枷锁可以撑开，门槛可以踢破，严刑拷打好像伤不了他什么。这大盗精气饱满得不得了，杀盗邪淫无不用其极。

所谓“多行不义必自毙”。终于有天再次落网，官府便跟他讲：“如果你讲出身体雄强的秘密，可以让你好受一点。”

结果这位江洋大盗，就把每年艾灸丹田千壮，灸到丹田热灼，成一硬币，虎背熊腰，龙精虎猛的秘密和盘托出。平时就用空拳捶打丹田，由轻到重，由疏到密，每日增加次数，元气就与日俱增。最后练得性欲强盛，胆大包天。

有一个名医听后，就叹气说：“可惜了！只把身体练壮练刚，没有把身体练柔练和。如果他懂得搓涌泉，赤脚拍打，他就不会淫念攻心，难以自控，就可以成为人天景仰的修道者！”

叶姐听到这个片段，就像入宝山捡到大宝一样。她自己有天久坐腰痛，疲劳得不想动，就举起巴掌拍打丹田。还没拍打三百下，额头出微汗，呼吸顺畅，腰痛没了，整天都精神。

叶姐心中略喜，掌握这招不求人，君子应该自强不息，求诸己的是君子。中国医学应该是君子医学，儒医就是君子医。

凡事，要自己先十分努力，确实搞不定了再去求人。现在医院之所以热闹得超过超市、集市，就是人们一有问题，就去求人，不先自己努力。

有个浑身瘙痒的妇女，吃海鲜、香菇，痒得彻夜难睡。第二天疲劳得坐公交车都睡着，坐过了站，老迟到被老板骂。

叶姐说：“这是气不够，拍丹田，用震颤疗法，气足血通，人就不痒了。”

结果，拍一次就不痒了。她尝到甜头了，天天拍，人精神振作，上班再没迟到。

老板都表扬她："最近家里有什么好事？笑脸多了，精神振作了！"

她就讲三个字："拍丹田！"

结果，从老板、领导到单位的职工，都跟她学习拍丹田。一下子，工作效率、业绩全上去了！

老板一乐："年终给大家都加薪！"

可见，只要有好身体，不怕没有好待遇。你身体好了，外面的境遇就都好了。这叫"依报随着正报转"。

叶姐说："元气可以愈百病，元气能够振精神！"

她后来学了中医整体观——前病后治，后病前治的思路，对此体验更深。

有个工人，腰椎间盘严重突出，最后工作辞了，专去医病。

叶姐说："我也不知道能不能治好他。他这腰是长期久坐疲劳，我就想腰在后面，肚脐在前面，肯定是前面气不够，后面才塌陷。而关元、气海，一个把元气关住，一个像海量一样充满元气。我就叫他躺在床上拍，拍到能站起来，拍到肚脐周围痒，由痒再拍到不痒。不到一个月，回去上班没事了，也没动手术，到最后，靠自己重回岗位，更加精神抖擞。中间没有花一分钱去吃药，只是我用方法给他引导。真是传递一种好的方法，常常能节省万千种良药。坚持一种好的练身习惯，常常可以免除大量巨量的病苦烦恼。"

叶姐说："他为此感到很神奇、神秘，我却能感到我居然慢慢具备了一点点中医的神通跟帮到人的神圣！"

7 神奇的拍丹田法

十年前，我们对中医还有点懵懂，而广州电台就已经采访叶姐了。省台、市台，都齐称赞。

肩周炎的患者，震颤丹田半小时，当天就若无其事，天天坚持十几分钟，就不再发作了。

感冒鼻塞的时候，越早下手越好。拍丹田不用20分钟，就鼻通毛孔通，汗出人轻松。

高血压患者，拍完以后，要么下降，要么降压药减半，都能控制得很好。拍丹田居然可以减少药物依赖！叶姐乐得着迷了。

过敏性皮肤病或哮喘患者，每拍一次都减轻。叶姐说："我介绍出去，凡坚持做的，动作到位，最后没有不取得好效果的。"

有次一个牙龈上火的患者，急忙找泻火药。急性上火症，拍丹田管用吗？

叶姐一想："宇宙在乎手，手为心所主，心灵手巧。丹田乃肾所纳，拍丹田不是心肾相交，引火归元吗？"

结果，不到半个小时，就把牙龈上火疼痛拍没了。

又一次，一群员工聚会，有一个人喝到烂醉如泥，两个人都拖他不起。

叶姐说："拍丹田拍到流汗。"

原以为要人送他回家的，结果不到15分钟，酒醉全消，汗出清醒，自动回家。居然拍丹田发汗排毒后，可以缓解酒精伤神烧肝。

一个血压低，又贫血，吃点肉都上火的敏感体质患者，晚上常梦到被鬼怪追打。如此心惊胆颤，神经衰弱。

叶姐想到：“拍丹田像是在打鼓，以手为锤，以大腹为鼓。军队打仗时，一会吹号角，二会擂鼓，可以壮我军声威。”

这样灵机一动，叶姐在前人拍丹田的基础上，开始创新，加进声音嘶吼，模仿古代丛林部落驱赶野兽的声音。叶姐现场演练，边拍边“哈，哈”喊出来，像擂鼓加吹号角一样，大有声威震天，霸气惊人之感!

这患者刚开始觉得好奇古怪，试着做了十分钟，出了一身汗，心慌心动过速没了，七八年都没有睡过这么好的觉，从此居然迷恋上了拍丹田跟嘶吼。最后，血压上去了，贫血消失了，蹲下去起来的头晕症状没有了。最重要是，自从练了拍丹田过后，那种一入睡就噩梦连连的情景不复存在，患者都莫名其妙。

叶姐说：“擂战鼓，敌军退；吹号角，疾病畏。鼓荡一身正气，自然能将病邪打得落花流水！”

晚上尿频的一个同事，拍15分钟丹田，当天夜尿就少了。

口干舌燥的老人，冬天皮肤常干痒难耐，坚持拍一个月丹田后，干燥症居然一扫而空。

大便溏泻的快递员，手脚经常冰凉，关节也酸痛，拍完丹田半个月，所有症状统统不见了。

癌症患者到了中晚期身体弱，东西都不想吃，拍完丹田后，渐渐有食欲，能尝出食物味道。拍丹田居然可以跟癌瘤和平共处，带病延年，乃是大病重病后期重要的自保方法。

叶姐研究出：丹田属于肾所主。肾主恐，一般大病重病患者，内心没有不恐惧的。拍打丹田就是内壮肾气，对付恐惧，对于那些精神近于崩溃，心灵将近绝望的患者来说，拍丹田无疑就是一招自救自强的法门，驱逐身体癌症大病，恐怖组织的极效法门。

叶姐说："与其面对大病时坐以待毙，无能为力，不如勇敢地站起像拍桌子、打椅那样，反而生命还有一线生机。"

就像一个城池被敌军围住，岌岌可危，如果老弱病残全部出来，心往一处想，力往一处使，敲盆打碗，像张飞在长坂坡里头摇旗呐喊，居然吓退曹军万兵一样，这样，反而有一线生机。

简单易行，只要你有信心、恒心，病痛没有不减轻的。信心就是要相信它，不要怀疑；恒心就是要坚持它，不要间断。

因为它能改善体质，它能够让瘦弱的人居然变成江洋大盗，洪武有力，它肯定能让慢病怯懦的人转为雄强。

8 食疗与拍打的完美结合

这样，叶姐就渐渐形成了二养风格：①用糊粥调养脏腑；②用手拍打震颤经络，来通达调养周身。

如此，她的糊粥馆，居然被外国友人拍照放到网上，说这里"食疗好，自然疗法好。绿色治疗有前途！"

那些来广州的国外友人游客，看了就特意过来。台湾友人体验完后，居然要收购叶姐这店，要叶姐开价。

真是人有才华，那光芒谁都挡不下。人真有本事，群众的眼光都看得到。

客人反馈疗效好，叶姐心里更乐开花。

叶姐常常晚上看舌诊、手诊等医学专著，白天就实践练习，为患者解惑答疑，疗愈身体。

叶姐说："只要好学了，不怕店面小，不怕刚开始人少。不要把学习看得很复杂，边学边用边总结，经验、疗效、口碑就纷至沓来。我对你们真是羡慕、嫉妒、不恨，我是半百才全心学医，你们现在弱冠就接触中医，能跟在曾老师身边，多大的福气。"

叶姐又讲她抢救一个心绞痛患者的经历。病人救心丹吃下去还醒不过来，倒地欲绝，周围人惊慌而又束手无策。

原来患者跟家里人怄气想不通，情绪不稳。

《黄帝内经》讲："悲忧喜怒则伤心。"

叶姐马上帮他掐人中，按合谷，搓内关。不到一两分钟患者居然醒过来能走路了。

叶姐感触到，掐按穴位，可以运化药物救心丹，使其效果发挥更淋漓尽致。如果，救心丹配合掐内关，会不会像关云长配合赤兔马那样，战力倍增呢？药穴合一，对于攻克疑难大病，是不是一个中医药课题呢？要不要列上国家科研攻关范畴？将来能否在世界诺贝尔医学奖里头独领风骚，占一席之地呢？

比如，服健胃消食片就要配按足三里；服复方丹参片就一定要揉劳宫、内关；服壮腰健肾丸，就要拍打丹田。

把药物外力作用，加上人主动出击，就像借助扶贫的钱款，再加上贫苦大众努力开垦，这样不是两全其美，相得益彰吗？

我听完叶姐的“内外兼修论”，这一番见地，双手竖大拇指。估计研究生见了，立马就有去写论文的冲动；教授听闻了，也会有想立课题，做研究、出书的迫切；真有心于国家中医药发展的人见了，都想拨款立项，来做这个利益天下苍生的大事情！

既能减少国家药物消耗，又能达到完美效果的研究，谁不乐见其成！

9 音乐也治病

救人救到底，送佛送到西。

叶姐将心绞痛的患者成功救醒后，她没有很得意，而是在想：“如果下次他再发作，我不在场，谁救他？”

真是医者父母心啊！不仅想让病人好一阵子，更想让病人好一辈子。

马上一幅穴位点按图在叶姐脑中一闪而过。将来开发新药，只需要在救心丹上加一张药物说明书：画一只手，将内关、合谷穴位标上。服此丹药，按此穴位，双管齐下，疗效更佳，药穴合一，药到病除。

又比如，做补中益气丸时，在说明书上画一条腿，把足三里标记上。你服补中益气丸治胃下垂、子宫脱垂、乳房下垂、肾、肛门下垂，一切垂脱之象的病症，只需要服完药丸后，左右足三里搓按三分钟，就能充分炼化药丸，升阳举陷，对抗重力给人带来的老衰、体弱、驼背、短气现象。

把人服药的被动治病，和自己按穴位的能动效应完美结合，将他力与自力，外借与自生，补血与造血，有效结合；充分发挥人的主观能动性，来治愈疾病，从此，你不再见到病时可怜巴巴，吃药、看医生好像很无能为力的样子。

其实，你可以做出很多对你身体有好处的动作，帮助它康复。你只需要充分看人体穴位使用说明书，即曾老师讲的《轻松学穴位》系列。

与其坐以待毙，不如奋力进取。

又有一个心胸痛的患者。叶姐想到：怎么现在心脏病那么多？十指连心，直接在患者十宣，即十个手指的尖上扎针放血。

本来心胸痛得饭都吃不下，不开心，也不开胃，放完血后，心胸痛不见了，饭量大增，谈笑风生，跟吃饭前愁眉苦脸完全判若两人。

患者若无其事，兴高采烈来道谢。可叶姐却没有得意，她同样想到：我帮你放血只能缓解你一次的心胸痛，你一两个月后再发作，谁帮你？我又不能像千手千眼观世音菩萨那样分身千百处。

马上一句话从脑海里跳出来：只治不防，越治越忙。

现在的医院常排长龙如闹市，经济好时人满为患；经济不景气时，照样水泄不通。不论增派多少医生，都忙不过来。不是治疗跟不上了，而是预防落后了。

那如何缓解心脑血管堵塞，这中老年人第一大杀手呢？如果你有办法让他每年少发作几次，那国家将节约多少医药资源！

带着疑惑，有一次，叶姐路过一个琴行，被里面美妙的音乐吸引住了。她后来得知，这些搞音乐，吹拉弹唱，尤其是十个手指灵活点按的人群，他们心脏疾病大为减少。这不是十指通心的医理吗？

于是，叶姐就买了琴回来练。人家就笑她："这么老大年纪，五线谱都不会，手指又那么短，还学什么琴？"

叶姐却笑着说："什么料都不重要，只要学就有料。我学了自己受益，病人跟我学，病人也受益。"

结果活生生由钢琴音乐界的小白，一无所知，居然练成了能带徒的老师！

有客人来时，叶姐就调糊粥，帮客人调理身体；没客人来时，叶姐就独自弹琴，自得其乐。

乐养心。对于古圣先贤的道理，叶姐从不停留在认知层面，她要自己受益，自己实践。

结果，有一批中老年人，跟叶姐学乐器后，家里吵架声少了，心脏病发作、胸闷心慌没了，救心丹不用身上带满世界跑而心惊胆颤了。还有最大的八十多岁学生也跟叶姐学音乐。

叶姐还得意地说："我摸索出一套你不用懂五线谱都可以弹好曲的方法。"

结果，跟叶姐学习的人，由思虑过度变为无忧无虑，真验证了古人讲的："七情之病，看花解闷，听曲消愁。"

《遵生八笺》这部超级养生奇书中讲："琴能医心，剑可医胆。"

设想一下，我们中国的国粹，是多么厉害，胆小的去练功夫，郁闷的去弹琴，浮躁的去学书法，痛苦的去唱曲，短气的去吹笛子。

古籍上记载："良相治国，无功可言，无德可见，而人共寿域"。

一个医者就像一个宰相一样，而身体就像一个国家，你没有动刀动枪，撒药粉丢炸弹，点艾条火药，拼刺刀放血，却通过简单的与民同乐，按按穴位唱唱歌，拍拍丹田，敲敲经络，晒晒太阳喝喝水，弹弹钢琴吹吹笛子，就将灾难疾苦消解于无形。

真是不动干戈治太平，良相修行；不服药的中医，大医境界！

10 五白美颜粥

"外治内治，都要辨证论治；难医易医，都要用心去医。"

叶姐讲了好几遍，说："我对曾老师这句话体会很深！当我碰到头痛的病人，治他不好，遇到瓶颈时，用好几种方法都没有见效，我不会说我不行，我会对客人说：你明天再来吧，我还有一种东西没准备好。"

客人一走，叶姐马上放下手头一切，如临大敌，立刻查书，翻阅资料。

看到吴茱萸打粉，醋调贴脚底能治头痛，像类似这种小验方，安全有效的，起码找出几十条来，抄书做总结。

客人一般第二天过来，效果马上翻天覆地。

叶姐还高兴地说："我是才疏学浅，许多学问都是临时抱佛脚抱来的。我知道，抱总比不抱强。"

叶姐因此感触到，只要辨证论治，恶病都能治；只要用心去医，难题也变好医。

叶姐常常这样有目的地找书总结，都忘了吃饭时间。人家打游戏、玩牌，会通宵达旦，叶姐说："我学医也一样。"

真是书痴者文必工，艺痴者技必强。世之登峰造极人群，没有不是痴迷其中的。

尤其是谈到美容领域，叶姐就更加得意了。一个六十岁，看起来像四十岁活力的人，到哪里都有说服力。

"不要看广告，就看我！"

有个脸上有蝴蝶斑，颜色黑暗的妇女，叶姐说："只要三通了，暗斑就会退掉。一要肠胃通，二要经络通，三要心态通。"

于是，用白茯苓、山药、白术、白扁豆、炒薏苡仁等五白美颜粥，专去肠道湿浊腻垢。再叫客人拍手拍脸拍丹田。还不到一个月，斑消得一干二净。

容光焕发的客人超级自信，带来更多客人。

叶姐说："如果我专做美容，我就会应接不暇。因为一般美容法，只搞护肤，不调内脏；要么调了内脏，没有弄经络；要么内脏经络都弄了，没有我的音乐疗法。祛斑美容，我几乎是十拿九稳！”

就是余浩老师书上讲的：“清理肠道，疏通经络，与强心悦志。”

学生们都纷纷不解：“怎么同样听老师讲课，叶姐就做得这么好？”都来请教叶姐开店之道。

叶姐说：“我就按照曾老师讲的，多听多做，加上多讲。时常一个《轻松学中医》《轻松学经络》的音频，你们听一遍两遍，我听十遍。温故知新，学习之秘在反复！反复温故是学习之王。

我记性不好，听一两遍都记不牢，我听十遍了就知道。听完，第二天我就会在客人身上做，做出效果，我就去单位、学校讲。

刚开始，每个月只有一两个地方请我讲。现在一个月，包括中山大学，广州市的中小学，以及广东省的一些公司、团队、单位，起码有八九十个单位要我去讲。

我常听曾老师一堂课，听十次，然后一个月就到外面去，同样一堂课讲九次。而且我不是光讲不练哦！

我讲《轻松学经络》，不知你们都背了曾老师讲的口诀了吗？一句话说穿道破十二经络与任督二脉的神奇功用，比如‘容易感冒拍肺经’。

我一讲完肺经，就在客人学生手上画一条肺经，说你们感冒鼻塞、头晕的人举手，伤风颈椎僵的人也可以。

一下子五六个人举手，我让他们上讲台来现场传授拍打手法，现场做案例。

大部分都是十分钟就治好感冒头痛跟伤风颈僵。

开始会痒，会出汗，会放屁。就像大扫除的时候尘灰满天，但扫干净了，人就舒服。”

大家都相当佩服叶姐的现学现用，活学活用，乐学乐用。普通人听完一堂课，只是水过鸭背，还不知怎么回事。叶姐不一样，听完后马上化为行动。常常只言片语，就打开局面，攻克恶病、疑难病。

叶姐说：“毛主席不是讲过吗？夺取胜利果实靠两杆子，一杆子是枪杆子，一杆子是笔杆子。我就把曾老师讲的容易感冒拍肺经，用笔杆子抄个十遍，因为我记性不好，所以多抄。一堂课信息量那么大，我也不能记全。就像老师讲的，满水池的游泳圈很多，对溺水的人来说，只要抓住一个就够了。”

大家听完叶姐讲课后，不但敬服叶姐治病的案例，更是无比敬服叶姐治学的精神。

很多人比叶姐会治病，他们或许天资聪颖，或许名师青睐，但叶姐却比他们都刻苦努力。

叶姐的口头禅就是：“什么料不重要，肯努力就有料！什么料不要怕，只要学，便是好料。我这么愚蠢，什么都是晚学，晚用，但一样能学到受人欢迎。我真羡慕死你们了，你们将来才大受人敬仰啊！”

11 精壮减肥法

丰衣足食，肥甘厚腻的年代，三高、五高、七高不请自到。

女子富贵包，男子水桶腰，年轻人啤酒肚，到处都是。腰带长，寿命短，肥胖问题像虎狼一样，严重地威胁着人类的健康。

减肥，降脂，去三高、五高，成为时代健康之音的主旋律。

叶姐想：学医就要解决人类最燃眉的问题。

而肥臃肿胖无疑是当代大问题。许多人因肥致病，因病致肥胖。

叶姐下定决心，不怕牺牲，排除万难，要练成“精壮减肥法”。减肥要减成功，而且精神要饱满，并且要疗效快速，运用安全，价格低廉。

于是，但凡听到有减肥的养生培训班，或降脂的体验营，叶姐像铁钉奔磁石那样，毫不思索就去了，不计学费代价。

针刺减肥、艾灸减肥、节食减肥、运动减肥、服药减肥、拍打减肥、站桩减肥，叶姐一一去体验。

最后，她有感而发地说：“我体会最深的是腹针高手——薄智云老师对腹部独到的重视。这腹部像一块地，耕耘好它，肯定有收获，而且是大大的收获！”

于是，一边用山药、芡实、薏苡仁、苍术、鸡矢藤等平常健脾化水湿的糊粥疗法（《黄帝内经》的理论依据叫：“诸湿肿满，皆属于脾。”）使脾主大腹功能加强；另一方面，叫客人拍带脉，震颤丹田，像锄地松土一样。

几乎来调理的客人，没有一个不是屁声连连，大便如箭。客人一致的口碑就是：“在糊粥馆，用安全的食疗糊，配上温柔的拍打之术，身体的脏东西、赘肉走得很快速！”

广州海珠区的一位大叔，退休后没事干，身体胖了二十多斤，血脂、血压直线上升。人家都说他发福，他却苦不堪言，经常上楼梯脚抬不起，过门槛都踢伤脚，崴到脚，膝盖骨韧带拉伤，医生说很难好。

叶姐说："你没发福前，这些问题都没有。虚胖后，才纷至沓来，肯定是肥胖惹的祸。"

结果用苍术健脾化水，鸡血藤消积减肥，打进糊粥里，一喝就一个月。喝完后，就用手敲带脉，拍丹田。

一个月减9斤，两个月减了15斤，第三个月，膝盖骨不痛了，衣服不合身了，高血脂不高了，连降压片也不用吃，整个人精神振作，前后判若两人。

搞得大叔都惊奇地说："我真傻，有可口的糊粥可以喝，我干嘛要喝那苦药呢？"

叶姐说："在糊粥馆，像这样一个月减掉十来斤，五六斤的，轻轻松松，并不用付出很多代价，非常之多。"

这肥胖一减下来，本来痛经的没了，腰酸腿痛的彻底根除，心慌掉气的好了，抽筋手抖的居然也缓解了。

我就想到：虚胖为百病之源。赘肉像垃圾堆，它可以滋生一切病菌。清理掉这肥胖环境，也就少了很多病菌。

为何叶姐对这糊粥加拍打疗法，减肥去赘肉自信满满呢？

叶姐说："还不是听了曾老师的课？曾老师讲：身体的赘肉皆是痰湿瘀血，就像搁浅在河滩里的小船、小舟、垃圾、塑料袋、水浮漂，把河水都弄得脏兮兮，臭气熏天。为今之计，只有两招治理。

一招是河道要挖通，第二招是上游要引水下来冲。

而拍打带脉、丹田，震颤经络，不就是在拓宽河面吗？现代研究表明，拍打可以让微循环加速，血管脉道变大。而糊粥疗法，就是给身体补气血津液。嘴巴就是上游，上游服用大量的热粥、稀粥、药膳粥，达到肠胃温暖饱满，经络盈满膨胀，如同大江大河，雨后水满，什么污浊、脏垢，都一泻千里，喷流到膀胱肛门，排泄得一干二净！”

大家听后都鼓掌称赞，信心饱满！原来肥胖这只人体健康的拦路虎，在善治理的良医手中，不过就是纸老虎。

叶姐别出心裁，悟透一个理，努力验证，居然远超过我这个传道授术的师父！

12 玩转人体穴位

小于说：“踩背跟拍打我也会。”

叶姐讲：“会的人很多，精通的人很少。像拍打，一学就会，一用就灵。可你要用出神奇效果，我从初学到现在用了十多年。”

像一个妇女，空调开低了，睡醒脚痛，一周都没有好。下楼梯都一瘸一拐，过门槛都要用手来帮助。在脚上贴敷了不少药，可痛还是没缓解。

叶姐说：“我可以给你试一下！”

这时，灵机一动，《轻松学经络》中就有口诀：“颈肩腰腿膀胱经，人生贵在任督通。”膀胱经主表，是人体头颈至腰脚上下贯通的经络。而任督二脉，更是周身上下统治百病的主脉。

下病要上治。患者是吹空调醒来后脚就动不了，不是崴伤扭伤，不应该走活血化瘀的路子，应该发汗解表。

于是，叶姐在客人的头部风池、风府、天柱周围，找到了“寒主收引”的结节点。

前后按不到五分钟，客人只觉得额头、鼻子出汗，呼吸深长。不经意间一抬腿，膝盖都抬到肚脐了。

她惊呼道：“不会做梦中奖吧！”

叶姐更欢喜，说：“我也觉得有中奖的感觉！”

十天半个月，甚至大量缠绵数月难愈的颈肩腰腿痛，叶姐就是用这种循经找结节点的方法，把经络打通，穴位打开，发汗解表，活血化瘀。

一刮通，人轻松；一轻松，没病痛。

而且，常常是三到五分钟的事情。好像熟练的电工一样，你的线路错位了，他只帮你捏捏绑绑，灯就好用如新，恢复光明。

结果，患者送来的礼品跟感激不计其数。

叶姐说：“这就是我的中奖感觉！”

大家很感兴趣这循经找结节点，效果之关键在于有没有找到那结节点。可怎么找呢？懂这道理的人很多，找到的很少。

叶姐说：“我就像小孩子玩捉迷藏一样。又像在池塘里找泥鳅、鱼鳖一样，真是充满乐趣。我可以一条条经地找，胃经找、胆经找、膀胱经找、督脉找。像小时候躲猫猫，要在门背找、床下找、屋后找、树下找、水缸找、被子里找。

总之，只要充满乐趣地找，就一点都不苦！开心地找，总能够找得到。

我用的原理就是《中医针灸学》上讲的：经络所过，主治所及。只要患者痛点延伸出来的经络，我都认真去找。刚开始，找一个结节点要半小时，后来，五分钟、三分钟、两分钟，一找到后，按两三分钟就好了！

同样的脖子痛，有一个痛了三个月，我居然在他承山下面飞扬穴找到结节点，揉散后，他就好了。

另一个脖子痛，我查完了膀胱经，他都说没有痛点、结节。我再摸胆经，结果，在阳陵泉那里找到明显的痛点、结节点。一按下去，病人疼得哇哇叫，再刮一两下，脖子痛就好了。

治好更多的案例后，自己就由初探变老手了。只要客人说哪里不舒服，凭我直觉，都能大概锁定几个地方。在那里，都可以找到人体健康‘开关’。

常常十几年的老毛病，循经几下就好了。我开心地又中奖了！”

听到叶姐这年过花甲的中医行者，像小孩子抓猫猫那样，玩转人体穴位，大家都乐了。原来，医病这么有趣，调身体一点都不枯燥，学医可以很开心，帮人可以这么轻松。

你可以空手去帮助难受的人获得舒服，从而获得众人的景仰。你活着的意义，便越来越大！

中医，不是简单的治病工具，他更应该上升到一种有意义的活法！

13 循经点穴治老慢病

叶姐说："常有人把我看成另类的疯子，说我六十多岁，要退休了却不仅不退休，还不眠不休，人生折腾个啥呢？我常背一个包，听到哪儿有名师就去找。就像这次来五经富，我只知道一条信息，曾老师在五经富而已。这就一路问过来了。"

真是路在嘴上，路在脚下，路，也在心头。

人家有钱的去旅游。叶姐说："我把学习当旅游，边学边游，旅游加学习，就是游学。如果，我没有去游学，很多秘密都学不到。就像刚才讲到的那个秘密——点穴时要往上推。像上坡踩自行车一样，两条腿用力地蹬一下，整辆车就上去了。而点穴推动一气周流这轮子，也在于关键时刻的那股蹬力。"

有些人不相信点穴能好病，认为中医穴位子虚乌有，经络封建迷信。

一个十几年膝盖骨痛的客人，他是高级知识分子，半信半疑找来了。叶姐在他阳陵泉（筋会阳陵泉）上循经、点穴。他"啊"地叫一声，有点抗拒，随后离开了，叶姐也没有去跟踪。

叶姐以为，可能自己功夫不行，或缘分不到吧，帮不了他。

结果，一段时间后，有个患者过来说："某某人不信中医点穴的，介绍他来，说他的膝盖痛，点穴后就好了！如果不是刮风下雨，根本没有问题。因此，介绍膝盖痛的都过来。"

叶姐听了后，感动加感恩，马上想到："不管难医易医，都要用心去医。"

你用心去做，口碑的回报，常常不在现在，而在将来。这叫功不唐捐，德不虚弃。即便是不信中医的疑难顽疾，你也低头帮他调理，恒顺众生，帮他治好了，他立马离苦得乐，转疑成信。

疗效才是中医的生命力，疗效才是中医人的自信。临证打不赢，说多等于零。

叶姐突然心生豪气，说："扁鹊神医讲过，医者有六不治的戒条，其中一条叫'不信医者不治'。可有些问题，他原本不信的，帮他治好他就信了。可见，不信医者也要用心去治！不知道我这样讲对不对？"

敢打破神医扁鹊讲的话，我觉得，如果扁鹊再生，听了也会很开心！

叶姐说："常有这些十年八年的老慢病，循经点按，几次就好了。病人的鼓舞、鼓励，跟一个个成功的案例，使我治病有用不完的力气。所以，我也学曾老师，赚多少钱不重要，能帮到多少人才重要。计利要计天下利，不要只计个人利！"

14 脸上的真相

任何艺术，成在兴趣，大成在坚持。

叶姐说："听曾老师这句话，我就知道只要学，就不晚。"

“苏老泉，二十七，始发愤，读书籍。”

朱丹溪也是半路学医成名家。以前还没有网络，连哪里有什么名医的信息都不清晰，但却学成大医。

可见，只要用心付出学医，最多不过是大器晚成而已，绝对不会不成功！

叶姐这句话，大众听了像喝桂枝汤一样，顿时受点燃，如打鸡血！无不振奋！叶姐63岁也可学成，我才36，怎么不可以？我年过半百，只要学了就不晚。

叶姐说：“我看曾老师写的《名医传——徐灵胎》，那就是大器晚成最完美的诠释！徐灵胎的成功，他翻阅古圣先贤医书典籍，一边看一边批注，日复一日，年复一年。结果，胸有成竹，出手不凡，成为跟清朝叶天士齐名的大医家！

就像治疗失眠，常常给我一张脸，我可以让你恢复好睡眠。”

有位学生就想体验，她正为失眠所苦，夜夜难寐，两三点必醒。

叶姐说：“我爱买书，家中书多方是富，户内无卷总是贫。我有一本书，书名是《脸上的真相》。美容养颜，治脸上头首的疾病，都可以从这本书得到启发。并非我很厉害，是这前辈的书写得太好了！”

结果，就在失眠者的头部，来回做了几次平平常常的点按，像汽修厂的修车师父，拿螺丝刀、钳子，在保修的车上锤锤拧拧，这车子就不会开得“哐当哐当”地烦人了！

“你说，螺丝刀跟钳子，可以让车子开得顺利不吵人，那么，我们手上的按摩棒，或银针、手指，通过在身体上抚摸点按，不也可以让身体听话，十二经络、任督二脉运转顺畅，静悄悄，晚上不吵人吗？”

大家听后，都鼓掌拍手叫好。真如大于老师讲：“不了解的人，以为草根非正道；了解的人，才会感慨草根乃大道！”

叶姐这种领悟真是直追古圣先贤，大俗大雅！真是徒手疗法界中，至精至微的悟性；按摩理疗领域里，大彻大悟的心得！这悟性心得，一下子就可以大大提高从事这行业人员的自信！

结果，第二天这学生高兴地说：“我本来中午是难入睡的，昨天按完，从没感到如此好睡。晚上喝了很多水，以为非得起来夜尿不可。奇怪，打雷下雨都不知道，一觉到大天亮。一个觉睡七小时，在我的印象中好像找不到了。怎么做一个脸部按摩就好了呢？”

叶姐听后，比客人笑得还开心。

人有的时候，需要的不是金钱，而是他人对你的信任、鼓励，跟景仰！人有时候引以为荣的，并非能从别人口袋拿多少钱，而是你能够帮别人省多少钱，减少多少痛苦。

15 医不是在赚钱，而是在赚心

中国人叫龙的传人！龙的特点就是集飞禽走兽之美于一体。所以，崇拜龙图腾的民族，他应该是开放、包涵，善学他人长处以自强，能集百家优点，成就一家之美！

大家纷纷问：“叶姐是怎么开好养生店、保健糊粥馆的呢？”

源头上豁然开朗，心中谜团茅塞顿开，技术精益求精，功夫突飞猛进。那么，顾客迎门便是迟早的事！

有个八十多岁手抖、腿脚走不动的患者，叶姐为了帮他，背着背包，包里装两个盒饭，加两瓶水，一头扎进中山大学图书馆，争分夺秒地查资料。

自古名医爱读书。这样为患者两肋插刀，奋不顾身的精神一出来，立马就找到方法。

叶姐亲自上门，在患者印堂上面下一针，印堂能定神，能聚精。然后开相关健脾胃的糊粥，让老人家服食（山药、莲子、火麻仁、核桃、黑芝麻），都是培元固本，培补脾肾的。

叶姐说：“树木长高了，风容易吹歪、吹斜。因为根不深，土不厚。像核桃、黑芝麻，能让肾根深，山药、莲子能让脾土厚。根深土厚，自动安定如山。”

结果，三天，患者手由大抖变微抖，半个月就不抖了。一个月的糊粥调理，不用拐杖，也能轻松走出门去。

叶姐成功让一个将中风的老人，从瘫痪边缘拉回来，从陷入轮椅不拔之地拉起来。

“意念深沉，言辞安定，艰大独挡，声色不动。”这是成功的口诀。

叶姐箪食瓢饮，可以心沉气静，埋首图书馆，万事皆不管。

她跟病人拍胸脯说：“我不一定能救你，但是，我相信经典古籍，古代的名医一定能救你！”

这是何等安定镇定的言辞！

人人看到八十多岁老人颤颤巍巍，手抖脚摇，岌岌可危，避之唯恐不及。这样烫手的山芋，谁敢轻易接起？一个弄不好，谁负得起责？

而叶姐艰大独挡，却不动声色。在图书馆博览群书，养精蓄锐；在患者家里亮剑出击，手到病除。

结果，患者家人感恩涕零，只要叶姐开口，家中人无不从命。你要赚人的一笔钱容易，可你要赚一家人的心，难！

叶姐行医不是在赚钱，而是在赚心。赚钱的叫名利医，赚心的叫心医。

而《医道》《大长今》《神医喜来乐》其中无一不是在走一条心医之路。

当许多学子，以为中医不赚钱，中医难养家糊口，中医的店难开的时候，叶姐却淡然地说："功夫在自身！"

你争分夺秒的学习，运气就会越来越好。你天天向上努力，精气就会越来越多。

当你觉得困难时，别忘了，我们背后还有古圣先贤，万卷藏书，千年智慧的积淀。

你是暂时不行了，他们是千百年前已经很行了。你不跟他们在图书馆里头链接，在梦中沟通，在著作书本里头对话，你怎么知道里面的方法、智慧已俱全？

这叫"见病不能治，皆因少读书；店面开不好，皆因少读书；中医用不好，皆因少读书；顾客来的少，皆因少读书；进步中断了，皆因少读书。"

16 至诚心疗愈老年痴呆

一个从病痛中走过来的花甲老人，不但没有怨声载道，反倒像年轻人那样英气勃发，朝气蓬勃，活力四射，活得比年轻人还年轻！

年老可以不累？众人不解。

从早忙到晚，也没叫苦连天。大家惊讶，都想一探叶姐中医人生精力旺盛之秘。

叶姐笑着说："我这么老残了，哪有什么精力，跟你们年轻人比，差远了！"

有个高血脂的退休老人，医院检查——脑动脉硬化，出门常忘了要回去。老年痴呆可是世界难题，谁能跟衰老的生命规律抗拒呢？

叶姐就交代他家人，天天送他到糊粥馆来，说："我不是在治一个病人，而是要为老年痴呆、人体老化，寻找一条延缓抗衰之路。"

于是，天天帮患者拍百会跟丹田，再配合量身定做的"健脾消脂糊粥"（薏苡仁、山药、荷叶、火麻仁、山楂）。

老人家的家人认为天天送到糊粥馆来，都快一个月了，都没有明显的转机，便动摇了信心，不送了。

叶姐心中暗想：凡事贵在开始，难在坚持。这一个月已经减掉了几斤，是好现象。治病不能见好就收。

宜将剩勇追穷寇，未可沽名学霸王。

对于老慢病，常常没有急功近利的疗效。王道无近功。

结果，叶姐每天下班的时候，特意到老人家中，就为了坚持给他拍打二十分钟。

滴水可以穿石，久拍为何不能消脂?

这是纯出于公益之心，不收患者一分钱。患者一感动，都不好意思不坚持拍打锻炼。

一个跟你素不相识的人，比你还重视你的身体，你还敢不认真对待!

第二个月，小肚子减掉十多斤。一测血脂，正常了。

所谓浑浊的水，你就不能见江底；清澈的溪，能看到石缝隙的小虾米。

老人家的记性，一下子就跟拨云见日一样，那些陈年旧事一件一件的突浮。能自理，出去外面买菜，不用人陪伴。家里人高兴的要送叶姐一辆车子。

叶姐说："我很高兴，帮到你其实也是在帮我。能够让你延缓衰老，我将来衰老时就有招了！我更应该感谢你。"

只要勤耕耘，荒山沙漠可以变良田绿洲；只要勤拍打、食疗粥养，干瘪的大脑也能重新焕发些光彩。

叶姐为什么能充满热情跟力量去面对一切?

叶姐笑着说："因为我相信，努力做一定有好结果。我的心不会被不能、不行给占据了。"

"性静情逸，心动神疲，守真志满，逐物意移。"这是中医人，乃至中国人顽强精气神，饱满气血水的上乘心法秘诀!

不管患者病有多躁动，叶姐心都静下来，以静治病，以静治动。我真没招了，我的祖先一定有招。在跟疾病较量过程中，就跟吃了定心丸一样。

一般人患者不来找你了，你就不安。叶姐非但不会，反而心情安逸，气定神闲，主动上门。

所谓精诚所至，金石为开。至诚感通，有了至诚心，还有感通不了的人吗?

世人一般自己心一躁动了，就精神疲倦。一想到要从病人身上掏钱，就没有精神。病人一跟你对立，他不努力了，病也就越来越难去。

除了新找一条活路，叶姐再没想过其他事了。守真志满啊!

如果一下班，就想去逛超市，到处游玩，叫逐物意移，就没法帮病人治好疾病，而且自己还会折腾得很累。

所以，叶姐精神饱满，来源于心安神定；朝气蓬勃，得益于念念专注。

17 养生糊粥粉碎终身服药魔咒

业余学，身家用。中医就有这等魅力。

学中医的人，首先要自己少病，家里少病，亲朋好友少病，这是学成功的表现。学以致用，如果所学惠及不到家人，就不叫学中医了。

古籍上讲："近处不能感动，未有能及远者；己身不能自利，未有能利及他人者；一家不能协和，少有能协和天下者。"

叶姐的妈妈七十多岁，就得了高血压、心脏病，老态龙钟，心慌掉气，经常一个月就要到医院开一次药，每天早中晚服药，吃三十天，都是弟弟一个人完成。十几年了，都是这样，虽然不缺吃药的钱，但叶姐心里很不是滋味。

有次，她打开药品说明书一看，几乎每种药都有禁忌、副作用，要么伤肝，要么伤肾，要么副作用不明。

叶姐就想：如果我妈妈的问题我都解决不了，如何言孝？如何对得起中医？不如不要学医，回家耕田去吧！

然后叶姐做了一个大胆的举动，把妈妈接过来调养。叶姐的妹妹、弟弟，都千叮咛万嘱咐地说："千万不要停药！"

叶姐唯唯诺诺答应点头，然后就给妈妈上了养生糊。

本来一天吃三次药的，改两次；一天吃两粒的，改一粒。这像飞机空降一样，缓缓降、慢慢降，就会渐渐安全着陆降下来。

叶姐精选上等的火麻仁、莲子、茯苓、薏苡仁、山药、陈皮等健脾益力气，这是抗衰老的安全、有效、简单食疗之品。然后配合拍百会、拍丹田，让老人家天天元气激荡，能量充满。

谁知，妈妈没有喊头痛了。偶尔忘了吃药，身体也没事，后来干脆把药都断了。

一段时间后，妹妹看到医保卡的钱没花掉，就打电话来生气地说："你不要妈妈，我们还要！为何不送妈妈到医院开药？"

叶姐说："你来看老人家，没喊头晕脑胀，比以前好多了，还好吃好睡！谁舒服了，还喜欢往医院吃药呢？"

结果，妹妹也没意见。一直到现在，叶姐的妈妈九十多岁了，六年未吃药，医生都认为不可以停的西药，结果，指标非但没有异常，反倒回归正常了。

这切身经历太有说服力了！

这养生糊粥，有五大奇效：

第一，抗衰老；

第二，保胃气；

第三，缓解药物依赖；

第四，增强体能、体力、精力；

第五，消除病痛跟药物的副作用。

现在，药物泛滥，药物的毒副作用，已经逐渐超越病痛本身了，下一届诺贝尔医学奖，必定属于那些能减轻药物之毒性反应和副作用，还人体健康躯体的人们！

而中医在这方面的研究前景跟市场，是无量的。

所以，叶姐的食疗粥、养生糊粥，中华的浆粥文化，可以为老弱病残之人开一条活路，为那些药物依赖众人，变成自立自强；为那些不断吃苦药，额头贴着“病号”的无奈患者，通过饮服可口舒适的保健养生粥，而粉碎掉“终生吃药病夫”的可恶魔咒！

所以，糊粥馆，它已经不是民间一间保健养生小店了，它将承载人类绿色寿康，无药物依赖的巨大时代使命！这将是一个热门的科研话题，将是国家机密性的研究项目！

因为，一旦成功，中国人对西药的依赖将大为减少。世界人民对吃药的不得已，也将逐渐而消。

有没有可能，通过服用小食粉，来取代小药粉、小药片呢？这将是叶姐接下来要深入研究的课题。

想不到一个民间中医爱好者，凭着她的热情，尝到中医的甜头，居然一举要变身为未来中医科研人员了！

“老干妈”都可以风靡世界，什么时候“糊粥姥姥”能够誉满全球呢？我们期待这一天！我们知道这一天会到来！

18 拍打降血压

人常常成功一件事情，就会接二连三的成功。人做多成功事情后，信心就会越来越大。自信就是不断成功的感觉！

自从叶姐将老母亲的顽固高血压，通过浆粥跟绿色拍打疗法拿下后，叶姐信心大涨！

一个七十五岁的老人，血压高到160mmHg。叶姐说：“160mmHg一般现场拍打，都能降下来！”

病人早已笼罩在服药的阴影下，担惊受怕，一听，不用终生吃药，这比中彩票还让人惊喜！

叶姐讲：“高压偏高，一般是肝阳上亢。”

于是，拍丹田跟太冲，拍完一量，140mmHg！

病人的信心像火箭升空一样暴涨！“只要能让我解脱吃药之苦，我天天拍两小时也乐意！”

叶姐说：“不用两小时，一小时就够了。”

结果，老人家自从学会拍太冲后，到现在三四年了，头晕眼花没了，药也没吃，实在太鼓舞人了！

叶姐说：“太冲者，太冲动也。拍太冲，怒无踪。用你手上合谷穴下方，拍在太冲穴上方，那是自动开四关，不需要靠他人。”

“开四关，百病安”，古籍就有这种说法。开四关的降压效果是相当好的。

客人来反映，自从练习太冲拍、开四关拍打法后，家里的怒火少了。

结果，客人又介绍他邻居，也是因高血压过来，已经吃了一年多的药。低压严重偏高，都90mmHg多了。

叶姐就说：“低压高，一般是痰湿阻挠，瘀血挡道，就拍足三里跟丰隆。”

这患者两条腿都拍细下来，本来每天都要吐几十次痰的，一个月后，他才惊讶地说：“我今天是忘了吐痰还是没有吐痰，印象中没吐痰过一次！”

一去量血压，70～120mmHg，超级正常！

这几个案例成功后，叶姐常喜上眉梢。原来，有很多病可以不用依赖苦口又有毒的药。是药三分毒，常吃哪有好处？！

那些长期依赖药物控制指标的人，他们有多少人能得到中医经络穴位知识，领略拍打气消呢？

据说，大物理学家、大科学家——杨振宁先生讲过：“能让世界人民延长十年寿命的秘密，在中国中医里，在中医的经络跟穴位里！”

中国人的自信一下子就提起来了！原来，我们老祖宗留在拐角边上蒙尘的东西，居然是惊世魁宝，价值连城的古董啊！

你却因为它蒙尘而看不到，你却因为它丑陋而觉得不重要！

19 急性痛症，莫速于针

所谓医不三世，不服其药。没足够时间累积，如何成为时代名医?

那就靠精进来弥补吧!

叶姐学针灸术时，一天到晚练针灸。她说：“除了吃饭睡觉外，全部时间都在练针灸。连上厕所、走路，都做着提针的姿势，拿筷子也是捏针的手法。连睡在床上，手还摆一个捏针的手印。”

家人见了都说：“着迷了，会不会像演员入戏太深，出不来呢？”

叶姐照样在硬纸板上，没完没了地扎针练习。

终于有一天，能达到师父要求的轻松洞穿，力透纸背，得心应手，针成为手指的外援，指运针如臂使指，这境界修到了。

师父说：“你可以去临证试效了。”

结果，叶姐的妹妹疲劳久坐，腰痛得走不了路。叶姐只是以手代针，在半信半疑的妹妹腰上找个痛点，一次性把她扎好。

单位里的一个职工，骑车摔伤手了，疼痛一直不好，肘部、肩部都抬不起来。

叶姐就想：合谷管手臂。只在合谷下一针，效果如神，痛去若失。

大家都以为叶姐得到真传了。叶姐就想：会不会是偶然治好的呢？必须多验证！

一个人头痛到连眼睛都睁不开，头痛像放电一样。叶姐马上想到：放电痛，找列缺。列缺乃闪电神，专主神经放射性痛。金针口诀叫：“头项寻列缺。”

不到一分钟，把这痛连目珠的患者治好了。真应了古人讲的：“急性痛症，莫速于针！”

这些急性的痛症，没有比针灸来治疗更快的了！

手机店的两夫妻吵架，女的乳房痛，男的睾丸痛。

叶姐去修手机得知了，随身取出针来，说：“你帮我修好手机，我不帮你修好人体，我过意不去！”

所谓太冲动，找太冲；若激动，找太冲；按太冲，怒无踪。太冲乃是疏泄肝胆郁怒的第一穴，号称“消气穴”。

人气得七窍冒烟，面红脖子粗，太冲就可以释放压力！

结果，一针太冲，丈夫的睾丸不痛了，妻子的乳房不胀了。

深奥玄妙的理论，渐渐化为叶姐行动练针的实践。

结果，手机店的老板都不收叶姐的钱。

叶姐的师父曾经讲到：“学中医那是越老越吃香，像滚雪球一样，你越能体会到它效益大、威力大。”

叶姐笑着说：“不用到后面，我现在已经体会到了。两针不用两毛钱，换得别人修手机的两百块。别人拿两百块，愿意跟你换两毛钱，这不是翻了一千倍吗？有什么投资能让人价值翻一千倍呢？估计除了这健康事业，很难找到其他的。”

叶姐终于松了一口气，原来自己的刻苦真的没有白费。拼命地努力，就可以跟名家缩短距离。

本来起步晚、资质低、底子差的叶姐，一个奋起直追，反而迎头赶超那些起步早、资质高的人们!

可见，勤苦修练，可以弥补你的一切短板。

20 治病要善打组合拳

有个琴友，在外面吃大餐回来时，酒喝多了，吐得一塌糊涂，胸闷难耐。

叶姐马上拿来藿香正气水，喝下去居然稍安而已，还胸闷不好受。

叶姐想到：胃心胸，内关用。手上的内关穴，专门治疗内心胸胃被浊气灌满。

结果一针下去，通天彻地。琴友打了几个嗝，胸闷像风吹云散一样不见了！真是像《黄帝内经》讲的：“若风之吹云，明乎，若见苍天！”

有一个女孩子参加毕业典礼，回来后，由于吃多了葡萄凉果，跑十几趟厕所，拉得一塌糊涂。

叶姐叫她赶紧服用霍香正气丸。说：“正气水，止吐好，正气丸，止泻妙。”

服完后，拉肚子减轻，可肚子还痛胀。叶姐说：“肯定是肚子元气为寒饮所伤。”点个艾条，就熏关元、气海。

熏完后，女孩子活蹦乱跳，一点事都没有了。

叶姐幡然醒悟说：“许多人误解了中成药，以为中成药不够快，没有好的疗效。一是他没有辨证用好；第二，他没有银针跟艾条来辅助治疗。也就是说，中成药配上经络穴位疗法，常常能达到意想不到之效。”

比如，服藿香正气水，治胸闷吐时，配合扎内关；用霍香正气丸，治疗肠胃胀痛拉肚子时，要配合艾灸关元、气海，或扎针足三里。这样，学一法，就不会为一法所束缚。

叶姐用这种打组合拳的方法，中成药、银针、艾灸、点穴、拍打、糊粥疗法，围绕着患者的痛苦，纷纷展开各路抢救，居然屡屡出奇迹，力挽狂澜，转危为安！

譬如，八十岁的老人，走路摔倒在地上，整个腰部痛得跟要断一样。人卧在地上，动都动不了。碰一下老人，老人就叫苦连天！

叶姐马上想到：跌打伤，药酒方。

可是，用药酒，不要说要擦老人家，你碰一下他，他皮薄骨脆，都难以忍受。

于是，叶姐灵机一动，拿一张纸巾喷上药酒，贴在伤者肚脐上，然后打开能加温的灯，医院里针灸科常用的，把肚脐上的药酒纸巾烤干，然后再往纸巾上喷药酒，再烤干。

连续几次，药酒吸收到肚脐里后，老人家觉得肚腹暖，手脚温，居然能自动起来。

自从用这种疗法后，老人家原本的膝盖痛、后背痛，也一起好了。真是因祸得福，遇难呈祥。

叶姐感慨地说：“只有中医能给这样好的福利，不但摆平了你当下的问题，还顺便把你过去的问题也抹杀掉了。”

叶姐幽默地说：“我终于相信曾老师讲的，‘一瓶活络油，走遍天下任我游’的神奇人物了！”

普通人拿药酒擦擦而已，而叶姐却想到给药酒加温加热。

叶姐说：“《黄帝内经》讲的：‘气血遇寒则凝，得温则行。’我如果用药酒给老人拍打肯定有效，但他未必受得了。我就换一种用医疗保健灯加温，或热水袋加温。只要丹田暖洋洋，全身经络畅。”

这些药酒在畅通的经络催动之下，无处不到，无窍不开，无孔不入，无瘀不排。这药酒就是活血通络，这灯就是温阳加热，它们一组合就是温阳通络法。它们一组合就是温阳活血汤，效果响当当，无论新旧伤，医病治不还。”

结果，叶姐幽默地说：“有把握帮你把病驱走了，没本事再把病还给你哟！”

关于为什么要把药酒纸巾放在肚脐关元、气海周围？

叶姐说：“这是个秘密，但是我不会吝惜。因为，这地方是元气通透到全身各处的一个关口，这个地方够暖，全身关节就不会僵硬。养生古籍上说：腹不厌暖，即是此理。”

所以用这种灯照药酒纸，不单能病治，更能壮气血，身体雄强了！

21 拍三里，有力气

天道酬勤，一勤天下无难事。

叶姐由完全不懂经络，不通穴位，到成为用经络穴位的行家。

她说：“不懂不要紧，不懂是正常的。没有生而知之的，只有学而知之。”

叶姐说：“我听中医的音频，像校园那些揣着MP3听流行歌曲的学生一样，从来不会厌烦。我经常会听着曾老师音频课睡觉的，醒来后那音频还在响。只要有一句半句触动我了，就没白听，收获就大。”

有个孩子发热，扁桃体发炎，吞水喉咙都痛。我就想到，老师课上讲少商放血，可以退肺炎、肺热、高热、扁桃体红肿。结果，一个刺络放血，十分钟咽喉就不痛了，热就退下来了，水也能喝了。

叶姐心中一乐，你拿个药片也要几块钱，打个吊针，在医院排个队就上百块，而一个刺络放血，一根针还不到一毛钱。学中医不一定就赚个钵满瓢满，它可能不像商业那样给你赚很多钱，但它却能给你省很多钱。

一次，叶姐外出访师，路上有位大哥背着重包，一下子软了，脚没力迈不动。

所谓路见不平，拔刀相助。叶姐马上叫他放下背包，想起让腿脚恢复力气的穴位，不就是足三里吗？

拍三里，有力气！

于是，帮大哥拍完足三里，不到五分钟，大哥站起来若无其事，啧啧称奇。

叶姐心中一乐，原来路见不平，无须拔刀相处，拍打就可以了。这叫“拍三里，有力气”！

那些劳苦大众，或徒步旅行者，或四方访师之人，腿脚麻木酸痛走不动时，坐下来拍拍足三里，就能增强脾胃主四肢能力。

大家惊叹之余，叶姐说：“这些都是平时听课听来的。我个人觉得，没料不要紧，多听多学就有料；不懂不要紧，多听多学就懂；一张白纸不要紧，多听多学就能变成行家！”

22 奇人奇事——龙吟虎啸治奇痛

叶姐访师过程中，见过一个奇人——四川的张放老师。他股骨头坏死，痛不欲生，想自绝。常常晚上痛得叫。

奇怪，叫得越大声，反而不痛。不知道是不是疼痛转移了，还是大声呐喊可以开喉咙，释放身体的治疼痛基质。

原本一个晚上一小时都睡不了，自从喊出来后，居然可以睡两三小时。越喊越大声，可以睡四到五小时。

这下，自己没事了，邻居有事了。邻居过来投诉说：“你是不是疯了，我们还要睡觉呢！”

张放老师不忧反喜：“我原本软绵绵，吃饭如猫食。自从叫出来后，雄赳赳如猛虎，吃饭似狼吞。这不是魄力增长了吗？”

结果，他就到公园、山边、人少的地方去喊，喊了半年。只要白天去喊，晚上就能一觉到天亮。

半年没花一分钱，也没有到医院做骨头置换手术。跟股骨头坏死和平共处，居然没事了！什么自杀、悲观、消积的念头，纷纷被扫到外空去了！

后来，张放老师才知道，这是老祖宗发明的音声疗法六字诀：通过龙吟虎啸，来震荡经络，让那些邪气、病气胆战心惊，抱头鼠窜，不敢冒犯！

叶姐听到这么好的疗法，马上吸收过来，用这虎啸之法，帮一个失眠焦虑的年轻人，一周就解决了晚上睡不着觉的痛苦，连安眠药都丢掉了！

一个180斤的大胖子，头晕腰酸，通过虎啸，不断地吸气、放气，一个月不到，减了将近50斤；头也不晕，腰也不酸了。

又有一名晚上抽筋的老阿姨，叶姐叫她吸饱满气喊出去。谁知，比扎针阳陵泉、承筋效果还快，还省事。

叶姐说："这位张放老师，实现了由病人变为保健老师，他后来发明了'张放疗法'，还出了一本书。"

可见，得病了不要害怕，上天给你关一扇门，说不定他正给你起了一面窗。

看似走投无路，殊不知，反过来就是活路。困乏的"乏"字，反过来写就是正气的"正"字。

人身上有很多奇迹，制造这些奇迹的，大都属于那些能反求诸己，反观自己的人。一反求诸己，你就可能反转病疾。

23 结石奇效良方

大城市饮食肥甘厚腻，血液容易浑浊。浑浊的江底，容易板结沙石，同样，浑浊的血液，容易产生脏腑结石。

叶姐碰到好几例结石病例，正束手无策。她想要为结石患者找一条安全可靠、有疗效之路。

一个下岗工人，三次结石，三次去医院碎石，一年后又长出石头，真是三碎三长。

叶姐于是听音频，访师友，加上埋头图书馆。这是碰到问题后，叶姐会亮出自己三大解惑招法。

叶姐就找到一个奇效良方，民间验方——用三片生姜、三个核桃、半个苹果、一小勺麻油、再配点糖，一起捣烂如泥服用。

叶姐就想：这五样东西，每一样都是平和的食疗之品。

于是，叫这位肾结石的下岗工人服用一个月。当他的结石痛时，吃一次就不痛了。他到医院再检查，医生说："回去把，你那肾没有结石了！"

这时，患者才对这方子刮目相看。

原来，糊粥疗法，食疗方子，它不单解除一般的颈肩、腰腿痛，老慢病，连这些疑难怪病，顽固不去的，你用对了糊粥，也有意想不到之效果。

自此后，叶姐把这方法推广出去，受益的结石患者更多了！

这个小方子怎么方解呢？你如果懂中医五味学说，就知道它不是简单组合。

苹果跟糖，负责甘甜益力生肌肉；生姜负责辛香、辛辣冲动，辛能行，能推动气血；核桃、麻油，皆润滑益肾之品，肾主后劲，能让身体有力气，让管道润滑，有利于结石排下。

所以，不要小看民间小小的偏方，也是麻雀虽小，五脏俱全。

24 饥寒交迫下的乞丐

南方人到北方去访学，第一关要克服的就是气候的寒冷。

叶姐说："以前没学中医时，被天冷一冻就畏惧。现在人老了，学了中医，反而不畏惧了。"

有次叶姐衣服带少了，透骨凉。叶姐马上想起自己锻炼身体的本命法宝——拍丹田！甩手！

谁知，衣服穿得比别人少，拍打后，还口吐热气暖洋洋，寒冷不伤。换作以前没拍打，早就感冒打喷嚏了。

叶姐笑着说："想要不得鼻炎、感冒、打喷嚏，你就要练就穴位拍打！不拍打，就准备打喷嚏吧！"

曾老师不是讲过一个故事吗？天寒地冻，北方飘雪，两个乞丐在桥洞过夜。一个吃饱饭，高兴地说："今晚不会被冻死了，可以安心地睡觉了！"另一个没有讨到饭吃，担忧地说："今天恐怕要在饥寒交迫中饿死。"结果不敢入睡，来回地搓手拍打取暖。

谁知，第二天早上太阳出来时，那吃饱睡着掉以轻心的乞丐冻死了，这个饿着怕死的，拍拍打打反而没死。

叶姐说："你常常有本领救你自己，你自己都不知道，这个就叫潜能。曾老师也讲了：擅长将潜能挖掘放大，传授给别人的就叫圣人。"

叶姐又说："自从我听完这个故事，跟自己体验拍打御饥寒后，现在寒冷、饥饿、疼痛，这人生三苦，我都不怕了！"

25 一个调脾胃的养生糊

一个体育老师，脾胃非常差，吃东西不消化，教学人也没劲。

叶姐说："孩子没长牙之前，不是喝奶就是吃糊。养胃莫过于糊粥。"

在中山大学，叶姐作了讲课报告后，这老师就按照叶姐的养脾胃糊粥方：山药、茯苓、百合、干姜、陈皮、桂圆、葛根、马蹄粉熬粥。

就这几味食疗之品配成浆糊，每天吃几次，口感好，吃了人倍感精神。多年脾胃病，居然靠这养生糊就治好了！人也长了十几斤肉。

叶姐说："你看，体弱病后患者吃糊，易吸收，消化好，恢复快！"

从此，叶姐用这个调养脾胃的糊粥方，愈人无数。

不管你得的是胃炎、肠炎、食积、不长肉、疲倦乏力、面色暗淡，还是气血两虚脾胃弱，总而言之，就找这款好糊粥！

不试不知效果好，一试口碑不胫而走。

26 便秘糊粥

叶姐说："饭一天不吃，觉一天不睡，我都扛得住，一天不翻翻书读，就耐不住。当我读到广西巴马火麻仁那么好，我就特地去当地考察，买了那里的火麻仁，跟那里的长寿老人一起吃火麻仁粥。我发现，他们长寿不单是靠火麻仁粥，还靠天天上上下下走山路；没有特别丰衣足食，保持七分饱，适可而止的生活作风。”

有个便秘十年的汽修厂老板，严重时一周都不解大便，堵得脾气暴躁，口臭难耐，恨不得把肛门凿开，把大便掏出来。不管什么开塞露、通便泻药，还是润肠茶，都尝个遍，但疗效都不尽如人意。他已经失去希望了。

叶姐跟朋友在那里修车得知，便对老板说：“要不，你试试糊粥吧！”

奇怪，自从喝上这糊粥，两三天就一次大便，从来不会超过三天。口臭全部好了，脾气都变小了！

汽修厂老板愈后对叶姐说：“以后你来修车，换零件收成本价，手工费全免。”

真是我帮你一点，你帮我一片呐！

《药性赋》上讲：“麻仁润六腑之燥坚。”火麻仁能够让五脏六腑的干燥坚硬，像轮轴摩擦塞滞点油那样，变得滑利，减少摩擦。

所以一个人容易跟周围人起摩擦动火的，可以服用这一款通便润肠粥。

叶姐说：“这款粥介绍出去，很长脸的！”

从此一遇老人便秘，叶姐便开出山药、茯苓、陈皮、干姜、核桃、火麻仁打成粉，自己调成这糊粥来喝。

脾气急躁烦，糊粥能够安！

火气往上亢，糊粥能润缓！

凡七情之病，木燥则起火。而这款糊粥正是滋水涵木，润燥降火。

为何要放一点点干姜呢？因为干姜能够运动中焦，可以让腻滞的糊粥动起来，更有助于消化，但量不可放多，多了易上火；亦不可放少，少了脾胃动不了。

27 降血糖糊粥

糖尿病是世界难题。遇难则上，越挫越勇，是叶姐的性格。

小区的菊花姐，一次检查发现，血糖快10mmol/L了，难怪老是口干渴、尿多。

叶姐跟她相熟，便说：“那西药一吃，就很难脱掉。要不你先试试糊粥养生吧！”

就用糙米、燕麦、黑芝麻、葛根、山药、芡实、茯苓，制成糊粥粉，放在水里一滚，就可以吃了。肚子饿了吃它，口渴了也吃它，不难吃，就是不知效果好不好。

菊花姐正怀疑，吃完一个月，她只感到口不干燥了，心不急了，不用老找水喝了。再去一检查，血糖为5mmol/L，属正常。

医生问她：“你吃哪种降血糖药？”

菊花说：“就吃了中医的糊粥而已。”并把方子告诉了医生。

医生高兴地说："真能降血糖，应该搞个科研项目来研发！"

叶姐说："像曾老师讲的，降血糖不能光凭糊粥，加上拍打丹田，跟管住嘴、迈开腿，这种联合疗法，一定能降下来！"

原来，中医认为，脾主甘甜，血糖高，乃脾功能不能统摄甘甜。所以，可通过五谷健脾除湿，来达到分解血糖的效果。

同时，还要配合运动四肢，使脾主四肢功能加强。正如世界医学界认为的那样，原来运动肌肉，也可以分解胰岛素来降血糖，从中也证明了，好吃懒动人群，血糖容易飙升。

28 降血脂糊粥

在大城市，几乎能胖起来的人都胖了。饮食过度，成为一种时代病态：赘肉横生，变成家中、单位、学校司空见惯的现象。

如果说，垃圾堆衍生苍蝇，那么赘肉就会衍生疾病。这正是古医谚讲的"腰带长，寿命短"的道理。

叶姐讲课时，碰到一个企业老板，肥头厚脸，头皮油光，毛发脱得稀疏，快没了，血脂、尿酸严重偏高，还痛风。

叶姐说："降血脂对中医来说不是难事，比降血糖容易多了。血脂主要通过血管、小便、大便排掉，走降浊这条路子，清理脏肠，效果就快。"

于是，轻松开出赤小豆、薏苡仁、扁豆、茯苓、山楂、荷叶，打成粉，煮成汤粥代茶饮。

日喝夜喝，别人喝水，你就喝糊粥；别人喝汤，你也自带糊粥。

一个月，企业老板发现，裤子怎么变大了？原来腰小了一圈，走路脚步也快了。

两个月后，发现面部流油的现象没了，额上毛茸茸的发像江南逢春一般冒出头皮。再一检查，尿酸正常了，血脂也正常了。

这位老板，把叶姐视为恩人、神人，真是有求必应。

可见，人生在世，只要对他人有用，能真帮到人，别人掏心挖肺都来拥护你。

大家以为痛风，血脂、尿酸高是难啃的骨头，难缠的病魔，不好对付，想不到，叶姐来个“釜底抽薪糊粥法”！可可口口，轻轻松松，就将浑浊的血液变清澈，油腻的人生转清爽。

29 安神助睡糊粥

失眠是时代病。有人因失眠焦虑而想不开，有人因焦虑想不开而失眠。往往大病癌症的前期，都有长久的失眠。

人觉睡不好，抵抗力会直线下滑。

叶姐曾到某证券公司去讲课，发现这里失眠人群多得不得了，大家都很渴望得到失眠的糊粥。有人一掷千金，就为了晚上一觉到天亮。但，钱财买不到好睡眠。

结果，叶姐一把这个安眠糊粥公布出来，一般失眠难睡的，喝几次就能感受到效果。

用酸枣仁、茯神、大枣、燕麦、山药、芡实，磨成粉，晚餐就专吃这安神糊粥，其他东西不碰。

叶姐说："以前人晚上叫"乞丐餐"，修行人过午不食，可以避免胃不和，则卧不安。而糊粥最好消化，晚上消化功能又最弱。夜食糊粥，乃养生妙物。"

结果，一公布出这款安神糊粥，十几人一喝，都受益无穷，明显入睡时间快，晚上少醒了，连夜尿都变少了。

叶姐说："有些糊粥要出好效果，就要像这样，晚上只吃糊粥，不吃其他东西，清粥养胃神安宁。"

这个糊粥该给多少长夜漫漫难睡眠、焦虑紧张的客人，带来福音希望啊！这无疑就是城市快生活，焦虑紧张一族人的护命法宝！

30 强肾黑发糊粥

在国企上班的车叔，退休后，头发掉得厉害，而且半截都变白，老化的速度让人吃惊。

山可移，天可补，海可填，唯独日月轮转不可挽回，岁月催人难以抵挡。

叶姐说："中医中药，虽不能让你活过千年，却能让你百年亮泽；虽不能逆转岁月，却能让岁月苍老的脚步变缓。"

于是，叶姐便到古籍中，找那些能够抗衰老的药物。像古人讲：“岁寒，然后知松柏而后凋也。”

叶姐马上找到乌须黑发的核桃仁、黑芝麻、黑豆、松子仁、柏子仁，制成糊粥粉。

据说，古代的病马、老马，将要退役老死掉的，只要服用了黑豆、黑芝麻，吃一个冬天，第二年春天，它的毛发会焕发出青春的光彩，又能够多服役几年。

可见，抗衰老要补肾，乌须发需填精。

结果，车叔服用了个把月，毛发亮了，再长出来的成黑色，白得变少了。半年以后，苍老的面容又渐渐恢复年壮滋润的样子。

车叔高兴地说：“你这糊粥有没有申请专利啊？我把这方子介绍给朋友、领导都说好，我准备弄个抗衰老糊粥馆，专门研究人体延年长寿的学问。”

31 调经五红粥

妇人经期杂症，多得不胜枚举，经期头痛、经期腰酸、经期小腹痛、经期胸闷烦躁、经期发热等，不管哪种杂症，总离不开妇女之疾需治肝血，男子之病需调肾精。

叶姐说：“我从曾老师的书上看到五红汤：红枣、红豆、红衣花生、枸杞子、红糖，可以熬大米粥或山药粥，以五红补血，大米、山药补气。几乎妇人气虚血少，肝郁脾弱出现的各种杂症，喝上这五红粥，一两个月，十有七八都能好转过来。”

大家听了，都觉得这食疗太不可思议了。

一个闭经的妇人，喝了五红粥，一个月，停了半年多的月经又重新来了。

血少则闭，水到渠成。

一位贫血，经期头痛到饭都吃不了的妇女，吃了半个月五红粥，经期杂症不复存在。气血足，百病除。

又一个每次来月经都会腰酸、肚子痛的妇人，月经干净后，她就开始服用五红粥，居然再也没有腰酸跟腹痛。妇人以肝血为先天，血虚则百病欺。

还有经期手凉、心烦的妇女，服五红粥，半个月，手凉、心烦都消失掉了。凡血满则凉冷去，血行则烦热息。五红汤乃补血、行血，故能去除经期杂病。

更有一个脸上长黑斑的妇人，服用五红粥后，月经排泄顺畅，半个月，黑斑就消掉了。可见，五红汤有调经化瘀降浊的功能，能引动黑斑下行。

真是养颜五红粥啊！

原来，妇人之疾，调经则百病得消；女子之病，补血则万邪立安。

32 聪明糊粥

叶姐说：“在小区待久了，跟大众打交道多，就知道大家心里的需求。真是千奇百怪的需求都有！”

小丽姐的孩子，经常受到老师的“特殊照顾”，那就是投诉、家访。这孩子老是在班里拖尾巴，人脑筋笨不要紧，你别上课睡觉不勤奋。

小丽说：“家里营养都给孩子吃够了，怎么会没精神读书呢？”

于是，向叶姐诉苦，如何让孩子聪明伶俐，脑袋好使，上课不打瞌睡，记东西别那么容易忘。

叶姐一听，笑着说：“要求还真多！我试试给你调个糊粥吧！”

有挑战，才有进步的空间；有困难，才有上升的平台。

常人遇到刁钻困难的问题，都想不理，叶姐碰到千奇百怪的难题，却摩拳擦掌，跃跃欲试，要把它克服。

叶姐听徐文兵老师讲：“聪明聪明，就是耳聪目明。”耳得肾精就会聪慧，目得肝血就会光明。

所以，补肾精，养肝血，就是在明目聪耳。

叶姐马上列出当归、桂圆、红枣、枸杞子，四味补肝血的食材；黑芝麻、核桃、山药、黑豆，四味补肾精的食材，制成糊粥粉，每天煮一大锅，让孩子装保温瓶带到学校吃。

三个月后，老师再光临小丽家时，满面春风地说：“孩子进步大啊！从下游到中游了。是不是请家教了？”

小丽说：“就在糊粥馆里调了款聪明糊粥给孩子吃而已。”

这一爆料，可不得了！叶姐都不知道为何，一下子从四面八方过来要聪明糊粥的家长，一波又一波。

叶姐都疑惑到：“我没打招牌，他们怎么知道？”

原来，口碑无字，阳春有脚。你真做得好，人人都知道；

你真能解决大众问题，谁都要将你拱起。

33 消包块糊粥

21世纪，是肿瘤包块跟心理疾病爆发的世纪。几乎家家都有身上长结节的患者，户户都少不了情志不顺的人员。

谁能解决这世纪问题呢？

叶姐就想到，糊粥世界里头将有答案！

有个子宫肌瘤的患者，闭经不来，治了半年都没解决问题。

叶姐看过张锡纯的《医学衷中参西录》，便找到山药解，叫这患者服食山药粥。不到一百天，月经来了，服到半年时，连肌瘤都消掉了。

于是，叶姐得到个经验：扶正则积自消，健脾则瘤结散。

又有身上长满脂肪瘤的珠海大叔，来广州办事，看到糊粥馆，就顺便问一下脂肪瘤的消解之法。

叶姐说：“你回去，用炒薏苡仁，熬水代茶饮，喝三个月。”

结果，他一喝，喝了半年，身上的脂肪瘤全部消掉。

叶姐说：“看来网上报道的没有错，这薏苡仁善消身体的脂瘤。”

又有心脏病的富商，医院检查还有血管瘤。

叶姐就想到，应该强心通脉，专叫这富商服用赤小豆糊粥。

不到三个月，心慌憋闷感没发作，身上的血管瘤也消下去了。

叶姐从古籍上看到："赤小豆乃心之豆。"原来今人碰到的问题，古人都已经谋虑出方法来了。

通过这几个案例，叶姐马上拟出一个消包块的糊粥，以山药、薏苡仁、赤小豆为主，体虚的加些燕麦、黑芝麻；体壮实的，加茯苓、葛根。

这样，虚则补，实则泄，调节那些积聚包块，居然常常收到意想不到效果。

所以，有糊粥，不怕包块积得多，早点辨证使用糊粥，早点将包块解脱！

34 开心糊粥

据说，小孩子平均笑160次以上，成年人每天会心的笑容不会超过16次，强颜欢笑不算哦！

有人问叶姐："你看什么病最多？"

叶姐说："苦瓜脸、不会笑、不开心的病最多。"

自古神仙无别法，只生欢喜不生愁。一开心，百病轻；心态好，病魔跑。

叶姐便开始研究开心糊粥，必须要调制出一款男女老少皆大欢喜，老弱病残喜闻乐道，服用后有胃口、有精神、有心情的糊粥。

就像曾老师研究四逆散一样，提到没房、没车、没存款不要紧，没胃口、没精神、没心情，却要人命。

叶姐便想到，心情的物质基础就是气血。气为身之宝，血乃形体珍。气血是人身形体的珍宝。

人膻中气足就会开心，而气血生于脾胃，所以要从健脾养胃，补气血下手。

花儿在能量最足时会绽放，人在气血充满时，自动会露出会心的微笑。

在这思路的指导下，叶姐迎来一位抑郁、几次想跳楼自杀的患者。

叶姐说："我也不知道能不能帮到他，只记得听课中，听到三华聚顶人开心，气血充盈不郁闷。"

叶姐便列出党参、茯苓、山药、芡实、薏苡仁、黑芝麻、莲子、葛根，八味健脾养血，升阳除湿的糊粥粉。

可口的糊粥让患者开心悦志，大半年来都没有再消沉想不开。

战胜第一例严重抑郁症后，再调理一些用于常见的产后抑郁、年老抑郁、中年焦虑不开心，就轻而易举了！接二连三治好一例又一例情志郁闷、心怀不畅的患者，叶姐的自信渐渐如日中天。真如俗语讲的："自信是建立在不断成功的感觉上的！"

叶姐把这八味本草食疗之品，称为"开心糊粥粉"，说："这款糊粥，老少咸宜，男女不忌。因为，谁都需要养脾胃，谁都渴望得到气血，谁都想开心！"

这款糊粥粉一推广出来，想不到糊粥馆常爆满，口碑好，效果好。

叶姐感慨地说："学中医若能从保健入手，像蒲松龄开间小茶馆，我们开一间小糊粥馆，自己有打粉机，有食材、有疗效、有口碑，它就能在民间长盛不衰，屹立不倒。"

大家听完后跃跃欲试，都想开糊粥馆，那么，敬请关注接下来的小说《糊粥馆》！

附：养生糊配方

山药、茯苓、百合、桂圆、绿豆、海带、核桃、陈皮、生姜、麻油。

山药健脾益气，
茯苓强心利湿，
百合润肺化痰，
桂圆补血健脾，
绿豆海带散结，
核桃补肾化石，
陈皮理气健脾，
生姜驱寒升阳，
麻油润肠排毒。

以上配方，主要思路是健脾益气，强心养血，消炎散结排毒。

不用加麦谷类食材，因为山药、绿豆、百合、茯苓都可成糊。

可以根据身体变化加减。

方药集锦

除结石

三片生姜、三个核桃、半个苹果、一小勺麻油，再配点糖，一起捣烂如泥服用。

健脾消脂糊粥

薏苡仁、山药、荷叶、火麻仁、山楂。

扁桃体发炎、顽固偏头痛愤怒加重

蒜泥贴脚底。

子宫瘀堵

桂枝茯苓丸。

硬瘤包块

山药、莲子、薏苡仁、鸡内金、陈皮、麦芽。

冻疮

冷、热水交替泡洗，拍打丹田。

腿脚不利

冷、热水交替泡洗，拍关元、气海、丹田。

腰痛

拍打丹田。

心绞痛

速效救心丹配合掐人中，按合谷，搓内关。

胃痛

健胃消食片，配合按足三里。

腰痛

壮腰健肾丸，配合拍打丹田。

中气下陷

补中益气丸，配合足三里按揉。

心胸痛

十指点刺放血（十宣放血），配合弹钢琴（有十指弹拨的动作都行）。

蝴蝶斑

五白美颜粥（白茯苓、山药、炒白术、白扁豆、炒大米、炒薏苡仁），配合拍脸拍丹田。

减肥

减肥粥（山药、陈皮、芡实、炒薏苡仁、苍术、鸡矢藤），配合拍打脉拍丹田。

腿脚不利（吹空调所致）

风池、风府、天柱周围，找到结节点，揉散搓热。

膝盖痛

阳陵泉点按，点按时要用力往上推揉。

失眠

点按头部，头部经络疏通，神经放松，自然可以轻松入睡。

老人手抖，腿脚不利

健脾补肾粥（山药、莲子、火麻仁、核桃、黑芝麻），配合印堂下一针。

脑动脉硬化

健脾消脂糊粥（薏苡仁、山药、荷叶、火麻仁、山楂），配合拍打百会、丹田。

年老体衰、三高

健脾益肾粥（火麻仁、莲子、茯苓、薏苡仁、山药、陈皮），配合拍打百会、丹田。

高血压

高压偏高，多为肝阳上亢，拍打丹田、太冲。

低压偏高，多为痰湿壅堵，拍打足三里、丰隆。

头痛（放电痛）

列缺穴下针。

拉肚子（腹泻）

藿香正气丸，配合艾灸关元、气海。

胸闷呕吐

藿香正气水，配合针灸内关。

腰痛如折

纸巾沾满药酒贴在肚脐上，然后用艾灸使之发热。

咽痛

少商放血。

负重远行腿脚无力

拍打足三里。

奇痛

大声喊叫“老天啊，我有什么不对，你要这样惩罚我！”通过龙吟虎啸来震荡经络，让那些邪气、病气胆战心惊，抱头鼠窜，不敢冒犯！

养脾胃糊粥

山药、茯苓、百合、干姜、陈皮、桂圆、葛根、马蹄粉。

便秘糊粥

山药、茯苓、陈皮、干姜、核桃、火麻仁。

降血糖糊粥

糙米、燕麦、黑芝麻、葛根、山药、芡实、茯苓。

降血脂糊粥

赤小豆、薏苡仁、扁豆、茯苓、山楂、荷叶。

安神助睡眠糊粥

酸枣仁、茯神、大枣、燕麦、山药、芡实。

强肾黑发糊粥

核桃仁、黑芝麻、黑豆、松子仁、柏子仁。

调经五红粥

红枣、红豆、红衣花生、枸杞子、红糖，可以熬大米粥或山药粥。

聪明糊粥

当归、桂圆、红枣、枸杞子、黑芝麻、核桃、山药、黑豆。

消包块糊粥

山药、薏苡仁、赤小豆为主，体虚的加些燕麦、黑芝麻；体壮实的，加茯苓、葛根。

开心糊粥

党参、茯苓、山药、芡实、薏苡仁、黑芝麻、莲子、葛根。

本篇小结

婴孩断奶后，会喂养一段时间糊糊。就是用大米、山药打成粉，煮成糊糊给孩子吃。

这段时间，孩子的大便非常好，膨大金黄，此为最佳成色。而孩子口水亦是清甜，及头发、体味，都充满香气。

此后开始接触油盐、姜葱、各种菜类食物，慢慢口水变酸，体味渐浊，大便不再是金黄之色，身上开始长痣，身体也慢慢不再清净。

所以，要让身体回归到清净无染的状态，就要在饮食上清淡下来，而养生糊粥的出现，恰恰给治疗现代诸多疑难病痛一个很好的启发。

这些药食同源的食物，打成粉，通过简单的调配，便可为大众健康保驾护航，且口感清香，健脾开胃，从源头上养生，从因上下功夫，百般问题，皆可游刃有余。

第二篇

天灸堂——阳光下的力量

在家吹空调，用冰箱储存食物，出门坐轿车，工作在室内，阳光下撑伞，户外防晒霜……

这是一种新型的穴居生活，就像从这个洞钻进另个洞一样，一辈子大部分的时间都在洞里住着，害怕见到太阳。

这叫远阳光，近冰寒。

《内经》云：积之所生，因寒而生！

这种“洞穴生活”导致无穷无尽的疾病，乃至让医生疲于奔命，却仍旧徒劳无功。

万物生长靠太阳，失去太阳不生长！

参天巨木不是在室内长成的，伟岸男子也不是靠冰冻出来的。

一个不爱晒太阳、害怕阳光、远离温暖、贪凉饮冷的人，怎么可能有一个健康的身心呢？

我相信大家看了《天灸堂——阳光下的力量》这一篇后，会明白太阳的伟大，并能亲证晒背天灸的神奇功效，转而过上阳光温暖健康的生活！

1 推动生命齿轮转动的那只手——阳光早餐

天地间万物究竟是怎样运动、生长、旺盛的，背后有什么力量去推动呢？谁挥鞭策驱四运，万物兴歇皆自然。

在数亿年前的地球上，有一种非常原始的生命形态，叫作衣藻，它生活在水中，只有一个细胞，它是一切动植物的老祖宗之一。

它在池塘里面，只要有阳光，就能够不断地生长。

每日朝晨旭日东升，照着池塘的水，水面金光灿灿，这时沉淀在水下方的衣藻就努力地摆动两条鞭毛，向水面上方的阳光游去，好像夸父追日般勇猛精进。

因为这丝阳光，对这小生命来讲，重要到无与伦比。

靠这息阳气，它就可以繁衍生息下去。

这衣藻在水面温暖的时候，聚集在一起，大家共享阳光早餐，开心地采纳上天恩赐的温暖，胃口变好，身体变得更柔软，一夜的僵硬，被朝阳照化，游走笨笨僵僵的变得活跃灵动。

这些衣藻抖动着鞭毛，相互挤挤碰碰，开心地打招呼。

水面的温度越来越高，它们身体就越来越饱满。

这顿阳光早餐，让它们食饱喝足，直到日落西山，太阳下沉，衣藻也停止了游动，沉睡下去了。

如果没有太阳，衣藻就醒不过来。

如果塘面太阳被遮盖，衣藻的生命因此就结束了。

所以享受大自然这一顿无上的恩赐——阳光早餐，对衣藻来说，这是生命齿轮能转动的关键。

天灸堂的火龙真人王一，字道生，号天阳子，人称火龙真人。他在青山绿水、宽阔的大自然里面，设计了一个阳光早餐，使大众在服食早餐的时候能沐浴在阳光之下，金光透过树枝，从而达到身心舒畅，通体温和，胃动力加强，心情愉悦的效果。

随着快餐车从龙江桥推过来，开启了一日之计在于晨的道家服食修炼。

潮汕的林乐子，他已经郁闷了三年，辞学无法读书下去，每日衣食丰足，却味同嚼蜡，服用抗抑郁药年余，没有好转过来，却还在加深。

在这美丽的龙江绿水湖畔边，阳光早餐是最简单的小米粥或杂粮粥配合馒头、粽子、菜包。

火龙真人说，开心粥赢过皱眉饭。大自然阳光下品餐，身心喜悦。

结果，林乐子食了一段时间后，发现胃口有了，压抑少了，抗抑郁药丢了。

想不到人为制造的所谓灵药，居然远远比不上大自然已经设计好的阳光早餐。有时候食什么不是最重要的，在什么环境时间下进餐相当重要。

天灸语：阳光能给人带来温暖吉祥，积极向上。

大家看，中国海南黎族，住在近阳光充足的地方，人乐观向上，他们很少有抑郁想不开的。

而靠近南北极寒冷地带的爱斯基摩人，他们有时几个月见不到阳光，那里抑郁症多，自杀率高。

可见人有时郁闷愁眉难展，并非生活压力大，而是你缺乏了阳光早餐。

一份有阳光的开心粥，远远胜过百份没有阳光的满汉大餐。

从小生命衣藻要在阳光下进餐来进化生命、延续传奇，我们可以看到，人类要生命旺盛，郁闷消失，正气充沛，虎虎生威，他同样需要大自然的阳光早餐。

所以食东西，前面加个阳光下，那将是一件非常美妙温暖、积极向上的事。有时养生就是这么简单，调整一下进餐方式，你很快就会像衣藻那样无忧无虑，快乐翱翔，自由自在，繁衍流长。

2 伤口愈合之秘——花猫上屋顶启示

世界上很多动物都喜欢晒太阳，阳主动，它们不仅借阳光来温暖血液，它们更知道用阳光来疗愈身心创伤。

火龙真人在庐龙道观发现一只花猫，瘸着一条腿，艰难地走动，他把花猫放在室内。花猫三番四次地努力挣扎找太阳，像向日葵一样，跟着太阳走，太阳照到哪儿，它就喜欢在哪儿卧着，把脚伤平摊开，任太阳照射。

数日后，花猫觉得不够过瘾，干脆爬到庐龙道观的屋顶上。

火龙真人直担忧这小花猫会不会一失足，把另一条腿也摔断。

结果一个星期，这只猫活蹦乱跳，又能飞檐走壁，恢复往日的轻健，它的伤口居然完全愈合了。

是什么动力让它冒着再次受伤的风险爬屋上顶呢？

火龙真人口诵《清静经》，静定思维，豁然开朗。

《清静经》上讲，动者静之基。你的身心要得到静养，必须接受阳光的熏蒸。

火龙真人再翻开《黄庭经》，发现这道家经典上记载的一句话震撼了他的内心："日月之华救老残。"

这是说，日照和月光，能够让衰老病残速度变慢，可以使伤痛病苦得到缓解，甚至能延年益寿，尽终天年。

又有一次，火龙真人看见村民的猫身上受伤了，村民把它关在笼里，晒不到太阳，结果十多天，猫的伤口溃烂不愈。

见到垂危的病象，火龙真人说，为何不把笼子端出去晒太阳呢？

结果不到一周，这只花猫溃烂的伤口自然愈合，又活蹦乱跳了。

火龙真人豁然开朗，原来阳光是疗愈身心创伤的秘密。

据说20世纪丹麦医生芬森，就从猫拉伤皮肉，喜欢攀爬到屋顶晒太阳，达到伤口快速愈合的现象，研究出阳光中的紫外线对创伤有很好治疗作用，因此获得诺贝尔生理学及医学奖。

其实中国数千年的《黄帝内经》上一句话就把太阳疗伤的作用讲完了：阳生阴长！阳杀阴藏！当阳光足的时候，体肉血脉愈合得非常快。

这时火龙真人马上想到要把天灸堂建立在山顶上，最好是接受到阳光最充分的地方，远远比屋顶采纳阳气足。

这一思想立马付诸实践。

一个糖尿病合并是趾溃烂的村民，打了半年消炎针，伤口一直不愈合，不断地流脓水。从足趾乌黑，一直黑上膝盖骨。

医生说，恐怕要将脚锯掉。村民两难。

火龙真人见后说，为何不试一下天灸堂的山顶天灸呢？猫都知道上屋顶晒太阳疗伤，人为何不知道山顶采日照来疗伤呢？

结果只晒了半个月，膝盖上的黑气居然退到踝关节，又晒了一个月，消炎药没食，大踇趾上的烂肉居然退去了。

村民兴高采烈，从此天天不用人叫，自动到山顶天灸堂暴晒，晒到像非洲黑人一样，都笑得乐滋滋。

不但伤口愈合，身体也变雄壮。

三个月后，一测量，血糖居然回归正常。

很快，火龙真人就成为大家茶余饭后欢喜议论的对象。

碰到疑难的血糖病、烂疮口，大家都喜欢上天灸堂来接受日光的疗伤，来缓解身体老残的速度。

天灸语：据说，北京紫禁城乾清宫，这皇帝住的寝宫，有暖火炕，这暖火炕必须向南，最好能靠近窗口，每日阳光能自动暖炕，那住在上面的人呢，就能得到天阳的补充，可以缓解衰老，减少身体阳气的散失。

所以清朝白山黑水的传统就有这样一句话，即炕要挨着南面窗，离阳近点少病殃。

也就是你的床炕要靠南边，太阳晒到的地方，离太阳近一点，你就离疾病远一点。

现在人之所以百病缠身，痛苦增多，有一个很重要的原因：睡空调房，戴太阳帽，擦防晒霜，撑挡日伞。

这看似美白潇洒之举，实质上是姑息养奸，把寒气往自己身上攒，这样攒久了，一息寒气一息病，积久成疾。

冰冻三尺，终身恶病。结果一息寒气一息病。

相反，一息阳气一息命，天天晒太阳，病痛靠边站。

故中国医籍上记载，凡阳光所到之处，断无易生之病，阳气温暖之体，断无生恶病之理。

大哉！太阳！救残疗伤！

3 筋骨坚强的方法——杉木与龟壳的思考

天气晴朗，火龙真人正准备去山中寻找栋梁佳木，用来搭建道观的厨房。

这时山里的村民好意劝说，不要到深山谷中阴暗的地方砍伐，要找就找向东南面，前排阳光照得充足的杉木。

火龙真人说，前排杉木都比较小啊，后面深谷的更巨大。

村民说，这是经验，小它坚硬，大它容易被虫蛀，小它坚固。被日头晒足的前排杉木像丁字形，在深谷中难见阳光的杉木，像烟筒形，丁字形虽小耐久，烟筒形虽大，密度却小了。

火龙真人听从村民的意见，用上了山中照足阳光的头排杉木盖房子，果然数年遮风挡雨，没有被虫蛀。

相反，那些在深山老林找的，不见天日大树木，很快就被虫蛀掉了。

可见尿脬虽大密度小，秤砣虽小压千斤。

而这时火龙真人却想到生命科学的重大问题：如何让人骨髓坚固，肌肉坚强，经络坚韧，更能耐久，具有抗寒暑能力呢？那是不是要仿效这山中杉木，站在头排晒足日头，密度变大？

有一位居士，把他家中养的小乌龟送到道观来。

火龙真人见这只乌龟惨白惨白的，龟壳老旧难看，龟身浮肿，龟脚有糜烂。

不是说龟寿千百年吗？怎么病怏怏、没有精神？

居士说，在鱼缸里从不缺乏丰富的食物，不知是不是我家气运不好，养不起这龟，买来时还生龙活虎，现在像死蛇烂蛙。

火龙真人笑笑说，两个月后，你再回来取这个龟吧！

结果火龙真人只干了一件事，将龟天天放在朝东南的地方晒太阳，龟热了就爬到荷叶底下乘凉，食的无非是烂菜叶、剩饭菜。

结果不到两个月，这个龟焕然一新，龟壳黝黑乌亮，龟脚活动有力，连腿上溃烂的肉都愈合了，整个龟显得雄赳赳气昂昂。

结果施主回来惊呆了，问：道长，你是不是会医龟，你是不是动物医生？

火龙真人哈哈笑说，天地有个大医生，它叫太阳，大地有个保护神，它叫阳光。是阳光让植物坚强，是太阳让动物活跃，是阳光让人类健康。

这样一传十，十传百，火龙真人一下子成为宠物医生，山脚下众信众的家禽走兽出现一些毛病，或厌食或肠胃炎，或肌肉溃烂，或骨质疏松，或毛发掉脱，一一送来道观中。

火龙真人按照天灸法，给这些山林生灵晒足太阳，再配之以简单的饮食，纷纷出现奇迹，这些病快快死沉沉的宠物，送经道观后再带回去，却灵活活、蹦蹦跳，一下子道观成为了病苦宠物的收容所，这都搞得火龙真人啼笑皆非。

一个退休的书画家，膝关节也随着退休而退化，走路哐当响，常痛得摸膝盖，行几步路就要蹲下，承受不起。

医院医生说，这是骨质疏松，筋头无力。

火龙真人让这书画家晨晒，夕晒。晨起晒能升阳，夕阳晒能暖脚。

通过一个月的天灸，原本一公里都走不了的人，居然走十多公里山路，如同等闲。

这时大量膝关节痛、骨质疏松的患者，蜂拥而来道观中。

火龙真人不得不将高山上的天灸堂平台开拓得更大，让这些人有求而来，满意而归。

这样高山大石上，横七竖八，躺着人在接受大自然阳光的恩赐，一下子就成为庐龙道观一道亮丽的健康风景线，天灸的健康之风，迅速刮遍山脚下各县城小镇。

天灸语：《黄帝内经》讲，阳气者，若天与日，失其所，则折寿而不彰。

阳气像天上太阳，一旦得不到它的温煦和照耀，人暗中性命渐渐消失却不知道。

我们发现，食钙片喝牛奶最多的是欧美国家，但那里的骨质疏松、骨性关节炎、痛症最多。

补钙最少的是非洲及亚洲印度一些发展中国家，奇怪这里国家的人得骨质疏松、骨性关节炎、钙流失却最少，为何？

他们少吹空调房，多晒太阳光。

中医养生有一首叫《十叟长寿歌》，里面包含有十件让人长命百岁、动作不衰的修养方法。其中有一句：沐日令颜黝，就能壮骨头。这是说，沐浴在日光下，令容颜变得黝黑，这样骨头就会坚强固密。

《黄帝内经》讲，阳主固密，一个人要充实有密度，有沉淀，稳重有内涵，他必须晒足阳光，不怕晒。

大凡开创者都有这种品质，《六国论》上讲，曝霜露，斩荆棘，以有尺寸之地。

那些开创者，无一不是从严霜敲打，烈日熏蒸，披荆斩棘中磨炼出来的。

所以筋骨常常不是缺钙，而是缺阳光与磨炼。

让骨质坚强，就是这么简单，在阳光下快乐地徒步吧！

4 失眠者的福音——蛙蛇冬眠心肾交泰之秘

火龙真人早上出来晨跑吐纳新鲜空气，遵循道家修炼“朝走高，夜走平”的原则，训练身体，迎合朝阳向高峰跑去。

他发现秋风凉习习，地面上居然时不时有小蛇小青蛙被车辆碾压的痕迹。

火龙真人不禁深思起来，这些小动物为何放着洞中不躲，跑到大路上来找死呢？难道它们不知道同伴们前赴后继被车碾压吗?

带着这个疑问，火龙真人跑到了山顶，随着吞吐呼吸，朝阳的霞光普照到身上，他顿觉得周身暖洋洋，坐下来都舍不得离去，更不喜欢回到卧室中冷凉的床去躺，宁愿晒着温暖暖的太阳。

突然间，火龙真人脑中顿悟，原来如此，万物生长靠太阳，动物更离不开太阳，因为阳主动。

晒足太阳，它才能动得更淋漓尽致。生命在于运动，运动在于阳光啊!

因为《黄帝内经》讲，阳主动。

火龙真人特别多晒了一小时阳光，发觉筋骨比往日更松软，身心血脉比往日更条畅，肚腹手脚比往日更柔和。

当睡子午觉时，特别是中午，往日火龙真人要数分钟入眠，现在居然数十秒就入深睡，并且做了个奇异的梦：飞步太虚，踏着七彩祥云，层层高升。醒来后，身心无比轻快愉悦，感觉到从未睡过如此深沉的觉。

这时灵感顿发、笑容满面的火龙真人，情不自禁在庐龙道观打了一套气势恢宏的天阳拳，往日发不到的力量，今天自动收发自如，虎虎生风，道袍飒飒作响，整个人精充神旺。

火龙真人马上想起中医基础理论上讲，阴阳互根，相互转换。

阳晒得充足，阴静的睡眠就会饱满，睡眠深沉，醒来后打起拳脚，运动起来，就更加淋漓尽致。

那些青蛙小蛇要到滚热的地板上匍下，晒足太阳。原来这是它们冬眠及夜间沉睡的需要，没有足够的沉睡，如何度过漫漫长夜及冰冷的寒冬。如非封藏得气固密，第二年春天，如何有精神破洞而出。

大哉！阳光！

至哉！阳气！

火龙真人由衷赞叹，这些小动物自动暗合天地大道，它们生命繁衍强身的需要，必须晒足太阳。即便冒着生命危险，前仆后继，都不能缺少阳光。它们把阳光看得比生命更重要，无阳光无生命。

想起大多数人避阳如避箭，住空调房，擦防晒霜，撑遮阳伞，似乎津津乐道，殊不知，舒适之下，往往隐含着腐朽生命的剧毒，休闲里头常常暗藏蚕食身心灵的蛀虫。

《后汉书》中讲，古人以安闲为剧毒，怕热怕晒怕苦怕累怕痛，而富贵长寿健康者，未之有也！

于是火龙真人就在山顶上建立一个阳光房，专门提供给那些苦于睡眠困难，难以有深沉睡眠的人，为他们扫清睡眠障碍，用阳光除掉身边的阴影。

山下书店的小海，每天晚上都要起来数次，难以一觉到天亮，白天精神疲惫，常常收错钱，被老板大骂。

小海无奈地说，他也不想，奈何精神不足。

逢假期，他有机会到山顶阳光房避风又能晒到暖洋洋，好好体验了数天。结果十几年都未曾有的一觉到天亮体会，居然重新降临到他身上。

小海皮肤晒得黝黑黑的，他露出灿烂得像阳光般红火的微笑，说，即使被晒得像黑漆，只要能让我睡个好觉，我都无比愿意。

这样一传十，十传百，山下那些失眠众生，听闻火龙真人又搞了一个用阳光驱散失眠，用太阳除掉焦虑恐惧阴霾的项目课程，纷纷成群结队，上来集体晒背天灸，一时之间，口碑连连，跟从者如云从龙，风从虎。

因此不再食安眠药的大有人在。

放下茶、咖啡、提神汤剂的人一批又一批，原来他们得到了阳光的照耀，就不再需要咖啡、茶与烟酒的刺激了。

火龙真人哈哈大笑说，我没有用酒来刺激，用辣椒来开胃，用茶与咖啡来提神，用烟来醒脑，我的精神比你们谁都足，我的气血比你们谁都旺，原来我用的是太阳，你们用的是太阳的子民。

我用的是天造地设之物，你们用的是人为制造的东西，人为的怎能跟大自然恩赐的比呢？

天灸语：大家翻开《清静经》，映入眼帘的有这样一句话：动者静之基。

动静分阴阳，也即是阳者阴之基，阳者阴之本，阳者阴之根，阳主阴从，想要有阴静的沉睡眠，必须有阳动的温暖热量。

所谓欲阴先阳，欲静先动，有多少人能想明白晒太阳汗出淋漓尽致后，通身舒泰，睡眠就酣畅淋漓，安然入梦呢？

5 生育繁昌——果实饱满的真相

一天下午，火龙真人在路上看到村民收花生，于是抢胳膊，挽衣袖，跳下农田，帮村民抢收。

他发觉田地中央拔的花生个个饱满，剥开来尝，豆仁坚固，甘香，味道好；而靠近树荫脚下那一行，产量锐减，壳软软的，剥开来仁不饱满，嚼起来水水的，没有浓烈的香味，质地松松垮垮。

火龙真人不禁问村民，难道品种不同，难道落肥区别对待？

村民说，一样同种的花生，一样落肥，一样管理，唯一不一样的是它们靠近树荫，晒的太阳不够，所以结的果不多，也不饱满，剥出的果仁也不够香，这种花生将被大自然淘汰，很难繁衍生息下去。

真是说者无心，听者有意，火龙真人一下想到那么多在医院排队，做试管婴儿，不孕不育的人群，批量增多，传宗接代能力减弱，求子的渴望越来越强大，这难道不是跟太阳有关吗？

花生种下去，没办法挪动改变命运，难道人甘于躲在阴凉环境不往阳光脚下走吗？

太阳时刻都给你强大的繁衍后代能力，只是你躲在树荫下房宅中，不肯出来接受这份温暖的恩赐而已。

爱从来没有停止过，就看你有没有出来接受了。

有一对夫妇，结婚三年，未能育子，特来庐龙道观祈福求子。

火龙真人说，除了祈祷积德行善外，还要自己养生练功。

于是将花生朝阳子饱满的道理讲给这对夫妇听，并且传授他们“沐日令颜黝，日月之华救老残”的晒背之法。

结果奇迹出现，这对夫妻晒了一个月，外人看他们黝黑得像黑人一样，都笑他们糊涂，没事做。结果第二个月妻子怀上孩子，然后足月顺产。而这个晒太阳的习惯，他们夫妻一直都保持。每天晒足一小时，健康生活一世人。

等到孩子呱呱坠地，迅速成长后，健康少灾疾。

这对夫妇高兴得欢容喜笑，人见人夸，称庐龙道观有个送子观音。

一时之间，外地闻者慕名前来，如过江之鲫，接二连三都快踏破门槛。

火龙真人又在山林之中开辟孕育天灸法，夫妻可以在山顶采纳日月精华，接受大自然的恩赐，使得阳生阴长，人气充旺。

所谓万物生长靠太阳，不单生长要靠阳光，繁衍昌盛代代健康，更缺不了充足的阳光。

所以当你疑惑重重、问题纠结时，不妨多向阳光。当你愁眉不展、嘴巴下瘪时，不妨多向阳光。

向阳花木易为春，向阳人群笑脸多，向阳大众心想事易成。

天灸语：大家可以发现，世上最巨型庞大的动物出现在热带地方的居多，大象、狮虎、长颈鹿，它们都需要最充足的阳光，才能形成最雄伟的体魄。同时物种最丰富的地方，也分布在温热带，这里物种繁多，生生不息，繁荣昌盛。

大家看，大树底下没有巨草，阴影下面大都光秃秃的，草木难长；靠南面的树硕大枝粗，叶茂根深。

大家做个试验，将花草用遮阳布覆盖，很快它就会黄枯变瘦小长不高，繁昌不了。可见当下离开阳光普照，随后就出现发育生长不够。

给力赖阳光，成长靠天灸。

贪凉饮冷，虽然暂时快乐，却痛苦终生；日晒阳烤，虽然当下发汗，有点辛苦，小小难受，而日后却健康成长，体魄有力，病痛减少，快乐一生。

我们身体真正需要什么？阳光、空气、水分。这些大自然其实早已经为我们准备了，只是我们很多时候自躲阴影中，不肯走出去，虽天天阳光普照，你又能得到多少呢？

故曰：

冰冻断人种，温阳能传宗。

怕晒人萎缩，久晒代代雄。

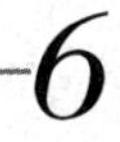

6 落枕巧治——湿被子晒松的灵感

有一日，火龙真人帮前来求医的朋友们做完按摩，觉得自己精力透支，颈僵背酸，又有点烦热，于是躺在凉爽的风口小睡片刻。

殊不知一觉醒来，脖子歪了，颈椎僵了，动弹不得，疼痛难耐。

真是不生点病，不知病人有多苦，这时火龙真人分秒都不想忍了。

他医治落枕的方法多得车载斗量：随手的葛根汤，或针灸后溪穴，或足底反射疗法，找到脚上的颈椎反射点，或直接治疗颈椎病落枕必杀绝技——按摩或拉伸大拇指。大拇指对应人大脑，拇指关节对应人体颈椎骨节，这些招法都是十拿九稳的。

突然间火龙真人冒出一个想法，用老招治好病不高明，那是经验，能否发明新招来疗疾愈病，方显创新能干。中医不能只继承而没有发扬，最好能发明一些方法，不用付出什么代价，也不用请其他人来插手，更不用自己琢磨得焦头烂额，能够用最简单却取得最佳效果的方法，必定最受大众欢迎。

这时火龙真人大脑涌现出《黄帝内经》中“诸痉项强，皆属于湿”的条文。一定是我用力过度，脾虚有湿，湿气停留颈部，被寒风一吹，造就风寒湿，附着经络，不通则痛。这时只需要温阳化气。

火龙真人想到自己每隔一段时间，就觉得山里潮湿大，被子沉甸甸，人盖在身上会不自在不舒服，如果不拿到外面晒干，睡眠质量必然下降。本来沉甸甸的被子晒一天后，再放到床上，轻松松、软绵绵的，柔软无比，不再僵硬难堪。

这一灵犀一点通的灵感，一下子让火龙真人脑洞大开，他是一个知行合一的人，明白瞬间的灵感，捕捉到了就要实行。

于是火龙真人就在庐龙道观上的大殿上，能晒到太阳又吹不到风的地方，把长凳子一摊，人躺在上面，衣服一脱，就像晒被子一样晒身体。

这时汗水渐渐流出来，随着晒得越来越热，皮肤热辣辣地疼，汗水飙射，从头到脚没一处是干的，布满汗水。

火龙真人补充了甜美的红糖大枣生姜水，然后换了一套衣服，还想再去晒，突然觉得怎么走路轻快，颈不再僵硬，于是又美美地睡了一觉。起来，颈椎豁然通达；背部捆绑绑，似乎一下子松绑了，感觉到前所未有的轻松；当时紧张、焦虑、压迫，急欲脱离痛苦的心，烦躁难耐，这时居然轻松和缓。

可见被风寒湿困扰，人会烦躁难安，一旦利用阳气，发散风寒，汗出一身轻，汗出风寒散，这时身心通透，气血流通，僵硬消失，柔和顿生啊！

这个灵感使得火龙真人非常惊喜，中医的经验很多是自己巧妙观察加上实证得出来的。

一个经验丰富的中医，他应该具有妙观察智和敢实践慧，妙观察智让你能发现真理，敢实践慧让你能运用真理，体验真理。

山下办公室的人群中，大多有颈椎病、肩周炎、背痛、腰酸，他们得知火龙真人解决了一个又一个的颈肩腰酸症，纷纷排长龙前来讨教。

当他们得知只是晒太阳与补充姜枣茶后，纷纷觉得简单，不敢相信。

但是一到火龙真人设计的阳光房里面进行天灸，配上阳光汤茶，那些平时令人愁眉不展的颈椎病、烦恼烦心的肩周炎、垂头丧气的颈肩综合征及脑供血不足，想不到在这里轻而易举就被化解，就像虎驱百兽一样。

火龙真人说，如果将肩周炎、冰冻肩、颈椎病、落枕比作是百兽老鼠的话，那么天灸堂就是老虎狮子，就是捕鼠的猫。

因为有了天灸堂的加入，使庐龙道观香客满座，香火鼎盛，大家来祈福，同时也来舒放身心，接受天灸。

火龙真人为自己这一灵犀一点通的小悟性点赞，想不到一个小小的灵感，不单化解了自己的问题，更给大众带去平安、幸福、吉祥。

可见对于有智慧的人来说，问题不再是烦恼，而是上升的智慧。问题是进步的阶梯，看你善不善于去悟道，找到对治的方法。

天灸语：督脉在背上，它是阳脉之海，颈椎是人体从头到脚最狭窄的地方，死角容易堵塞，狭窄处也容易不动，尤其是受风受寒手冷受湿，经脉缩紧，血气闭塞，必定僵硬僵直，疼痛难奈。

这时怎么办？

物理学上有种说法叫热胀冷缩。当温热时，万物会放松膨胀变大，管道会通达；当寒冷时，万物会收缩，变小，拘紧，堵塞，凝滞，僵硬，万物会变得闭塞。

所以看到这个大自然现象，就可以懂得，春暖百花发，秋寒百草杀。

这时最直接让督脉阳气充足的方式是晒背，只要时间足够，使热力通透，穿筋贯骨，通脉透皮，热量层层灌入，那么阳气所到之处，断无寒冷之理。阳火所主之地，断无闭塞之现象。

你看是冰冻肩、僵硬颈、颈椎病、肩周炎，我看是阳虚外寒而已。你以为疼痛难耐，我只看到寒凝血脉。

这时只需要制阳光消阴翳，使身体的太阳出来了，那么冰寒痹痛便消去。

正如黎明前的黑暗是最冷最寒的，旭日东升的太阳一旦出来了，黑暗将被驱散，阳光高照，烈日当头后呢？阴寒将被驱散一空。

让我们用天灸的阳火去驱散寒湿的体质吧！

让我们用大自然的阳光来去驱逐身体的病痛阴暗吧！

7 结石哪去了——种子破土而出之理

有一日，火龙真人沿着农田行走，发现有片田地，村民撒了不少种子。这些小种子，居然将大地撑裂，把泥土掀翻，甚至有的种子枝叶将覆盖在身上的大泥块高高举起。

火龙真人看后，不得不佩服，这是种子的举重选手吗？它们为何有这么大力量，将泥团举在头顶呢？

看着那纤细的身姿，嫩绿的样子，火龙真人不敢相信，它居然能把重于身体数倍的泥团举起推走。

火龙真人马上想起以前读过的文章，有一篇叫《种子的力量》。原来世界最坚固的头盖骨，碰上最微不足道的小小种子，只要给它足够的阳光、水分、土壤，它居然能将头盖骨撑破，但是如果没有阳光的话，这种子就无能为力了。

就是这推破泥团、撑裂头盖骨的力量，源自于天之太阳。

这时火龙真人面带微笑，原来他又参透了天地间的一个非常微妙神奇的道理，用天灸法来提升周身细胞推动的力量，使脏腑运动有力，将杂质痰湿结石推出体外。

正好，有个村民腰部疼得满地打滚，火龙真人问怎么回事？

村民说，肾结石又发作了，几次三番都准备去动手术，但因为要到县城去，家里的猪无人养，菜地无人管，人都走不得，这怎么办？

火龙真人看到有龙眼干，马上就用龙眼肉煮浓浓的水，给村民先喝了，村民刚喝完，居然绞痛顿时消失。

为何呢？

火龙真人说，中医讲，甘能缓急，我首选芍药甘草汤，但急迫之时哪有芍药甘草汤，就用家家都存有的龙眼肉，用这甘甜的龙眼肉煮汤不仅能益力增气力，还可缓急止疼痛，这也是客家人治疗结石疼痛的一个妙招。

凡是小结石，泥沙样结石，当心脏力量足够时，就能将石头推出体外。

火龙真人就对村民说，如果你相信我，就每天来我道观，我煮好汤药给你服食，再加天灸。村民当然很快乐地应承了。

结果经过一个月天灸和服食龙眼肉煮汤水，在某天小便的时候，村民排出了大量泥沙样的石子，觉得腰部为之轻松，浑身舒畅，此后腰再也没有绞痛过了。

村民感恩戴德，送了大量的油米来道观祈福，而火龙真人并不觉得这是自己的功劳，这应该是天功，莫贪天功为己功，这是上天的恩赐，天赐人于阳气，地赐人于阴血龙眼肉，阴阳和合，就能将病调好。

这时火龙真人露出了天真的微笑，不是因为村民送来油米礼物，而是他又想通了一个道理，使得在治疗结石路上又多了一样招法，把中医基础理论的阳主推动的作用发挥得淋漓尽致。

随后又对数十例结石患者，都是用这种方法将结石排出体外的。

一时之间，那些结石患者，结石圈，闻及火龙真人大名，慕名而来求医求助。

火龙真人从不吝啬自己的经验知识，都大方传授，并且说，经验不能带走，知识不可保守。

所谓道门有言，吝啬传授，必然愚痴无能。善于奉献教学，自然智慧觉明。

这即是《道德经》上讲的，既以为人，己愈有；既以与人，己愈多。

天灸语：结石这样病理产物，会在身体堆积，一定是气血不足了。

水力不足，河流会沉淀好多沙石、垃圾无法冲不走。人阳气不足呢？身体的痰湿、淤血、囊肿、积水、结石都会留而不走。

所谓扫把不到，灰尘不会自动抛掉。阳气不足，脏垢不能轻松推走。

表面上结石是存在于肾或胆中，但中医认为是心脏推动力不足了，结石才会在五脏六腑停留。

好像下游留有垃圾，一定是上游水力不足。如果足的话，什么垃圾都会被它冲到太平洋去。

人体的水库上游泵发之处必定是心脏，下游入海口是膀胱，尿射得力量足不足，全看心脏后劲大小。一般前列腺炎、尿无力、不单是肾的问题，更多的是心脏动力下降了。就像打针和喷菜的喷筒，后面推力大，前面水才射得出，你心脏有足够的力，那人体排浊功能才强大。

而龙眼肉专门补心脾，将心脏的阴血阴油补足，晒太阳乃强心之举动，将心脏的阳气加强，属于天灸范畴，灸的是什么？灸的是人身阳气。什么主阳气呢？心主阳气，心为周身太阳。

所以火龙真人通过龙眼肉养心阴，天灸助心阳，阴水充足，阳力推动强悍，那么五脏六腑的脏垢都会像遇到洪水一样被强大的冲力推出体外去了。

大哉阳气！至哉推力！阳足推力大，百邪不停留。

小小的种子得到阳气，都能推开埋在身体的泥土；小小的蚂蚁得到阳气，都能搬起比自身重几倍的物体；所以人得到阳气，一定可以将身体的浊气推出体外去！

8 发落重生——向阳花木易逢春现象

一天，庐龙道观来了一个愁眉苦脸的年轻人，他在道观内祈福，然后诉苦说，何时自己头发才能长出来。

原来他戴了一个假发，半边的头发都脱落了，另外半边稀疏零落，眼见着也快留不住了。

所谓十道九医，年轻人问：“道长，你有办法让我头发重生吗？”

火龙真人想了下说：“你认为一年四季，草木哪个季节繁衍最快速，长势最好？”

年轻人不假思索就说：“当然是夏天了。”

火龙真人说：“夏季最热的暑天，好像煎熬难耐，但草木昆虫越热生长越猛，如果不热的话，稻谷不饱满，昆虫繁衍不快速，草木生长不够旺盛。

一旦到了秋天，秋风霜降，万物开始干枯掉叶，到了冬寒就冻僵了，树枝叶也脱落，停止了向外生长。”

年轻人说：“这跟我头发有什么关系？”

火龙真人说：“天地的草木就像人的毛发，它们逢到温热就生长好点，遇到寒冰就长势缓慢，甚至脱落。只有温暖的环境，才更适宜生发，寒冷就会扼杀生机。你只要不怕热，不怕暑，不怕苦，不怕流汗，我可以帮你想个办法，促进你头发生长。”

年轻人一听有办法，便说：“我不怕，只要能生好头发，我花再大的代价都不怕。”

火龙真人说：“有志气！”

火龙真人于是安排好姜用一半来擦头发，另一半煮姜枣茶服用，然后再将其置身于山顶大石头上晒背。

刚开始晒得年轻人哇哇叫，皮肤晒黑晒脱，晒得他酷热难耐，但为了头发，咬牙都要顶。

结果，三伏天，从初伏十日，到中伏二十日，到末伏十日，四十日晒足太阳后，年轻人头发居然密集地生出来；补足姜枣茶后，生出的头发乌黑亮丽，更重要的是整个人像脱胎换骨一样，容光焕发，精神振作，这份自信原来来自于阳光。

用了不到一百块钱，将一个大半年脱头发，花了数千元都没医好的怪病，就这样治愈了。

年轻人以为火龙真人道行高深，火龙真人却说，此是天地之功，天灸之效，非我个人力量也，这些办法也是从古籍上学习来的。

原来张景岳有部书，书名为《景岳全书》。这位非常推崇人体阳气的大医家讲到，春夏生发温暖为阳，秋冬肃杀寒冷为阴，逢到长夏酷暑，草木昆虫暴露在炎热煎熬之中，好像很难受。然而越炎热煎熬，繁衍得越密集快速，如果不够热，反而繁衍得不够茂盛，这叫不热则不盛。一旦风霜起，便枯木遍野。

所以热能生物，寒能杀物，热一般不会热伤人，寒却能寒病人。

所以《伤寒论》叫伤寒而不叫伤热，人之百病伤寒起，寒伤人远远胜过热也！

天灸语：观现在年轻人头发脱落的偏多，从他们的生活作息就知道，他们大多喜食生冷，爱吹空调，不喜欢阳光烈日。

身体置于阴寒之中，血液难以温暖，头发不易生长。所以真懂得养生，长头发就像火龙真人所讲的一样，如大自然草木，置于烈日下，你想锄都锄它不干净，真是野火烧不尽，春风吹又生。

所以中医医头发，不是简单地去补血长发，而是看到人体阳气，阳足了，就能生发，这叫春天主生发，春暖花开，你看一下，春天一温暖，百花就开放。

春风又绿江南岸，春天温和的风一过来，东南风一吹去，暖洋洋的气息扑面而来，那么寒江原来落叶孤零零的基调，也渐渐吐嫩抽绿，生机旺盛。

所以观大自然的现象，我们就知道如何让头发恢复乌黑亮泽，那就是要远离寒冷肃杀的一切习惯，亲近阳光温暖的所有行为。

那些冷水、冷风、冷气、冷饮、冷食、冷言、冷语，令人心灰意冷的冷念头，通通拒之门外。那么你身体的阳气就会迸发，区区脱落的头发生长起来简直就像土壤晒到太阳，你不去种草，它自动都会变成绿茵茵的草地。这叫不医发，发自然茂盛生长，原因是阳气充旺。

为何有人也用生姜片擦头，姜枣茶暖肠胃，照样头发生长不理想？

原因就在这里，他用了温热的药，却没有养成像孔夫子那样温良恭俭让的行为习惯，阳光人生！

9 强直性脊柱炎——春暖枝条软的季节

一个三十多岁的男子，常年觉得脊背寒冷、关节疼痛、转身不利，一检查是强直性脊柱炎，最后严重到头都难以自由转动。

医生说，这个得终身服药了。

这位男子一想到孩子刚出生，工作压力又大，这边还要医病，一下子整个人好像走在迷茫的人生十字路上，不知何去何从。他带着迷茫，游到了庐龙道观。

凡道观庙宇，皆是众人祈福之地。当男子拈香，叩拜也叩不下，摇了一支上签，请火龙真人来解签。

他愁眉苦脸地讲，都病成这样了，怎么能算上签呢？

谁知火龙真人却说，很多人因祸得福，苦尽甘来，塞翁失马，怎知不是福气呢？

这番话让男子为之一振，是啊，山重水复，说不定真有柳暗花明，有信心就有希望。

男子将自己腰背僵直、难以转侧的苦闷诉说出来。

火龙真人带男子到江边说，你看，这江边的柳条，什么时候僵硬，什么时候柔软？

男子说，冬天僵硬，春天柔软。寒冷的时候僵硬，温暖的时候柔软。

火龙真人哈哈笑着说，解决你身上问题的钥匙，就在“寒温”这两个字眼上。

中年人一头雾水。

火龙真人在地上写了“疼痛”两个字，说，因为冬寒，所以疼，因为甬道不通，所以痛。只要远寒凉，疼痛一定会减轻。

中年人说，我该怎么做？

火龙真人说，远离五寒冷：一、冒雨淋水；二、汗出当风；三、形寒饮冷；四、心灰意冷；五、冷言冷语。

中年人听后，不觉苦笑，这五样正是他日日在做的，在单位里空调开到最低的是他，不是冰冻的水都不入嘴，出了一身汗常忘了擦，累了困了在风口贪凉小睡片刻，和同事常冷言相讥，对社会没有太大的希望。

火龙真人说，你试一下阳和汤，这传统的名方可以让通身暖洋洋，筋骨柔软，如果有效果，你再来找我。

结果两周后，中年人高高兴兴地前来，说后背不畏冷了，颈椎灵活些了，晚上筋骨不疼了，手指没那么肿胀了，可以灵活拿东西。

看到好的苗头，火龙真人说，你要乘胜追击，进行天灸，借助三伏天的阳气，将寒邪一股排去，恢复筋骨柔软，去掉冷痛寒僵。

结果中年人日日天灸三个小时，晒到背部发红、发黑、脱皮、热辣辣，整个五脏六腑和筋骨肌肉，好像沸腾的汤一样。

他感觉到出汗的时候，身体脏腑那些杂质纷纷被带出体外，反而越晒越痛快。加之以每天练习爬行功，据说爬行动物脊柱根本不会出现强直的现象，它们免去了直立的脊柱压迫，爬行对脊柱来说，是最放松的。

半年下来，中年人去检查，发现强直性脊柱炎居然彻底根除了，自己恢复如常。

原本心灰意冷，觉得无希望的，现在阳光灿烂，心胸开阔，十分高兴。

火龙真人话，强直只是结果，冻僵、冻冷、受寒是原因，因地上下功夫，恶果就会消除。若非阳和汤，接到药物的阳气，爬行功接到地气，天灸接到天气，这三管齐下，如此世界难题，不可能在短短半年内康复痊愈。

可见恶病难愈，必须多管齐下；恶疾难除，还须众法并从。方法再好，都要坚持，病情再重，逐渐减轻。

天灸语：水受寒，就会僵硬冰冷，一旦受热得温，就能通行无阻。所以水寒不流，水流不寒。人体血液筋骨，也是这个道理，只要得到阳气的温煦，就会通行无阻。一旦失去阳气的温暖，就会闭塞不通，屈伸不利，转摇不能。

悟则灵犀一点，迷则诗书万卷。

对治强直性脊柱炎，就两个字——温通。

温和温暖地通开筋骨血脉，病痛就会像抽丝剥茧一样，逐渐褪去。

火龙真人把江河冰封看作河道强直了，纯阳融雪，冰雪解冻，河流复通，看作是强直僵硬的河道，恢复了柔软通畅，流通不息。

我们这个时代的人，严重低估了阳气对身体的作用，忽视了太阳对健康所起到的重大功用。

那些宫殿庙宇，绝大部分都是坐北朝南，这样可以保证阳光充分吸纳；一些好的寨场祠堂，房屋设计，大都考虑到采光采阳；家里的家具布局，更不能挡住了阳光。

这些衣食住行方面，都饱含着古人对阳光的理解和崇拜。最终的目的，无非是让人们更加能安居乐业，身无灾疾，阳气充足，健康长年！

10 近视可逆转——井水与玻璃窗现象

有一年轻小伙子，游到庐龙道观，居然被道观大门绊倒了，眼镜都摔碎了。

他正在抱怨，这时火龙真人过来，扶起小伙子，让他到客堂休息。

一杯浓浓的姜枣茶，送了上来。

小伙子严重近视，居然拿偏了，溅得满手都是，火龙真人又给他倒上了一杯。

小伙子唉声叹气说，都怪我这双不争气的眼睛。

火龙真人一看，就明白这是个高度近视的孩子。

近视这个不断年轻化的问题，让当下的年轻人纷纷变得不够光明。眼睛是心灵的窗口，窗口都堵塞灰蒙了，人生的阳光怎么透进来。

这时小伙子拿出珍珠明目滴眼液，仰头就滴眼睛。

火龙真人话，眼药水滴眼睛有用吗？

小伙子说，每天他眼睛都干涩，好像睁不开，不点眼药水，好像眼睛枯干了一样，像无水的池塘，点了就能稍缓解一下。

水灵的眼睛和光明的视力，对年轻人来讲是多么可贵！

火龙真人非常有自信地说，小伙子，我有办法让你摆脱眼镜，放下眼药水，不再依赖它，你相信吗？

小伙子听了，认真端详着火龙真人，所谓道门不打妄语，在庄严的道观里，不可能会欺骗，小伙子点点头。

于是火龙真人便对他提出建议，回去一要远离食冰，二要饮用姜枣茶，三要晒太阳天灸，每天最少一小时。

对这几个常识见识，小伙子不理解，火龙真人知道，不将道理讲明白，现在人行动力就会缺乏。

这时火龙真人突然问该男子：小伙子，你看井水水位是，冬高还是夏天高？

小伙子说，当然是夏天水位高，冬天水位低。

火龙真人又问，玻璃窗是夏天透亮还是冬天透亮？

小伙子不假思索地说，冬天天时冷，玻璃窗有雾，不容易看到远处，夏天水雾蒸发，玻璃窗明亮，可以看到很远。

火龙真人点点头说，在中医里面，没有近视的说法，只有阳气足不足。春夏天阳气足，水位上升，人的津液也上升，所以口滋润，目滋润，鼻孔滋润，头面滋润，皮肤滋润，阳气乃温润第一神物。

所以你不是缺乏点眼药水，而是缺乏了晒太阳，缺乏了一股春天般的阳气，你是寒冰之物食多了。

真是一言惊醒梦中人，小伙子频频点头。

火龙真人又说，冬天冷，玻璃都被水雾蒙蔽，不能见远，你饮冷饮、冷果、凉水，不是将你灵魂的玻璃窗眼睛蒙蔽吗？

民间把近视，尤其是食凉饮引起的眼疾叫作迷雾双眼，又叫雾蒙睛，像大雨雾后不见五指。太阳出来一望无垠，非常清晰。

所以你的眼睛不是缺少光明，更非缺乏眼镜，而是缺少一股春天夏天般的阳光，是阳气伤了，所以视物不能久远；是灯火能量不足了，所以照不长远。

这一番言语，一下子让小伙子茅塞顿开，他跳起来说，道长，从未有人将道理讲得这么清楚的。

火龙真人笑着说，道长，道长，就是要成为道理之长。不将道德道理讲明白，你怎么会勤而行之呢？

理可顿悟，事须渐修！你坚持三个月，我估计丢掉眼药水，摘掉眼镜，都不是一件困难的事，它只是时间的问题。

碰到如此自信的说法，小伙子眼睛一下子好像亮了许多，居然没戴眼镜就下山去了。

谁知两个月后，他带父母来庐龙道观，买了大量的礼物，祈福谢恩。这次没见到小伙子戴眼镜，也没看到他带眼药水。

小伙子高兴地说，自从天灸、饮姜枣茶一个月后，眼镜渐渐丢掉。

真是道理通，少病痛。真明白就不会有烦恼，碰到高人听他讲道理，你的人生轨迹就转变了。

天灸语：这个时代发明了空调，发明了冰箱，给人带来了凉快和保存食物的便利，但同时人们贪凉饮冷，反而败伤了脾胃阳气，使脾胃这口井水进入寒冬，水位下降，咽喉就沙哑，双目就无光，眼睛就干涩。

你不知道一口冰饮饮下去，畅快无比，你以为食了它一口，不知这口冰饮，吞了你三口阳气。

明白了这个道理，你就知道为何喝冰饮过度，会引起眼干涩，声音沙哑，皮肤干燥，容易感冒，颈椎僵硬，鼻孔堵塞，嘴唇干裂，这些都是进入寒冬状态，身体水液被冻下蒸腾不上来的表现。

这些通过天灸吸收阳光，远冰消除寒冷，健康就会恢复，病痛能够去除。

你看目前中小学生、高中大学人群，几乎八成以上都有眼睛干涩，不够明亮，而那种眼神水汪汪，亮色滋润纯洁，咽喉声音柔润不哑的现象，就像凤毛麟角一样，很难找到了，这些都是拜冰箱、空调“所赐”。

表面上是外物，实际上是你内控功能不足，人不自律，诱惑一大必生病；你能自觉，注意预防，凡事不过度，就能回归健康。

古人讲，阳症易医，阴症难治。

难不是没方法，而是难在人无觉悟，觉悟后行动力不够，仍是难。

如果能够闻道而行，断无难医的阴症、不可以复明的近视，以及干涩的双眼、沙哑的咽喉！

11 肥人变瘦——湿毛巾晒干

庐龙道观常有一波又一波的香客，拖着沉重的双腿，背负着通身的赘肉，气喘吁吁，从山脚爬上来。

他们常累得一屁股坐下去，就不想起来了。

这时代为何肥人越来越多，火龙真人想到，自己在山中修道，常上下山，如履平地，走道不知疲倦，为何他们在山脚下好食好睡，却没办法登山呢？

火龙真人边从竹竿上拿下毛巾，边洗脸，湿毛巾很快把面上的尘垢擦干净，他把毛巾晾回竹竿。下午收毛巾时，突然间火龙真人灵机一闪，上午沉甸甸湿漉漉的毛巾会滴水，到下午一经晒干，毛巾好像瘦身了，轻飘飘、柔软软的，而肥人沉重，像湿毛巾一样，行起来路来，拖泥带水，一旦锻炼到位，湿气榨干，定会身轻如燕，身体健步如飞。

而榨干湿气这个过程，就是在减肥，靠的是什么？是阳光，阳气！

火龙真人顿悟，能使毛巾变得彻底干爽的，不是你用多大力把水挤出来，而是阳气将水蒸发了。可见减肥并非简单地消耗掉赘肉，而是提升身体阳气。

阴暗的天，毛巾到下午都晾不干；阳光灿烂，半天毛巾就晒得轻柔干爽。

火龙真人笑了笑，原来如此！原来如此！

不能轻易用减肥药来减肥，这是治标之举，要用温阳思路来瘦身健体，这才是医本。

正好有个熟客，他每个月初一、十五，都会开车来庐龙道观祈福。这位大叔严重肥胖，登山数十级的阶梯，都要停歇数次，气喘吁吁。

火龙真人想帮他一把，便说："大叔，你这身体湿气重，需要温阳啊！"

大叔问："怎么温呢？"

火龙真人说："夏至天灸，借助太阳的温度，将身体的湿气通过汗孔逼出体外，获得身体轻快。"

大叔非常信任火龙真人。

火龙真人准备好浓浓的姜糖水，叫大叔服食，然后开始天灸发汗。

因为春夏养阳，夏吃姜，顶参汤。

虽然夏天天气热，但是脏腑里面是寒的，趁着这个夏天服温暖的汤药，能一举将多年的沉寒湿气逼出体外。

大叔每个月只来天灸堂灸了两三次，经过半年居然神奇地减掉了二十多斤。

一时之间，山下肥痈的人纷纷来庐龙道观讨教减肥秘诀。

他们看到大叔原本笨手笨脚，走路拖泥带水，现在怎么行起路来虎虎生风，步履轻快。

火龙真人说，阳虚则湿盛，阳盛则湿虚。当身体阳气足够，湿水会被榨出体外。当身体阳气不够，湿水就会停留不去。

这叫阳虚则水停，阳足则水行。

想要医好肥胖，舍温阳气化，怎么可能有其他更好的方法呢？

天灸语：身轻如燕，原来只是身体阳气充足的结果，身体沉甸甸，拖泥带水，原来也是阳气不足的现象。

肥人多阳虚多水湿，只要加足阳气，火炉里火大了，自然湿柴也能生猛火。

那些肚腹腰背的湿气，碰到天灸的阳火，配上姜枣茶的温和，纷纷会被蒸腾气化掉，恢复身体的轻快灵巧。

在这个食得太好，又动得太少的年代，肥胖几乎会成为每个家庭都面临到的大问题。

殊不知蒸腾水湿赖阳气，阳气充足水湿去。

明白这个道理，就不再依赖那些所谓的减肥药，更能重视提升自己阳气的力量。

每人都渴望身轻如燕，但有多少人敢大力去天灸发汗，饮辛辣的姜茶呢？

凡是万物蜕变，过程都是辛苦的，但结果都是美好的。

人减肥也一样，这个制阳光消阴翳的过程，可能辛苦异常，但不要怕有多少坎坷，最怕你心中自信心不够。持之以恒的天灸与温阳，身体的湿水，迟早被榨掉。

《易经》讲，当你碰到问题难以解决时，不妨近取诸身，远取诸物。

看到身边衣服毛巾一晒就干爽轻松，你怎么联想不到肥重拖泥带水的赘肉，一经晒后发汗，就变得轻松有力呢？

当你用大量焦三仙、莱菔子、决明子去消脂减肥时，却难以见效，不妨尝试一下将桂枝汤温阳光制心阳的思路，融进减肥方中，常常有意想不到的效果。

12 抽筋并非单纯缺钙——由室内盆景脆断想到的

火龙真人每次下山采办粮油药草、日用品，都会经过一家别墅，这别墅的老人连续两次滑倒骨折了，不得不坐轮椅。

每次火龙真人路过，老人家都会热情出门给道长送些物品，希望道长带回道观祈福。

这段时间别墅一直停了几辆车，原来老人家几个孩子都从外面归来了。

看这阵容，应该病得很重，不然那些外省的儿女怎么可能特意驱车回家。

而医生换了一波又一波，甚至将医院的设备都搬到别墅里来为老人医治。老人始终起不了床，双脚一直都抽筋难耐。

他的儿子马上托人到海外买来欧美最昂贵的补钙壮骨药，结果食了好像泥牛入海，石沉大海，没有效果。晚上一抽起来，老人哎哎叫，整栋别墅没人能睡得好。

当西医碰壁时，这群孩子自然想起中医，民间秘方了。

他们见火龙真人从远处过来，赶快迎上去，将老人家的情况一五一十地同火龙真人说，现在最需要解决的是如何将抽筋搞定，让老人家睡个安稳觉。

火龙真人没有见过如此厉害的抽筋，一抽可以抽一个晚上，打镇痛药、肌肉松弛药，都只能稳住一时，就像纸包不住火一样，随后又抽起来。

火龙真人自信寻思，他深知但凡问题出现，人浮躁了，就找不到方法，静下来就可以找到诀窍。

正如一个故事讲，一小孩在谷仓丢了一个怀表，哭着到处找不到。

他爸爸说，不要急，晚上到谷仓我们慢慢地找。

结果一到晚上，静下心来，听到谷仓就有怀表滴答滴答的声音，很快听声辨位，就把它找出来了。

所以问题再大，静下来，就可以把它解决。

火龙真人开始平心静气，头脑中顿时出现抽筋的各种原因现象。

人在白天容易抽，还是晚上？火龙真人马上想到是晚上。

人是上半身容易抽筋，还是下半身？毫无疑问，下半身更容易抽筋，占抽筋的九成以上。

人是年轻力壮容易抽筋，还是年老阳气虚体寒容易抽筋？毫无疑问，老人抽筋更为频繁。

人是冬天抽筋多，还是夏天？当然冬天了。

每一个自问自答，都指向一个共同现象，抽筋是阳气衰退，寒湿为患。

那么就要制阳光，在《扁鹊心书》中上记载，制阳光可以疗百病。制阳光有三招；第一招叫火攻；第二招叫硫磺；第三招叫附子。

而最为安全可行的，无疑是上上招火攻了。火攻又分为晒太阳的天灸和利用艾草的药物灸，当然还有赤脚地灸。

老年人现时最能操作的是用艾灸腰背，以及把移动床搬到向阳的窗户下晒太阳。

然后火龙真人开了一剂桂枝汤制阳光，配合淫羊藿、小伸筋草、巴戟天、锁阳，一派扶阳暖筋骨的药物。

因为火龙真人想到春夏阳气足，枝条柔软不抽抖，秋冬寒气重，枝条僵硬，像抽筋一样不柔，僵紧发抖，所以需要扶阳温阳来对付抽筋僵硬。

原本老人家的儿女们，都抱着找乡间郎中，或道医庙观试一试的心态，而火龙真人深思熟虑后，却自信地说，不叫试一试，我一定要让老爷子好过来。

结果晒了日头，烤了艾灸，服了桂枝汤加味后，当天晚上，老人家竟然一觉安睡到天亮，半夜没夜尿，脚也没抽筋。

这不单令老人快乐不已，整个家人都惊喜，大老早就开小车到庐龙道观，请火龙真人出来食顿温馨早餐，希望进一步给一些对老人家身心健康有作用的建议。

火龙真人说，我观察道观里的花木，尤其是滴水观音这盆景，放在野外，日头一晒，枝叶墨绿，茎管坚强，拗都拗不断。一旦放进室内当盆景来养，晒不到日头后，叶片越来越小，茎管越来越透明，容易脆断，不管落多少肥，都养得细皮嫩肉，白净美，好像很好看，实质上像豆芽菜，一动就断。

我认为，肥料再多，没有阳光都强壮不了植物的枝干。你给老人家买再多进口钙片，请再多保姆，煮再多好食的营养，老人家缺少阳光的熏蒸，他的骨头都是柔软松脆的，不能坚固。

为今之计，必须让老人家到日头底下天天晒，晒暖后再换身，不能直立就去买直立床，把老人扶直来晒。

这时孩子们无不言听计从。

老人家自从养成东边晒太阳的习惯，以及服用温阳扶阳的汤药后，逐步摆脱了抽筋，消失了夜尿，解决了失眠，骨折处也愈合，能从床上坐起来，最后到下床走路，前后花了三个月。

现在老人家能够重新到菜园种菜，花园种花，日日洋溢着阳光的微笑。

老人家的孩子们感恩涕零，非常欢喜，准备帮庐龙道观再建一排楼房，让前来祈福的信众、香客，以及患者，有个落脚安身疗养之处。

这样一炮打响，大家外面听闻火龙真人居然让卧瘫到床的病人重新站起来，纷纷前来问病。

火龙真人说，我能让人“死而复生”，是他的阳气充足了，所以生命力变得顽强。

天灸语：抽筋怎么治？火龙真人说，我不知道这些疾病，但我明白如何去帮人调阴阳，我不关心各类病名，我只关心病人阴阳消长变化。

我看到抽筋冬天多发，夏天少发，夜晚多发，白天少发，食冷凉的多发，食温热的东西少发，少晒热头后多发，多晒太阳后少发，年轻火力足少发，年老阳气衰多发，所以抽筋只有一个道理，那就是阳气虚。

这时天灸无疑是最直接扶阳，而且最温和补阳的一种方式。

老年人缺乏阳光晒背，就像大棚蔬菜，不经过太阳充足照射，就会显得松脆不堪，一动就断。好像豆芽菜无阳光，看到白净净，好像很好看，实质上嫩脆脆，不堪一动。

所以老年人一不小心就骨折，骨容易脆断的，无不是阳虚，无不是元气不足。钙片不能从根源上解决问题，扶阳才能一针见血，命中要害。

因为《黄帝内经》讲，阳主固密，要想让人筋骨固密，就要扶阳，这个道理一想通了，你马上就成为治抽筋专家，扶阳高手。

13 心绞痛有招防——日食与驱物救日现象

最近来庐龙道观祈福的老人一下增多。

火龙真人听说最多的是家里的长辈老人心肌梗死，送医院急救，来到道观祈福保平安。

天气转冷了，心脏病、心绞痛为何增多了？

一位善信非常虔诚，备好五果来朝礼庐龙路道观，他忧郁地说："家里的老父亲心肌梗死，现在插着氧气管，每天晚上嘴乌青，心绞痛，面目狰狞可怕，急急送到医院用救心丹、保心丸、安心丸，无一不用过，但是都逃脱不了夜夜心绞痛发作。

医生说心血管堵塞，要动手术搭桥了，我们子女却认为，老人这么大年纪，怎么经得起动手术？不动，每天又绞痛，动，又受不住，如何选好？

一时之间，处于两难。”

火龙真人听后说：“我经过好几例这样的病症，晚上心绞痛，气都喘不过来，一不小心就会长眠不醒，但他们后来都活得好好的。”

善信听了眼睛一亮，忙问是什么好方法？

火龙真人说，第一招按摩劳宫、内关，能宽胸解郁。心胸内关摩。

第二招用艾条灸大椎、命门、足三里、关元、气海，使身体一暖百脉通。

第三招坚持每天早上晒一小时日头，下午晒一小时日头，晒到手足暖和，心胸就不会寒冷。

谁知，半个月后，一辆小车开来庐龙道观，后备厢载满礼物，五果、面、粮油。

这人一从车中下来，火龙真人心中就明白了，原来这位善信回家后，信受奉行，把家里老人用轮动床推到阳台晒太阳，加上按摩与艾灸。结果当天晚上就出现奇迹，不食救心丸，心也不会绞痛。

大家以为是偶然现象，谁知连续一周，不单连硝酸甘油不用含，连救心丹都不用食，最重要的是制氧机都不用开，晚上一觉到天亮，没再叫心胸痛。

接近半个月了，都好好的，老人还能下地干活。家人不敢相信，就到医院做检查，发现堵塞的心血管复通了。

奇迹！医生都把眼镜摘下来，揉揉眼睛看，怎么可能，是不是上次误诊了，堵塞的血管怎么可能不通过手术复通呢？

医生不敢想象，但事实证明这心肌梗死好了，老人胃口开，笑脸多，今天特来火龙真人的庐龙道观谢恩还愿。

大家纷纷问，这三招如此平常，不花什么钱，怎么能将危急重症，心肌梗死，心绞痛救回来?

火龙真人于是解释说道，心绞痛、心肌硬死，在民间叫作乌云遮日。日是太阳，心脏像太阳一样，源源不断向周身布洒光热能和气血，一旦心脏这个太阳被乌云遮挡，血气布散不出去，就会堵塞在那里，好比天上的日食一样，乌天暗地。

世界各国人民，都曾经有不同的救太阳行为，原来碰到日食时，大家会驱物救日。因为日食出现时，人们情绪会紧张，心中好像太阳被闭塞。

像北美的土著人，南美的少数民族，他们认为太阳被遮挡的时候，就是地球灾难出现的时候。所以要把燃烧的火把绑在箭上，向天空乌云射去，力求把乌云射开，增加太阳热度，使阳光能透进来。

而中国古人，一旦碰到日食时，以为天狗食太阳，所以整日都要敲打铜锣，壮人胆水（胆量），把天狗赶走。

而蒙古族人碰到日食，更会向天空打枪，赶走这遮挡太阳的乌云。

藏族则敲那木鼓来驱散阴云鬼魔，因为他们祖先发现，凡是日食前后，日头阳光不够时，病魔就增多，重病容易死亡，轻病容易变重，疾病发作频率就会增加。

于是全世界全人类各民族，共同都产生了驱物救日的行为。

而中医老祖宗发现了，当心脏被阴寒痰湿蒙蔽，容易绞痛时，就通过按摩心经心包经，如拨云见日，艾灸督脉、任脉，使心脏阳光，再通过天灸晒太阳，使周身温暖，如此，心中乌云阴寒散尽，阳光复来。这是古中医文明厉害之处，用驱阴霾、制阳光来救心脏。这样心肌梗死、心绞痛，自然而然减轻了。

大家听了无不佩服得五体投地。正好有个心脑血管专家也随车同来，他高兴地说，我回去要带动科室心脏病患者，早上晒晒太阳，用外治法按摩心包心经，再适当地灸艾灸，让心脏阳光。

结果这一招在心脑血管科实行后，发现病人病亡率大为降低，出院速度加快，服用药物减少，手术也没做那么多，一下子为国家节省大量的医药资源，为民众带来更多的健康与幸福。

天灸语：为了弄清楚疾病的发生规律，找出治疗方法，火龙真人特别翻阅《黄帝内经》，在昏暗的烛光下，一句一句地读，直到读到《灵枢·顺气一日分四时》篇中的一段话，火龙真人恍然大悟。

这句话讲："夫百病者，多以旦慧，昼安，夕加，夜甚。"

意思是各类疾病的发展规律，大多是清晨平旦的时候，太阳出来，它就减轻，病情比较稳定。到了日昼时，还看得到太阳，中午、下午，人还比较平和，一旦夕阳落下，病情就逐渐加重。像许多心源性水肿，奇怪，朝晨头水肿减轻，一到傍晚脚就沉重，水肿加重。

这正说明身体邪气它怕阳光，阳光足，病气就不敢抬头，阳光不足，病气就嚣张，尤其到了晚上深夜。

大家发现心脏病患者，大多是晚上发作。尤其是老人自然过世的，绝大部分是晚上深夜凌晨最寒冷的时候，心脏阳气不够，跳不过这个槛就停跳了。

如果懂得这个道理，知道白天晒足太阳，按摩足心经、心包经，艾灸足阳气，让心脏有力，那么晚上这个病危时间点，你就可以轻松跨越过去。

这个道理一旦想明白，火龙真人掩卷沉思，面露笑意。这个思维火花将给多少临死危亡之人照亮人生前路啊！

原来一日里头，日出而作，日落而息，正是大自然赋予人的抗病疗伤最大的礼物。

所以，白天晒足太阳，晚上就能度过绞痛难关，只要阳气充足，各类堵塞梗死，就不容易加重！

14 上火怎么办——大猩猩捶胸顿足的道理

近来火龙真人带动大家三伏灸，庐龙道观乃至镇上兴起了一股阳光疗法，大部分人都得到了利益。

有一小部分人反映，怎么晒后口干舌燥，晒完心慌心跳，头热脑热，手脚发热，甚至还有脸上起痘疮的现象。

更有人做完三伏灸后，虽然胃口开了，气魄大了，但人也变得更粗鲁烦躁。

一个好的疗法推广出来，大众去实行过程中，会碰到一系列的问题，该如何解决呢？究竟阴虚火旺的人能不能晒，热气上亢的人可不可以晒，压抑肝郁化火的人又能不能晒呢？

带着这些问题，火龙真人做了两件事：一是翻阅古书古籍，所谓世上好招书说尽，天下奇招古籍有；二是自身内证，将自身产生火旺现象，再去解决！

结果，火龙真人在道门修炼养心古籍《黄庭经》中再次找到了关键的一句话，叫“手为人关把盛衰。”

人的手全部机关在这里，它是盛衰的标志。

宇宙在乎手，如何运用好这双手呢？

为了更快地找到稳妥的疏泄火热方式，火龙真人决定走第二条路，他要把自己造成火旺热盛的现象，然后亲自体证，用何种招法来化解。

在此之前，火龙真人做了一系列的工作。

一，他准备好附子、干姜、肉桂，这些扶阳令人阳火旺盛之物。

二，还准备好辣椒、大蒜，所谓不入虎穴焉得虎子，原来火龙真人想熬姜桂附汤，再在饭菜加辣椒大蒜，想方设法让自己上火，患上口腔溃疡，眼睛变红，烦躁，手滚烫灼热。

但火龙真人做这件事不是盲目做，他早已经想好了应对之法。

他观察动物世界里那些斗牛在发怒要冲向对方时，由于脑部压力变大，火气冲头，会做出跺脚顿地的行为，疏解脑部的压力。

而大猩猩为了争夺地盘，或者配偶，它们会在一起大战起来，大战时怒火上头，怒发冲冠，目珠红到血丝暴露，鼻孔透出的气都是热浪一阵阵，咬牙切齿，面红耳赤，四肢有力，滚烫灼热。

这时可以说是热血沸腾，一派火曰炎上之象，这种状态，正是上火的一种最好的现象。

为了化解火气攻头，以免造成血管破裂或溢血，大猩猩会做出一个行动，就是用前爪不断捶自己的胸部，打通胸中经络，头面上的火气自然输送到全身去，不会出现脑溢血自伤现象。

想到这里，火龙真人顿时明白了，会心一笑，大脑中跳出“气得直跺脚”的俗语。

原来人体这些上火反应，会有相关自救行为，当火往头冲时，通过跺脚捶胸能导火下行，令人血脉平静，身心舒泰。

所谓万事俱备，火龙真人说干就干。为了解决众人燃眉之急，火龙真人要亲自入虎穴，探火气烧头，用何种方法来导引。

他将姜桂附煮好的汤水灌了两三碗下去，再食辣椒，嚼大蒜，然后将身体置身于酷热的烈日下，一晒就两个钟头。

结果面红耳赤，目珠血丝暴露，手骨热，舌头生出口疮溃疡，大家以为苦的，火龙真人却正乐着，他眼见着造成火旺现象成功了，开始在沙石地上猛烈地跺脚。

左边跺一百下，右边跺一百下，然后换脚，直到两条腿不听使唤为止。他发觉越跺脚，疮口的火气越往下移，居然灼热之感换来无比清凉，原本心烦意躁的，居然心如止水，无比舒坦。

紧接着，火龙真人趁着双手还灼热，他开始拍掌捶胸，谁知越使劲拍，身体发汗后越轻松越清凉。

真印证了古籍上讲的，汗出一身轻啊，拍到双手麻辣麻辣地痛，火龙真人都没有停下来，不仅手不灼热了，连面红耳赤，眼睛的血丝都退隐下去。制造上火现象，火龙真人用了两日，而将这些火气引到下焦去，火龙真人只用了两个多小时，他乐得像小朋友捉迷藏成功了一样，又像大科学家研究创新出巨大科学成果一样，乐不可支。

为了印证这个道理，正好村里有个开摩托车的司机，熬夜，又吃了麻辣烫，满嘴上火，载一个香客来到庐龙道观，火龙真人见司机面红耳赤，便问："你是上火了吗？"

司机皱着眉说，这酷热的天，又食了夜宵，哪能不上火？

火龙真人说，我帮你，一下就好了。

于是让这司机拍打双手，再教他跺脚，谁知香客烧完香出来，司机就觉得浑身清凉，口疮也不痛了，双目红肿也消了。

香客看后神奇地问："司机哥，你载我来时双目红肿得像兔子，怎么转眼间就清澈得像蓝天？"

司机哥非常高兴，拜谢火龙真人，更乐了说，我算是找到了好方法，原来人体不是火太旺了，是火没有归到丹田下焦去。

这样火龙真人将天灸注意事项里面加进一条：

凡容易上火者，天灸前后拍掌跺脚，或赤身匍匐于大石地板上，就能够补阳藏阳，不仅晒不上火，还会越晒越有力量，越晒越有气魄。同时最重要是要注意休息足和补充足够水分，就不愁会晒到上火了。

天灸语：大家认为服热火之物，或晒太多太阳会不会上火呢？

火龙真人认为，不是上火了，是人体藏火功能不够，就像一把火苗你把它拿到房梁上去烧，就会将整间屋烧毁，烧尽万贯家财。

如果你把这团火拉到灶炉底下来烧，不仅不会将家烧坏，还能够将食物煮熟，冷水烧暖，生菜炒熟，能够提供无限的便利与能量力量。

有人嫌弃天灸后人烦热。

火龙真人说，殊不知这是能量增大的现象，是身体要排病气的好兆头。

只有那些不能将火存起来的人，才害怕火多了，所以不是火多，而是你存不住。

如何将天赐的阳火，存入命门为我所用？

一是打坐。

二是拍掌。

三是捶胸。

四是跺脚。

五是早睡。

六是服用桂枝汤加龙骨、牡蛎。

七是搓脚心。

八是赤脚行禅。

九是千口一杯饮。

十是服用相关滋阴养液的生脉饮，让气阴充足，更能涵养住阳火。

这十个招法一用上，身体不单不怕晒得上火，你会越晒越有魄力了。

15 修昆仑证验——天灸奇书说窍诀

所谓十道九医，天下间高明超凡的修身炼性之道，大多出现于这些隐士高人道人术士身上。

这段时间，火龙真人在天灸堂接二连三地听到康复的好消息。

修车的龙叔，肚腹上四五个脂肪瘤，经过天灸堂一个伏天的阳光沐浴，人晒得像非洲黑人一样，结果包块没了，本来边修车便犯困，精力不济，懒洋洋的，现在修一天都精力过剩，龙精虎猛。

水果店的吉姨，原本她常年头痛，天一冷就不敢出门，在天灸堂经过一个伏天的日晒，晒到身烧火烫，然后大量饮用生脉饮。结果，吹空调、雨淋都不再犯头痛了，她惊为奇迹。

百货超市的小花患鼻炎，常年打喷嚏，滴鼻的药物不知用了多少，家里治鼻炎药堆满抽屉。经过三伏天的天灸，晒得她皮肤都脱掉一层，因为火龙真人的鼓励打气，她坚持下去，所有的汗水没白流，现在抽屉里的治鼻炎药都送给同事了，不再吃了，每天阳光热情，鼻孔通畅。她的同事都纷纷向她请教养生愈病之术，在超市里都兴起一股天灸晒太阳之风。

司机阿达叔腰椎间盘突出，常腰肌劳损，大热天冰饮一下肚，腰会痛到半夜都难以入睡，早晨起床都起不来。经过一个多月的天灸，他原本僵直难屈伸的腰，居然可以扭起呼啦圈来。

阿达叔高兴地说，我居然有股想到篮球场上冲跑跳跃的冲动了。

火龙真人笑着说，阳主动，阳气足了，就不会死气沉沉。

这无疑就是衰老病痛之人回归年轻之路的一张王牌。

城市的光叔公，长期前列腺炎，尿频尿急尿不尽，夜尿多得让他心烦，不喝水口干舌燥，一喝水，夜尿多得停不下来。经过一个夏天的三伏灸，他不用穿袜子了，早晨起来不用打喷嚏了，晚上夜尿消失，那可恶的前列腺炎在不知不觉间就消失了。

光叔公在城市花园里面，带领一大堆中老年人天灸，即使过了夏天，每天下午他都按时去晒背晒身体，发觉只要下午晒一小时后，晚上那顿饭特香，特容易消化，而且特容易入深睡眠，并且一觉到天亮，连安眠药都省了。

火龙真人高兴地说，这是真干的人啊，天天坚持不断，久久必有奇功。

幼儿园的小勇常年喊肚子痛，连小书包里都放满了药片，老师都摇头叹气，常常上紧课，孩子就叫肚子痛。

自从火龙真人教他天灸后，经过一个多月的天灸，居然上课不再喊肚子痛，偶尔吃了凉饮水果，也没再喊难受了。

幼儿园的老师都奇怪地问，小勇的肚子痛怎么好了？

当他家里人把方法分享出来时，幼儿园兴起了一股天灸之风，每天晒太阳一小时，健康生活一生。

这成为大标语，为健康而奋斗，为健康而晒太阳，贴在了幼儿园显眼的广场上。

孩子们每天都有老师安排，拿着板凳出来，或卧或坐或打盘或赤膊上身，晒得既有乐趣又欢喜。

结果幼儿园的医务室，一下子居然冷清起来，在数百个人的幼儿园之中，时常一周两周都没一个人来看病。

园长不禁赞叹道，此天灸之功也！

原来药片医病是人造的，大自然阳光医病是天造的，天造地设时常更完美于人搜肠刮肚、苦思冥想的药片方法。

如此的案例，一个又一个，火龙真人真是听都听不过来了，用笔记录得手腕都酸了。

天灸之风，吹过之处，那些灰黑倒霉的病气纷纷被吹得云淡风轻啊！

天灸语：为了将这种疗法进一步推广，火龙真人既要写案例，又要查古籍，还要亲身去实践带教，这段时间忙得不可开交，但是想到所忙的东西都能给大众身心带去健康的曙光和长寿的希望，也值了。

火龙真人心里暖洋洋的，觉得这件事情只要有意义，那么熬夜写作，努力拼搏，搜肠刮肚，青灯黄卷，奋笔疾书，自身内证，遍访高人，采集案例，登台演讲，社区普及……这些事情一一去做，又有何妨呢？

所谓乐此不疲，找到了一条能救治大众的路线，人奋不顾身投进去，非但不疲劳，还神采奕奕，容光焕发。

功夫不负有心人，火龙真人居然在一大堆道家典籍中，找打一部天灸奇书——《修昆仑证验》。

昆仑是名山祖山，在人体对应是头脑，孙思邈《千金方》上有记载，子欲不死修昆仑，劝君揩摩常在面。

也即是说，想要长寿健康有两招，一是头要常晒到太阳，二是手要常按摩头部。

这样阳气接纳下来，能量就旺盛，通过按摩，就能将它输送到各个地方去不堵塞，如此阳气充旺，经络常通，何愁旧病不愈，何愁恶疾难消！

火龙真人打开《修昆仑证验》，发现是道门奇人天休子所著。这位奇人是清朝人，亲身以病弱之体验证天灸之功，获得身心轻安，百病消除的效果，并且推广给世人，使大量咯血、恶症、包块、头痛、腰酸、痞积、肠胃炎、驼背的患者，纷纷获得减轻，甚至根治。

开篇就写道，今有揉、晒二法，既不借人之力，又不费己之财，始以诚，行以勤，用以和，守以恒，凡百病症，莫不立愈。

火龙真人看后，心中窃喜，这段话把养生的法门，即按摩揉按，以及天灸日晒的方法讲出来了。

这方法有两个，一不借人之力，自己就可做到；二又不费自己的钱财，没人向你收晒太阳的钱，也没人向你要自我按摩的钱，你按头部，不用向任何人交钱。

然后将这方法用修行秘密十二个字概括。

第一，始以诚。你开始以诚心，你能真诚地相信这一疗法的神奇，你就开始得大利益了；你怀疑了，就不要去做。

所以无边利益诚敬中来，无比诚敬，就有无比的效果。

第二，行以勤。你不能三天打鱼两天晒网，就说天灸没效果。

一般科学规律叫量变引起质变，木要反复钻，才能起火；放大镜要集中一处，才能将纸片点燃；煤气炉要持久加热，才可以将水煮沸；文火要慢煲，才能将骨头汤炼化。

所以没有勤劳勤炼之火，你是不可能将病气的渣滓收敛干净的。

第三，用以和。不要走极端，一下子就暴晒，要循序渐进，今天晒半小时，明天再延长五分钟。

像学游泳，先在浅处嬉戏，再到深处锻炼，浅处你都没学会，去深处你就麻烦了。

每天晒半小时你都坚持不了，想晒一下子就三小时，这哪能行呀！

所以，任何疗法，都要遵循循序渐进地采用平和中和路子，不要一下子走极端，急于求成。

所谓王道无近功，你的病不是三天两日养成的，你怎么能要求三下五除二就将其赶尽杀绝呢？冰山不是一天形成的，春阳融雪也不是一招一式能办到的。

第四，守以恒。不怕无成，只怕无恒。天灸之法是需要恒心去经营的，持之以恒效果会很明显，半途而废，往往不能得到深层利益。

就像太阳要将毛巾晒干，三分钟是不可能晒干的，晒一上午它就干了，你想要将湿气化掉，不是晒一日两日，有可能是一月两月，甚至更长。

只要养成敢于晒太阳，勇于晒太阳，不回避阳光，你上下班之间，有意多晒一下，将天灸运用于日常生活中去，养成终身天灸好习惯，那么无边利益便能渐得，周身健康离你不远。

最后达到什么效果呢？

《修昆仑证验》讲到，凡百病症，莫不立愈！

这句话非常有豪气，各类病情采用天灸，都能或多或少向好方面迅速发展，只要你遵循天灸的注意事项，以及窍诀。

所以得诀归去好练功，得诀回家好读书。

得到了这个天灸的奇诀，相信大家按此去行，那么寿康自然唾手可得，对疾病的恐惧、慌张，也随之可消。

这样《天灸堂——阳光下的力量》一书，也可以画上一个圆满的句号了。

这一篇15篇文章，篇篇都阐明了晒太阳的好处。

大家莫以善小而不为，莫以平常而忽略之。

运水担柴，晒太阳出汗，无非妙道。

你能放下执着和妄想，得到的利益便更大，人能常清静，天地悉皆归。

这是《清静经》上讲的，也是天灸堂的核心秘诀心传。一个人能放下万缘去天灸，天地间的能量都灌注到你的身上，产生饱满的阳气，就能将阴寒的病气从身体中推出去。

这部书出来后，只要有一人能产生对阳光的尊敬仰慕，以及养成晒太阳的好习惯，那这书就没有白写。

这书的目的也是端正大家对阳光的看法，很多人都严重低估了阳光给人身体带来的巨大益处，希望这部书可以刷新世人对阳光的看法。诚祝大家阳光吉祥，温暖安康！

本篇小结

几十年前，大家就在喊着阴盛阳衰的问题。

几十年后的今天，这问题不但没有改变，而且愈演愈烈。

街上到处都是骨架细小、面容娇嫩、皮肤白皙、动作阴柔的男生，哪还有那种顶天立地、威武雄壮、男子汉大丈夫的英勇气概？

男人不阳刚，社会不健康！

女人怕阳光，家庭多病怏！

一个男人都害怕太阳，居然也学着撑起了伞，涂起了防晒霜，开始打扮涂抹自己，那么这社会，这个国家还指望他们能干什么？

一个女人从不晒太阳，害怕阳光，那么她带的孩子，将来还有什么能力去搏击风浪，保家卫国？

小到自己的身体健康，大到国家的繁荣昌盛，都靠那股自强不息，铁骨铮铮，滚滚不息的阳气！

天灸晒太阳不单是健康的需要，更是锤炼身心，壮大己身的第一步！

照照镜子，看看自己，是否有足够的阳刚之气？如果没有，那就赶快跑到户外，沐浴在阳光的怀抱之下吧！

第三篇

民间挑刺奇术
——唐大妈的缝衣针

唐大妈，贵州人，常年在乡下种菜带娃，缝衣补裤，用她自己的话讲："俺一没文凭，二没文化，三不识多少文字。平生，唯对缝衣服的技术自信非凡，十里八乡口碑极佳。除此之外，再无其他妇德，妇言、妇容、妇功。"

一次，大妈挑水浇菜，从山坡上摔下，扭伤极其严重，几近瘫痪，腰背剧痛，卧床数月，十里八乡的医生看个遍，都没治好。

唐大妈整天唉声叹气，对家务活、农活，心有余而力不足，常彻夜牵扯痛难眠，于是，独自一人，向隅而泣。

她的哭声引起了一位游方道人的注意。

道人说："人能活着，四肢健全，何故哭得如此伤心？"

唐大妈说："我是好人成废人，一不能下地，二不能入厨房，我的孩子怎么办？"

道人鄙视地说："此等小疾，就嚎啕大哭，寻死觅活，那我修道路上，就死了N多遍了。"

说完，问唐大妈家中可有尖锐之物。唐大妈取出久不用、生锈的缝衣针。

道人在大妈大腿环跳穴、腘窝委中穴，用针一次性挑出七粒硬结白点，以及各种白筋。

当下唐大妈如释重负，从椅子上跳下来，来回走动，没有半点痛。她捏下自己脸，以为做梦，发现脸会痛，原来不是做梦。

唐大妈然后第一时间五体投地，使劲地叩拜，以为见到神仙，不然哪有可能瞬间出神验。

直到道人示意她起来，唐大妈才停止叩首谢恩。

唐大妈赶紧烧好菜，请道人用餐，然后问道人："我有什么可以报答你？"

道人随口说道："我云游天下，不着于物，随处积功累德，救你一人之病痛，实乃小功小德，不足挂齿。我希望借你的手，去帮助民间那些求医无门、悲愤欲绝的苦难众生。我把此术传于你，也算是大功德一件。"

唐大妈听后，自认笨拙，便说："师父，我一没文化，二不识字，只会缝衣补裤，我能学好医术吗？"

道人听完哈哈笑说："我瞎眼的弟子都能医行天下，跛足的徒儿也可以誉满乡里，你比他们好多了。"

说完，一本蜡黄色的手抄古籍，从道人的袖里掏了出来，还有一个小盒子。这小盒子有金银铜三根针，粗大的像笔芯那样。

这本蜡黄的手抄本上，写着"挑刺奇术"四个字。

道人说："若有疑惑，打开此书，便可解惑。"

说完，拂袖而去。

大妈千挽留、万挽留都留不住。只能朝道人飘走的方向千磕头、万磕头，直磕得头破血流。

1 五经富访师

俗话说，没文化，最可怕。

我认为，最可怕的不是没文化，而是没有一颗将这个世界变得更好的心。

今天，我讲完《轻松学穴位》的课程，从五点多讲到七点多，酣畅淋漓，意犹未尽。数十学生，听得全程聚精会神；数十患者，在旁边站着听也不觉累。

我笑着说："让大众听得聚精会神，只是我对讲学的一个小目标。让万物、天地、鬼神都听得如痴如醉，方是我对讲论的大追求。"

随手看完患者，有不少来复诊报喜症状改善的。换作往日，我会很开心，但现在，似乎被一个又一个好转的案例给麻痹了。

对付这些普通病、疑难病，实在没什么挑战可言。这些恶病，在王伟的按摩棒，大龙的九针，王刚、太保的点穴之下，常常过不了多少招，就纷纷瓦解冰消。我的汤药不过是理顺了他们气血而已。

除了新的医学方法能让我惊喜外，别无其他。

结果，一位年近半百的大妈，风尘仆仆，带着两个壮实的孩子来到桥下，说："曾老师，我姓唐，我来自贵州。我在家里听了你的课，我觉得，只有你能将我师父的医术发扬光大。我这次来有两个目的，一是希望我两个孩子能跟你学医，二是我会针挑术，能治不少病，在这里献丑，希望对中医普及学堂有帮助，对大众能积点功德。”

我习惯性地邀请唐大妈跟我一起到溪边铺石头。这是我讲学看病之余必做的功课——带领大众打造天圆地方台，纯手工石头路，使得村民，能够在此地，沿着龙江的清风，尽情地吐纳赤脚，缓解周身的紧张疲劳。

而我们，在铺石过程中，锻炼心灵手巧，力大眼准，思维敏捷。

我常把远道而来的客人跟最好的朋友、师长带来铺石头路，既锻炼身体，又积功累德。因为我深信，请人吃顿饭，不如请人出身汗，给人一笔钱，不如跟他一起做一件功德事。

于是，我们边铺石头路，唐大妈就边跟我讲神奇的民间挑刺术。

2 邻居的急性腰扭伤

在贵州的一个小山村，山高路远，缺医少药。旅游观光是个好地方，可生病却让人很无奈。交通不便，加上求医问药花费代价大，使得这里的人，都不敢轻易生病。

可谁没个三灾六难呢？

唐大妈的邻居，在田里干活，扭到腰，半个月卧床，不能翻身。邻居问：“你那么严重的腿脚问题，是怎么好的？”

唐大妈说：“你若信得过我，我就用缝衣针给你扎一扎。”

村里人，大都朴实、坦诚，经历过生活的艰苦，一般苦痛，眉都不皱。这正是针挑疗法在民间大有发挥之处。

唐大妈战战兢兢、三思五想，还把《针挑奇书》反复翻个遍。虽然她不识多少字，可她能看得清图上画的针挑点。

她便循着师父的技艺与经验，拿着超大缝衣针，在邻居的大腿弯委中周围挑刺，居然挑出几条小白筋。

邻居一阵抽痛，翻身自动下床。动几下脚，发现痛去若失，乐得喜上眉梢，要做好酒好菜款待唐大妈。

唐大妈哪懂得“腰背委中求”的道理，也不明白什么叫穴位挑刺。邻居转变得这么快，倒也出乎她意料之外。

唐大妈既惊又喜说：“谢谢你给我这个机会，应该我请你吃饭。”

众人听了，都敬佩大妈的胆大。

唐大妈又说：“这是我误打误撞调好的第一例扭伤痛。”

3 亲戚的腿崴伤

龙江边上，清晨的朝阳照得身体暖洋洋，浑身血脉温通，经络舒畅。大家边弯腰铺石头路，边听唐大妈谈她针挑经历。

唐大妈常说：“是病人的信任成就了我。”

村里有一亲戚，脚崴伤了，三天动不了，家里的山货都没办法挑到镇上去卖。

蔬菜不卖就会坏，人脚上气血不通，久了也会坏。

看着大半条腿瘀青肿胀，哪有力量到镇上去找医生看病。

亲戚马上想起唐大妈快要瘫掉的身体一夜之间痊愈，便来咨询她。

大妈说：“如果你信得过我的缝衣针，我试试给你挑一挑。”

在缺医少药的农村，一根缝衣针，常常是救命法宝。

唐大妈走前特别把《针挑奇书》反复翻阅，看到脚崴筋伤，挑阳陵泉那个点。她特别在自己阳陵泉处扎两下，防止出去后忘了。

而大妈也不知道中医经络穴位学，有“筋会阳陵泉”之说，阳陵泉这个地方，就是通身上下筋伤疗愈的重要穴位。

崴伤的亲戚在床上唉声叹气，唐大妈帮他挑一次，他就能下地；挑两次，能挑菜到镇上去卖。瘀青的脚变鲜红了。

大妈收到患者送的第一单礼物——一箩筐的马铃薯。她怎么拒绝，亲戚都不带回去了。

唐大妈说：“要不是你们信任我，我怎么有机会帮你们挑呢？我又不是医生。”

大家听后啧啧称奇。用一根普通缝衣针治大病，却不认为自己有功劳，还感恩别人给自己机会。只有朴实、憨厚、善良的大妈能做到这点。或许，这也是游方道人看到大妈这一品质，才倾囊授术。

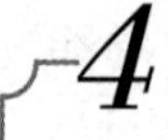

4 嘴肿的小孩

五经富的龙江水，干净得可以看到水中虾米嬉戏，群鱼追逐。这里的生态环境，好到让人觉得误入仙境，流连忘返。深吸一口新鲜的空气，神清气爽。

清晨，村民提着衣服路过，纷纷朝我们竖起大拇指，说：“幸好有你们，把这溪边铺得这么好，祝你们长命百岁，健健康康。”

这时，唐大妈接着分享她误打误撞的挑刺经历。

村里两小孩打架，一小孩嘴角被打肿，用鸡蛋敷了几天，肿非但没退，还胀痛得孩子彻夜哭叫，水谷难入。

两家人势同水火，都快要打起来了。

村里的村长，连忙出来主持公道说：“打什么打，打了孩子就会好吗？先医好孩子再说！”

这里山高皇帝远，送医院，谁出钱？所以，不到万不得已，山里村民的这些伤痛都不轻易去医院。

经过前面两次，腰痛、脚崴伤挑刺成功后，唐大妈就成为村里大家疼痛的依靠。

村里人都想找她挑挑无妨，挑不好，最多是破破皮，痛痛而已，又没什么伤害。

可万万没想到！唐大妈只在小孩子虎口青筋处挑刺，溢出黑血。

上午挑完，到中午孩子嘴巴就能合能嚼饭，下午肿就消了。孩子安然入睡，没有再大哭小叫，第二天高高兴兴上学去了。

唐大妈哪知道什么叫“面口合谷收”。“头面肿胀挑合谷”，这是挑刺一大心法。

当两家人闹得气势汹汹，又想开打了，唐大妈上前说：

“你们打伤了，以后别找我挑了！”

这话比村长讲话还管用。

大家便息事宁人，不吵不闹了。人有功劳，讲话份量都不一样。真为大家好，讲出来的话大家都爱听。

唐大妈说：“我又误打误撞，把打架嘴角打肿，开口吃不了饭的痛挑没了！当我面对疑难问题时，老心虚虚，没底气，可一想起师父，拿起《针挑奇书》，信心就来了。”

病人的信心在医生，医生的信心在古籍和师父！

5 孩子厌食症

假如你会缝衣服，别人找你时，可能会傲慢地将衣服丢给你。

假如你会缝伤口，别人就会谦虚恭敬地找你，把身体交出去！

同样的一根针，同样的手捏力道，同样的扎挑穿破，所得到的待遇跟眼光，居然差别这么大。

唐大妈再次讲到，村里三四个厌食的孩子，家里有钱，吃好穿好，却胃口不好。

真是富人一顿饭，穷人一年粮。他们常出去旅游，一次就花几千块。买的零食都够穷苦人家正餐吃饭。可孩子却养得面黄肌瘦，什么样的好药也扶不起。

外界开始传说唐大妈神奇的缝纫针，这富人把自家的孩子也往这边送。

大妈摇手说：“我真只会缝衣服，不会治病。”

你越谦虚，他越觉得你有本事。

富人立马拿出一叠钞票放在桌上，并说：“如果钱不够，我回去再拿。”

唐大妈说：“如果你们信任我，我就试一试吧！”

然后，大妈就跑到卧室里，足足准备了半小时。原来，她把师父的《挑刺奇书》又翻了个遍。找到一条经验：孩子厌食挑食，就将手上的四缝穴挑破，挤出黄水速愈。

看到这段描述，又将四缝穴默记心中。唐大妈突然信心大增，好像神医上身，一扫乡间缝缝补补大妈的形象，变为高大伟岸的天医下凡。

孩子在一阵哭声之中，完成了挑刺，挤出了黄水。回去胃口棒棒，吃嘛嘛香。

当唐大妈推辞说：“这红包你们拿回去吧，我只是举手之劳，偶然将你们的病治好。”富人听后，根本不相信，以为这都是隐士高人自谦之词。

富人对孩子们说：“瞧，你看人家水平那么高，还那么低调，你们要给我好好学！”

说完，这财大气粗的富人，又追加了两个红包。转身就走了，留下一句话：“将来有所求，千万不要拒绝哦！”

大妈看着桌上几千块，心里不知是什么滋味。自己缝一年衣服，也难赚几千块，怎么帮人挑几下病痛，这钱就哗啦啦地掉进来。

6 挑山夫的肩臂痛

在农村，手提肩挑，徒步走，是每天常干的事。负重总免不了挑伤、走伤、劳伤、累伤，这些筋脉扭曲拘紧导致的肩颈痛伤。

唐大妈自信地说："我挑刺最多的就是这个，效果也最好。几乎挑一次，其病痛就减大半；挑两次、三次，就好的七七八八。"

贵州有个挑山夫，专门给人挑东西上山，常年肩膀汗出沾衣，过度沉重，导致痹痛紧张，一动就痛，差点因此失业。

大妈看到挑山夫，就特别亲切地说："让我试试给你挑刺挑刺！"

挑山夫像关云长刮骨疗毒那样伸出臂膀，勇敢地说："大胆地挑吧，我不用麻醉药！"

大妈笑着说："你想要麻醉药，我也没有。"

结果，大妈在挑山夫的肩臂周围和跟肩有关的穴位——肩髃、臂臑，挑出大量白色的硬筋。边挑边说："就是这些结节阻碍了气血运行。"

当挑完后，挑山夫手臂为之一松，怎么挥都不痛。他惊讶地连连叩首，说："遇上神仙医王了！"

唐大妈说："谢谢你信任我，给我这机会，让我积累了挑刺治肩臂痛的经验。"

成功了，却不忘记别人给自己机会。具备这种气场的医生，她时刻都在飞速前进。

海因为低，所以为百谷王。

人因为知恩谦下，就能成为大医王！

7 大老板的失眠症

一天，唐大妈又在家里缝衣服。儿子高兴地说："妈妈，你用挑刺也能赚钱养家糊口，为什么还要缝衣服，赚这小钱呢？"

唐大妈语重心长地说："儿啊，我学到师父这医术，不是用来赚钱的，缝缝补补才是我的正业。路见病痛，举针相救，就像救溺水的人一样，你不能够因为游泳了得，救起他来，就向他收钱。而且，你看我们家门口的母鸡，每个小米碎它都不放弃，你大鸡不吃小米，就会饿死。缝缝补补的钱虽然很小，但是能让家里过得滋滋润润。"

孩子若有所思。

这时，不知哪里来一个西装革履的大老板，坐着小车，找到唐大妈的茅舍。

他实在想不通，这小山村，穷得一座像样的房子都没有，怎么可能隐藏着神医怪杰呢？

谁知，这个开车的介绍人，却对大老板说："你们别小看哦！奇花异草长山谷，幽兰飘香在荒野。民间有奇人呐！"

原来大老板常年失眠，长期靠大剂量安眠药才能入睡。

大妈说："我只会治一些农民挑山压伤的筋骨痛，这么严重的失眠，我没治过，也没经验，希望你们另请高明。”

介绍人一看，便哈哈笑，心里嘀咕：果然是道上混的，一来就开始讨红包！这欲擒故纵之术练得真好！

马上拿出备好的佳酒名烟等礼品。

介绍人一脸嬉笑说：“这是小小见面礼，希望仙姑开心纳笑。如果还不够，我们事后再备更多。”

唐大妈一下子懵了，自己就调好几个小病，怎么在外面被传成仙姑了？

真是郁闷向谁说，解释没人听。

大妈解释说：“我真是个只会缝衣服的乡下妇人啊！”

这时，介绍人又从钱包里拿出一叠钞票往桌上按，说：“这一万块不成敬意，只要帮老板治好病，城里帮你备好房都不成问题！”

唐大妈从来不会拒绝人，便说：“我试试看吧，不管治好治不好，希望你把礼物拿回去，房子我想都不敢想！”

然后，大妈又一头扎进卧室，翻开挑刺奇书，发现里面有一条宝贵经验：凡心烦、失眠、焦虑、脑热、性急，就在患者背后心俞、肝俞上挑刺，将白筋跟黄水挑出必愈！

半个小时，唐大妈已经在大脑中操练了好几遍，才姗姗出来。

只听见大老板跟介绍人在交流说：“视钱财如粪土，一定是个高人！”

结果，大老板趴下去，唐大妈从他背上挑出了足足七十多条白筋。

挑完后，大老板竟呼呼大睡，一睡就是三个小时。起来后伸个懒腰，露出久违的笑容说：“我还真没有睡过这么好的觉！”

从此居然不用安眠药，也能痛快睡好觉。

唐大妈追出去，叫大老板将礼物带回家，自己承受不起。

大老板哈哈笑说：“这点薄礼不成敬意，下次将带更多来！”

大妈拍拍自己脸，自言自语地说：“这不是做梦吧，怎么失眠也能挑治好？”

大妈想不出个所以然来。

突然，她儿子在旁边说：“妈，别想那么多了，像手机一样，我也不懂得它为什么能打电话，但好用就好了！那里面的程序跟原理，就让科学家去解决吧！”

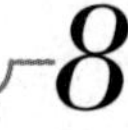

8 村民的偏头痛

刘屋桥上的秋风，送来阵阵凉爽。龙江两岸的树木，依然翠绿，真是岭南四季如春。

大众还是晨起听完课，就铺石头路做好事。修数百年崎岖之路，造千万人往来之桥，这是最接地气的好事。

碰巧，来了个偏头痛的当地村民，说：“曾老师，我的头痛得不得了。现在天气一变冷，又加重了。给我开剂药吧！”

我一想，何不让唐大妈现场亮技，大家记忆深刻。

“医院检查说是神经性头痛，挑刺能治吗？”

唐大妈还是用惯用的口气说：“我也不知道能不能治，只要他信任我，我就帮他治！”

我说：“现在痛吗？”

村民说：“不痛我就不来了。”

我说：“好！你要忍住痛，据说，凡病痛在剧烈抽扯痛的时候，正是挑刺治它的最佳时机！”

结果，唐大妈只是用粗大的缝衣针，当场在村民的背上挑了几下，居然轻松挑出白筋来。

村民原本手抱着头的，居然放下说：“不痛了！真不痛了！”

路过的行人，以及围观的群众，都投来惊讶的眼神！“这也能治病？而且还是现场的立刻见效！”

我笑着说：“现病现治，如假包换！你为什么选择那地方？”

唐大妈说：“因为那里可以看到青筋。凡有青筋拘紧之处，都是敏感的挑刺点。只要挑开来，她就会放松。”

原来，针挑疗法对挑刺手的眼力要求相当高。你既要有穿针引线到的手力，更要有明察秋毫的眼力。

我们常人都没发现的青筋点，居然逃不过唐大妈的火眼金睛。

9 挑刺手的善观察

江涛，开心农场的得意弟子。干活猛如虎，听课、练功，从不落后，唯一成为他心头之结的，就是运动太猛了，导致腰部岔气痛。

他看到唐大妈现场亮技，于是，心痒痒地说：“大妈，我在知足堂做你的模特，怎么样？”

唐大妈豪爽地说：“好啊！”

结果，一下子，大强、婉瑜、王伟、洪涛等人，都纷纷围观拍视频。

现场挑刺做案例，现场见效最有说服力！

唐大妈耐心地让江涛俯卧在按摩床上，开始在腰部间，仔细寻找挑刺点。

她用手按在上面，发现一按下去，某部分肌肉不容易回弹，色彩又没那么亮泽，便露出得意的微笑：“找到‘老鼠窝’了！”

大家都还没弄明白，怎么一伸手，就确定那里是挑刺点？

结果，唐大妈一口道破秘籍，大家才恍然大悟！

“找准目标后，就是发力的问题！”

看着那缝衣针在江涛后腰的肌肉上，来回挑动，白筋挑出来了，还挑出了瘀血。

唐大妈说：“拿个火罐来！把这些恶血拔出来，会好得更快！”

拔出两半罐恶血。

江涛起来后，顿时觉得腰背轻松，神清气爽的感觉真好！再走起路来，没半点滞塞感，竖起大拇指，知足堂里雷鸣般的掌声再次响起！

结果，想要接受挑刺的体验者，排长龙，纷纷踊跃举手。

唐大妈说：“难道你们不怕痛吗？”

大家异口同声地说："长痛不如短痛。"

原来，对于挑刺手而言，善于观察皮肤异样敏感点特别重要。健康的皮肤光洁亮泽，有病灶点的皮肤，灰暗、青筋暴露。

找到挑刺点，你就已经成功了一大半！

10 急性颈项痛

李某，因为玩手机，追《斗破苍穹》影剧，看到凌晨三点，倒下就睡，空调开到23℃。第二天起来，脖子歪了，颈项痛得走路像木偶，转摇不得，热水袋敷了也没好。

唐大妈说："先把机会让给急性疼痛的患者吧！"

原来挑刺疗法，最擅长治的，就是急性抽搐样痛，或者剧烈的神经性疼痛。

唐大妈用手指在李某的背上戳几下，李某痛得哇哇叫。

唐大妈却笑了，说："就这里！"那笑容灿烂天真，就好像小时候孩童玩捉迷藏找到对方小伙伴那样开心。

然后，唐大妈粗糙的缝纫针出鞘，在天柱穴周围来回挑刺、牵拉、摇摆。

不到五分钟，李某笑了，说："不痛了！不硬了！好了！怎么这么快！"

大家想让唐大妈解释解释这其中道理。

唐大妈用浓厚的家乡话说："我书读得不多，也不知道这理论，只想到两根被绳紧紧绑住的木板，动不了，你把那绳一挑断，这木板就松了。他这背部、颈部，肌肉活动受限，医学讲的颈肩综合征，就是风寒湿邪气捆绑。”

大家听完后，如醍醐灌顶，皆大欢喜！对挑刺术的奇验解释，真是让人耳目一新，茅塞顿开！

11 牛大哥的网球肘

看到几分钟，病痛就完全逆转，众人没有不心痒痒的。

只见，牛大哥举手说：“我也要挑！我不怕痛！”

大强却说：“你不怕痛，可大妈的手会酸的，明天再说吧！”

可牛大哥不甘心地说：“让我的手再痛一天，我不干！”

我看这场面，笑了说：“人要是拿出这股被病痛逼得等一天都不行的迫切感来学医，还有什么学不到的绝技!”

大强说：“那你怎么了？”

牛大哥说：“我得了网球肘。”

大强说：“你骗鬼，你这乡巴佬，网球都没见过，得什么网球肘。”

结果，牛大哥不生气，反笑说：“我终于见到比我还乡巴佬的人了。我得好好科普一下。网球肘，又叫肱骨外上髁炎，中医叫肘痛，或肘痹，通常发生在那些使用肘部过度频繁的人群身上，比如泥水工、木工、电工，当然，少不了网球运动员！”

大强说：“好了，算我小白，这方面知识空白！”

原来牛大哥，长期从事木工，右手肘部用力过度，局部肿痛半年未好。

唐大妈一根绣花针，比小李飞刀还小N多倍。大家看她拿出的气势，不禁想起东方不败的兵器。

别小看这针小，它刺中要害作用可不小。

结果，在肘部上下，各找一处青筋挑开，瞬间肘痛消失不见了。

牛大哥手舞足蹈回去了，说他明天要带一帮人来挑！

一下子，众人都蠢蠢欲动，都鼓起勇气，要学这民间奇术！

看到这种疗效，人人称奇中医真是中国文化的瑰宝！

在民间，疗效是硬道理！疗效，是中医最耀眼的光芒！

12 施主的梦境

贵州有一个小山村，小山村里有一个小庙宇，小庙宇里有一个慈悲的尼师住持。

平时初一、十五，有不少香客来庙里祈愿还愿，祈福求福。尼师最常听到的，就是三类祈愿：一是祈求发财；二是祈求消灾；三是祈求减少病痛的。

尼师偶尔听到一位施主乞求菩萨保佑他的肠胃病早点好。结果晚上，他就做了一个梦，梦中让他去找一个不识字，拿针治病的人。这人不是医生，却拥有医生不具备的救人本事。

第二天他还真碰到了。唐大妈说：“我没有帮过陌生人治病，我也不会医病，你要看病，还是去医院吧。”

可施主，却非常相信梦境，你越说自己不是医生，就越符合他梦境中讲的，非医生，却具有医人本事。

最后，唐大妈无奈地说："你缠上我了，信得过我就试试看吧！"

施主听后，心中大喜。

唐大妈帮这施主，在足三里挑刺了一回，结果，他的胃胀气现场就好！

大妈并不知道"肚腹三里留"这四总穴歌，只是按图索骥，照书扎针挑刺而已。

当施主把这一消息告诉庙宇尼师时，心系苍生的住持师父，立马萌生一想法：帮人治病是积功德，让有能力的人，有个平台去帮人治病，不正是积更大功德吗？

13 住持的旧疾

庙宇住持尼师，多年诵经，一直有一旧疾，就是唇周麻木，天冷加重。

所谓请人要先试人，有本事，就可以礼贤下士。

尼师找到唐大妈，说自己苦于唇角麻木，常诵经诵到一半就诵不下去，很是痛苦。

唐大妈也无奈地说："我从没治过这病，也不知道它的病因，你还是另请高明吧。"

尼师说："到庙宇来的医生也不少，他们都帮我治，可没有治好。我只想试一试，说不定就好了呢？"

唐大妈看到住持师父信任的眼光、慈祥的神情，便鼓起勇气，说：“你等会儿，我去看一下书。”

住持尼师也一愣，她还是第一次见识先看书，再看病的。一般都认为临时抱佛脚，很少有用，临阵磨枪，打赢的概率太低。

唐大妈拿着《挑刺奇书》，翻到《唇口病》篇，发现有一条重要经验：“凡唇口疮痛麻木、上火、臭浊，皆阳明胃肠受堵，挑刺合谷，立竿见效！”

唐大妈在住持尼师的虎口合谷处来回挑刺。

若非住持师父，平时修炼忍辱波罗蜜，双盘观想，早就痛倒了。

她发现，每痛一回，嘴唇好像有血气通过去。

直到两边合谷穴挑刺完后，唐大妈已大汗淋漓。

住持尼师长出一口气：“我突然觉得嘴唇不硬了，不麻了，第一次能感觉到这嘴唇能控制，是我的了！”

看着惊喜的住持师父，唐大妈擦擦汗水，松了口气，比五谷丰登，庄稼丰收还高兴。

后来，唐大妈翻开《挑刺奇书》，其中记载：“对于全身麻木拘紧僵硬，这些小菜一碟的病痛，挑刺常手到擒来，一次性完成，并不值得吹嘘骄傲！”

考试通过了，唐大妈顺利被请到庙宇里，为病痛众生挑刺，解除痛苦。

14 主事的失眠腰痛

唐大妈一到庙宇，就觉得好像乡下人进城，小溪鱼游进大江河，真是每天热热闹闹，士农工商，都喜欢来寺庙香火鼎盛之处，希望有求必应。

人因为寺庙香火鼎盛而旺，寺庙更会因为里面有杰出之人而灵气十足。

所以寺院，非常乐于接纳一切有本事的人，有气场的高手，让他们在这里安住度世。

寺庙是一个接待天南地北香客的地方，这个大舞台，最适合长见识，磨炼心性，提高技能，积功累德。

庙宇里的一位主事，腰痛三十多年，经常坐立不安，法会都没法完成。

最严重的是，每天晚上睡前，都必须用拳头使劲敲打自己大腿，不捶到暖洋洋、松软软，就没法入睡。

当主事看到其貌不扬的唐大妈这乡村妇人时，任他怎么想，都看不出这村妇会治病，这平常人，有不同寻常的绝技！

所谓人不可貌相，海水不可斗量。

这主事三十多年的腰痛，不知难倒了多少医生。

当他把这一病情讲出来后，原以为高人一定拍胸脯担保，讲傲气能量话，说豪言壮语。

谁知，唐大妈是个大实在人，实话实说："不好意思，主事师父，我一没经验，二没资历，三对挑刺疗法，也没有年深月久的造诣，等我积累足够时间跟功夫后有信心，再来挑战你这三十多年的疑难病好吗？”

主事师父一听，好像被泼下冷水。在庙宇，没有人会拒绝他的。他转念又说：“人要活在当下。我当下就给你试一下，好不好？”

唐大妈战战兢兢地说：“那你能容我一盏茶时间翻下书吗？”

当唐大妈看到《挑刺奇书》里面有一段精彩描述：“凡腰痛到坐立难安，转摇不得，屈伸不利，要在环跳穴周围，寻找青筋挑刺点。”

当唐大妈按到环跳穴周围时，主事师父“啊”地叫一声，说：“就这里！我每天不捶这里就不好睡！”

结果，一番环跳挑刺，挑出七八条小白筋出来。当天中午，主事师父沉睡一觉，从此腰痛全消，晚上睡觉才不用捶腿了。

三十年疑难恶疾，一针挑好！

只能用一句话来赞叹：针挑疗法好，针挑疗法妙，针挑疗法能让医患哈哈笑！

15 针灸师的肩臂痛

一天，庙里来一个针灸医师。他在医院，帮人针刺艾灸几十年，自己却肩部痹痛，也没治好。一旦疲劳紧张，肩臂就疼痛。

常人都说：这叫自己的斧头，削不了自己的柄。理发师的头，还是得交给同行去理。自家的孩子，要请别人教，这叫易子而教！

针灸师在旁边看着这乡村大妈，帮香客施主们挑刺治病，旁边还放本书。

刚开始他还准备讥笑。考试作弊，会被当做是一种无能、耻辱的表现。临症带本书，边治病，边看书，会让人觉得这医生，未免太不学无术了。

可唐大妈的专注认真，周围却没有人会笑她。

随着一个又一个的颈肩、腰腿痛患者因为挑刺而减轻，现场缓解，这位针灸师的眼睛亮了。

不解与讥笑、嘲讽跟不屑，立马转变为点头、赞许跟敬重。这时，针灸师立马放下自己的架子，伸出手，愿做大妈的患者。

大妈也把针灸师当普通人，就在他肩臂处挑刺几下。

针灸师顿感从未有过的轻松。

唐大妈又拔出半罐血。

针灸师松了口气说：“这种感觉，好久没有了！”

后来，唐大妈才知道，这是医院里的针灸医师。她帮医师治好了手臂肿痛。

唐大妈谦虚地说：“我也不知道怎么治好的，可能碰巧吧。”

“为什么碰巧的事总是遇见你，难倒你是幸运星降临？”

经过医师的一吹捧，唐大妈的人气就更旺了！

16 水手的咳喘

人有本事，从来不怕没好的出身。

天下无难事，只怕有心人。

这世界有本事的人多，有心的人也多，可有心又有本事的人，就不多。

只要谁找到唐大妈，信任她，她就帮他，而且不计报酬，这是有心人。

经常面对疑难病，翻翻书，看看师父的经验，唐大妈常常自己也稀里糊涂，将病治好，与其说是幸运，不如说是本事。

行船的一个水手，常年跟水风打交道，落下咳嗽，不以为然，后来变成哮喘，胸痛气闷。老实的水手，找到唐大妈。

大妈说："我从没治过哮喘、咳嗽。"

水手说："可大家都相信你，我就来找你。我远道而来，你就给我治治吧。"

唐大妈说："你信得过我，我就试试。"

大妈看《挑刺奇书》上记录："凡外感咳嗽、内伤哮喘、胸闷气痛、咳痰不爽者，选膻中穴周围挑刺，其效必速。"

结果，挑完，水手现场就露出微笑说："我心口压的大石好像被搬走了！"

结果，不再咳嗽气喘，胸痛气闷一去不回。

真是挑膻中，人轻松。膻中一挑开，喜乐自然来。

水手说："我该如何报恩？"

大妈笑着说："你信任我就是给我机会，我要报你这恩还来不及呢！"

水手说："那我就不敢当了。"

大妈说："我赚到了这经验，花钱都买不到的经验，收获太大了！"

17 赵二的胸胁痛

村里的老赵家分家，赵大跟赵二因分配不均，大打出手。

财物轻，怨何生。

言语忍，忿自泯。

有本事的人，都以分父母田产为耻辱。有未来的人，都不会轻易去瓜分这些不靠自己汗水打下来的江山。

赵二胸胁痛得彻夜难眠，找到小茅屋来。

唐大妈说："我又不是跌打伤科医生，一没药酒，二没药膏，三没药散，你的打伤，要另请高明了。"

谁知，赵二却火爆脾气："你不帮我挑，我就不走。外人来村里你都帮他挑好了，自己村里人你反倒不照顾？"

唐大妈彻底郁闷了，真的被逼出手。病人都心甘情愿将身心世界交给你。

于是，她拿起《挑刺奇书》，仔细地翻开书找。找到胸胁痛的挑刺点，就在肝俞、肺俞上，对于这种急性跌打伤，挑刺的效果响当当！

现场挑完，赵二胸胁像绷紧的弦，突然就松下来。呼吸都顺畅了，高兴地说：“真舒服！”

唐大妈当机说道：“赵二赵二，你想舒服听我的。”

赵二说：“听你说什么呢？”

唐大妈说：“我虽然斗大字不识多少，但是道理还是懂的，能舍能予，就叫舒。不能舍，不能予，就叫不舒服。”

赵二一听，茅塞顿开，哈哈笑说：“连你唐大妈都长境界了，我赵二也该让兄长。”

于是，到外面打工经商，几年后回来盖楼房，成为村里有名的富翁！

真是争一争，行不通；让一让，世界广。

18 陈生的急性腹痛

陈生大学放假，逢到运输高峰期，坐了十几小时车，才回到家乡。

由于舟车劳顿，饮食不适，又复感风寒，饱受风寒湿气，车厢浊气，导致腹部周围肿痛，吃什么都呕吐，连藿香正气散，行军散，都无能为力，还发高热。恐怕是急性阑尾炎，要动手术。

陈生的家庭本来就不富裕，哪里拿得出钱来医病？

唐大妈看了后，说：“这种急性病，我是不敢治的，我一点经验都没有。你看，我手都在发抖。”

谁知，陈生的父母却说：“你用针可以帮病人缓解痛苦，现在大半夜我们也出不了村，起码明天才能叫到车。你帮他挑一下，让他舒服一点也好。”

唐大妈又被逼得出手了！

怎么每次出手，都是自己毫无把握的，都是尴尬被动。而且疾病，怎么一个来得比一个厉害。

唐大妈战战兢兢，如临渊履冰。看到面色发青、眉头紧皱的小伙子，唐大妈心一软。冒出两个字：“拼了！”

《针挑奇书》上记载：“凡行医者，必须胆大心细。”

敢于接疑难病，敢打敢担叫胆大。治病过程中，引经据典，小心翼翼，叫心细。

腹中绞痛高热，虽然是未曾过招的恶疾，但想到师父的秘籍，唐大妈还是有试一试的底气。

《针挑奇书》上记载：“天枢穴，用针挑摇摆法，可以缓解治疗一切急性肠胃炎，腹痛高热。”

结果，才挑五分钟不到，陈生觉得腹中疾痛没了。对侧天枢穴再挑五分钟，高热退。陈生居然喝下一大碗温开水，舒舒服服睡了个觉。醒来后奔厕所排出恶臭，病去若失。从此，也没再发作过。

这一个急症案例，让整个村里的人，再次对唐大妈刮目相看，认为这大妈治病，应该不是凭运气，肯定有真本领！

换作去大医院，恐怕不是吊瓶，就是早开刀切了！

19 老兵的风湿腰痛

村里一个退伍的老兵，立过战功，在行军途中，经常久坐湿地，汗出沾衣。退役后，常年腰酸背痛，天气转变，痛得老兵常皱眉咬牙，但他从不轻易向外人诉说苦痛。

直到一次，唐大妈为老兵补衣服时，老兵是皱着眉头来送衣服的。

唐大妈问："怎么回事？"

老兵说："敌人再狠，都没让我弯过腰。这多年的风湿腰痛，却让我直不起腰。"

唐大妈幽默地说："是'敌人'侵入了你的身体腰部，要不让我试一试，看能不能将它挑除。"

唐大妈就在老兵的命门腰俞周围挑刺，一次后，老兵第二次来拿衣服，笑逐颜开，说痛已去七八。

然后唐大妈又帮老兵把大腿弯委中周围挑一挑，两次就把他多年的腰背痛挑好了。

老兵又恢复了往日腰杆子挺直的骄傲。

原来，《挑刺奇书》上说到："委中者，胃中也，此处乃腿弯子，通人体胃大弯。只要慢病久不治，你想要收尾的，就要找委中。因为此穴能提高肾主腰脚能力，跟脾主肌肉能力，是先天后天之本的完美结合穴位。"

唐大妈说："痛不可怕，只要找到病灶将针下"。

20 老王的脚踝肿痛

村里放鸭的老王，经常要把鸭子赶到水里去，自己涉水泡在水里，是常有的事。

不怕你涉水三千，就怕你虚弱一点。

《黄帝内经》讲："风雨寒暑不得虚，邪不能独伤人。"

这是讲，不管天气的风雨有多厉害，不管地气的水湿有多嚣张，只要你精满不漏，体魄不虚，它就没法伤你。可谁能保证，天天精元饱满呢?

老王也难免劳损费心，耗元伤精。

他淌完水回到家，脚踝就开始肿。刚开始不以为然，直到肿得不能下床，到处请医生。把鸭子卖完了来医病，都没医好。

有天听到邻居说："外来和尚会念经，你都只知花钱请外来医生来治你，不知我们本地不要花钱来治病的，你却不相信。"

无奈之下，老王找到唐大妈。

唐大妈说："我没有治过这么严重的脚肿。"

老王说："听说你不要钱，特来求你。我已经为这支脚，耗尽家财了！"

唐大妈说："如果我能让你不再为这支脚烦心破费，那是我的幸运。"

于是，唐大妈翻开《挑刺奇书》，发现书中有疗脚踝肿胀的图。大妈识字不多，还好天天晚上，跟儿子挑灯学查字典，读点《挑刺奇书》，勉强能一知半解。以前她都是看图找穴位挑的。

《挑刺奇书》中讲："凡踝关节肿痛者，找解溪、太溪、昆仑三处挑刺，能迅速缓解局部肿胀，促进血气流行，修复伤痛。"

结果，唐大妈挑刺加拔罐，老王的踝关节肿，只用了两次，就治好了。

老王郁闷地说："早知如此，何必当初。早知我身边有佛，我何必去百里外求佛。可怜我那些鸭子啊！"

21 建筑工的膝盖痛

贵州山村，有位建筑工人，他为川藏公路的建设，经常在风雪交加的时候工作，付出了毕生心血。

后来，膝盖肿痛难忍，实在没办法再干下去，方提早退休回到南方了。

可他退休后病没退休，而且还更加严重，痛彻心扉，彻夜不停。不知吃了多少药，都没根除。

中医诊断为膝痹。

当他找到唐大妈时，也是抱着试一试的心态。

大妈说："你走南闯北，见多识广，人脉好。我关闭在小山村，井底之蛙，可能治不好你的病啦！"

而建筑工却笑着说："反正治好治不好都无所谓，只要你肯帮我治，我就把身体给你试。"

唐大妈带着试一试的心态，翻开《挑刺奇书》，发现关于痹症有一番论述："《内经》云：凡痹者，闭也，乃风寒湿关闭在筋脉里，发热肿痛，起斑点。只需挑开拔罐，让血气流通，很快就缓解病痛。"

唐大妈信心大增，找到膝关节周围的血海、梁丘、阳陵泉三处同时挑刺。

这是《挑刺奇书》上面非常有名的“膝三挑”。无论风寒湿痹阻膝盖多么年深月久，即便药物不能达，艾灸不能治，但用挑刺破门而入，开闭散结，再予火罐拔取瘀血，令邪有出路，病去得安。

如此顽固的高原风寒痹症，挑刺三次加火罐一拔就好了！

于是，唐大妈收到平生第一张锦旗：“医德高尚！医术精湛！”

唐大妈倒是哭笑不得，自己一非医生，更不是名医，只会绣花针，帮人挑挑皮肉筋脉，怎么就被送以歌功颂德的锦旗呢？

千万别挂，快快藏到床底下。

22 菜花的面瘫

在贵州这个小山村，最先致富的老刚盖起了高楼大厦，装起了空调。

他的女儿菜花，吹了一个夏天的空调。有天早上漱口刷牙，发现水居然从嘴角流出，控制不了。一照镜子，右边脸部向左边歪斜，眼睛想闭也闭不了。

坐卧不当风，走路要挺胸。这种养生的言教一旦背离，病痛很快就来敲门。

医院诊断说，这是面瘫。轻的要十天半个月才能好，重的话，恐怕要遗留终生，导致肌肉萎缩，面目可憎。

菜花整天哭哭啼啼，度日如年，家门都不敢出。

老刚将唐大妈请到家里。

唐大妈说：“我真没治过面瘫。”

老刚粗人一个，说：“没治过也不怕，安慰安慰我女儿也好。不能说我这个做爹的，啥事也没给她做。”

唐大妈就说：“好吧！”

于是，翻开《挑刺奇书》，看到治面瘫方，发现里面讲到：针挑面瘫，要以挑提、挑拉为主，不用挑断皮肤，不要弄太大的针口，以免留疤痕，还要在颊车周围挑刺，放一点血。再在合谷挑刺，以符合“面口合谷收”之理。

结果唐大妈，只出手两次，菜花的面瘫就治好了。

这下老刚说：“医生都说要十天半个月，怎么两天就好了！看来医生的话，不能够全信啊！”

唐大妈却谦虚地说：“应该是菜花她服了医院的药，才好得这么快，我挑刺只是安慰而已。”

功成不居，《道德经》如是讲。

当有功劳时，千万不要贪天功为己功，这就会让你的功劳越来越高超。

这样，面瘫都被挑好的消息不胫而走，那些歪脖子、面瘫的人找上门的就越来越多。

唐大妈虽然没有讨功要劳，但是她却获得了大量建立功劳的机会，跟治疗疑难杂病积累经验的条件。

23 肝郁化火的咽喉肿痛

刘屋桥，五经富清凉的晨风扑面而来。一日之计在于早，一生之计在于勤。

在这清明的早上，我做完口吐莲花的讲学后，就到江边跟大众一起铺石头路。

唐大妈带着两个儿子，铺得不亦乐乎。

我发现，快乐的人，不论工作、学习、生活，他都热爱，并快乐着。

正巧有个咽喉肿痛的患者，错过了我义诊时间。

治了半年咽喉疼痛肿胀都没好，她都怀疑，会不会变为喉癌。

我见她关脉郁滞，便问："是不是家庭矛盾大？"

原来这患者，跟丈夫准备离婚，已抑郁多年。

我对唐大妈说："这个病，我来动脑，你来动手！"

大妈自信地说："曾老师点头，没问题！"

我对患者说："现场可以让你咽喉梗阻，肿胀疼感消失大半。"

于是，我点出妇人背上的肝俞、肺俞穴位。唐大妈举手之劳，就挑出白色的筋，相当硬。

患者面露喜色说："我怎么感到胀紧的喉咙轻松下来了！"

掌声再次响起。

回去我叫她多喝水，少生气。人要清醒时做事，糊涂时读书，愤怒时睡觉，独处时思考。

居然，患者的肿痛一去不复返，半年恶疾，十几分钟得愈，堪称神奇！

为何我独选肝俞、肺俞？

因为，《黄帝内经》讲：“诸气膹郁，皆属于肺”。

还有肝经布胸胁，夹咽喉，肝经一郁，就化火充咽。

肝肺俞一挑通，紧张的气火就放松，肿胀硬邦邦的咽喉，就软了。

24 面口痘疮

今天，知足堂来一个口角有痘痕的患者，他一直为自己痘痘的印痕不去，而感到自卑。

我说：“相好庄严，从恭敬中来。你自卑错方向了。”

而唐大妈只帮他轻轻挑了痘痕周围，用最细的针，几乎看不到伤口。

唐大妈说：“起到气通血活之效。”

然后又在合谷穴上大挑特挑。

奇怪，现场那斑，好像暗淡了下去，不知道是不是患者因为痛得咬牙切齿，憋红了脸面，暗黑的痘痕都被血气充红，好像看不见了。

结果，隔天再挑一次，那顽固的痘痕就不见了。

这患者，前大妈后大妈的，恨不得拜唐大妈为干娘。

原来《挑刺奇书》上面记载，不管口歪、口疮、口角炎、口臭、口反酸、口苦、口疮疤，挑刺合谷，都能明显看到效果。这叫“面口合谷收”。

这患者，不再暴饮暴食，作贱身体；不再熬夜透支，折腾面目。

果然，没有再长疮，面色也回归自信。

25 江叔的肘部疔疮

有一种毒疮，找不出原因，它突然会出现在手脚或身上，民间叫无名肿毒，经常红肿疼痛，让你彻夜难耐。

这种病来的快，你治不好就会发高热，严重的会产生肿块，甚至烧坏大脑。

二村的江叔，肘部红肿，长了好几个疔疮，像铁钉钉在手上一样，都动不了。别人一碰，他就大惊失色说：“别动别动！”

我笑着说：“疔疮原是火毒生。这种火毒疔疮，严重的会走黄，变成疔疮火毒败血症，那就相当危险了。”

我问唐大妈，有没有简验便廉的招法。

唐大妈说：“这样的疔疮，我们在他周围挑刺，放出毒血，叫截断毒气。一般挑几次，就会好的。”

谁知，唐大妈见江叔人高马大身体壮，就在他肘部的上下肥厚肌肉处，大胆挑刺，放出瘀血，还拔罐。现场疔疮，就萎缩掉一半，红色变淡。

《黄帝内经》讲：“诸痛痒疮，皆属于心。”

我叫他回去买黄连上清片，清心通肠，釜底抽薪。

第二天他就高兴过来，说这疮好了七七八八，也不发热了，觉也好睡了，摸他也不痛了。

这就是针药结合，里应外合的魅力。

针可以让毒血放出，药能让诸痛痒疮消除，里应外合，其效必速。

26 按摩医师的颈椎包块

人，因何而自信？因为他能帮到人，能人所不能。

人因何由小自信变得大自信？因为他能帮人解决从小到大的问题，他能帮小部分人，到大部分人。

一天，庙宇里来一个按摩医师，他帮不少人缓解了病苦，但自己颈椎上却长了个大包。

手麻头痛，经年累月不好，不得已，医院都说要动手术了。

他听同事介绍说，庙宇里有大妈，用针帮人挑刺，不少病都治好了。这医师放下自己医院高高的地位，找到唐大妈。

唐大妈居然也没有把他当做高高在上的医师，像平民百姓那样，在颈部大包周围挑刺、拔罐，一次就缩小了，两次就小了一半。

手不麻，头不痛了。五次下来，未动手术大包全好了。这医师，才透露自己的身份，对唐大妈的针挑之术啧啧称奇，佩服得五体投地，说最想把唐大妈招聘到医院去。在医院的大平台上，唐大妈能传道授术，让更多医者增添本领，患者得利益。

这好意被唐大妈谢绝了。

唐大妈说：“对于长久正邪交争剧烈，形成硬块、包块的，挑刺效果比较好。”

《黄帝内经》中：“拔刺雪污”。这根刺拔掉了，松开了，鱼儿重归江湖，什么问题都没了。

27 挑刺的机理

唐大妈自从治好了医院正规医师都不容易治好的颈部包块后，一下子慕名前来讨教试效的医师就多了。

像挑刺疗法这种民间奇术，居然引起正规大医院重视，他们还想研究出其机理来。

这天，医院的一位管理者，年轻时挑担过重，天气冷时，肩会痛，这次痛得开车抓方向盘都难受，他搭别人的车来。

道理讲千万条，不如临床试一效。

唐大妈在医院管理者的肩上，好像华佗刮骨疗毒那样，挑了二十分钟，边挑，那疼痛就逐渐减轻。

用唐大妈的话说：“我还没有完全出针，他就说疼痛没了。”

可见，挑刺疗法，对于这种长久的剧痛，它来得快，可也好得快。

医院管理者向唐大妈咨询挑刺机理，唐大妈说：“我是个山里人，是个粗人，也不懂什么道理。我就打个比方吧。你的肩膀扎一根刺，你都恨不得将它挑出体外，不然彻夜难眠，坐立难安。而你的失眠，肩周剧痛，就是肩膀有刺。”

医院管理者愣了，唐大妈再解释说：“刺不一定是看得见有形的铁刺木刺，更多是无形的气滞刺、瘀血刺、痰湿刺，它在那里阻滞经络，影响血脉，你就吃睡不消。”

周围人听了，没有不暗暗点头，啧啧称奇，认为这种解释方法既合理、有趣，又生动。将瘀血挑出，将气滞挑除，将痰湿挑去。将这些病理产物当做皮肉间的刺。

如果你肉中有刺，常欲拔之而后快，而且恨不得把这刺尽快拔出。

那你劳损的瘀血刺、郁闷的气滞刺，还有暴饮暴食的痰湿刺，阻在皮肉筋脉间，如芒刺在肉，只能将金针请出，除之而后快。

28 妇人乳腺增生

我们问唐大妈：“你最擅长治什么病？”

唐大妈说：“我也不去管他的病名，总之，那种麻木牵扯样痛，常常是挑刺擅长治的。”

有个乳腺增生的妇女，要唐大妈现场亮技，说她为了治胸胁痛，四处求医，却四处碰壁。

唐大妈说：“痛在哪里？”

妇女指着乳房下，腋下。

唐大妈说：“这在《挑刺奇书》的经穴图谱上，是属于肝胆管辖的范畴。所以挑肝经太冲，胆经阳陵泉。气冲胸胁挑肝经，筋脉拘急挑胆经，这样，因为气滞拘急而痛的，就会减轻。”

世间最受人敬重的，就是这种说到做到的人。

当妇人还怀疑这种疗效时，唐大妈已出针埋首，帮她开挑了。

唐大妈还没有完全出针，不到十分钟。妇人面露微笑说：“我感到胸部松了很多！”

看着被缝衣针挑出一根根白色的筋，以及这种瞬间效果，周围人都赞叹不已。

“你再走一走看，还有不舒服的吗？”

妇人蹦蹦跳跳，深吸几口气，笑着说：“好久没有这么轻松又不胀满的感觉了。”

后来一去检查，乳腺增生居然没了。这是治乳腺增生最快的。

熬药的时间，都比治疗的时间长。

敬佩唐大妈，敬重这拥有民间奇术的人，希望越来越多。

29 石硬病的治法

唐大妈说：“有一种农村常见病，一般打赤脚，或撞伤、远行，被石头硬块顶伤的。我们用挑刺疗法，治疗它是小菜一碟。这种病在民间，叫石硬病。我治得非常多，也非常有自信！”

原来今天，正有老农因为挑担打赤脚挑太重，脚掌被路上的小石块或硬东西硌伤。

西方医学认为这是“深部组织瘀血，无菌性炎症或化脓。”

患者非常难受，足跟热肿跳痛，脚都不敢踏地，整天坐卧不宁。

内服过消炎止痛药，外用过一些降火止痛的青草药外敷，却不能根除。别说挑担干活，连行走都要多加一把拐杖。

唐大妈打开《挑刺奇书》说：“你们看，对付这种，脚掌被坚硬物打伤顶痛，不管新旧，统称石硬病。只要挑委中、承筋二穴，再拔出瘀血，就能迅速缓解。”

结果，唐大妈只帮老农挑了二次，老农现场就丢掉拐杖，自行走路了。

当天晚上就睡得非常酣畅，第二天居然能下地干活了。

真是病时动弹不得，好时生龙活虎。前后转变快速，只因针挑奇术！

30 妇人梅核气（慢性咽炎）

挑刺疗法神奇之处，就是你可以不知道它叫什么病名，却能用挑刺术将它治好。

唐大妈碰到一例患者，常年觉得咽喉有异物感，吞不下，吐不出。还以为得了食道癌，去做喉镜检查，也找不出原因。

直到这妇人找到唐大妈。

唐大妈说：“我也不知道它叫什么病。”

妇人说："你不知道也要给我治治，免得我空手而回。"

唐大妈就对这妇人的膻中穴挑刺，现场挑完，咽喉梗阻感消无芥蒂，从此再无复发。

妇人高兴得见人就夸，说碰上了天医、神医、贵人！

唐大妈也一头雾水说："我真不知道她得的是什么病，也不知道她怎么好的。"

我听了后，笑着说："这叫梅核气。喉间如梗，胸胁郁闷，是它的常见表现。肝气郁结，脾胃湿阻，是它的病因病机。此人必多愁善感，或倍受生活工作压力打击，不能释怀。"

唐大妈豁然开朗地说："对对！她爱人做生意失败，她孩子也没考上大学，天天都叹气忧愁。"

我说："人可以有压力，但不可以有被打压感。生活可以不如意，但性格必须要开朗。否则一得病，很难医治！"

31 玲姐的痛经

小山村的玲姐，正逢月经期间，不得已要下田抢割水稻，日夜奋战。月经第二天就停止了，腰痛腹痛，头晕脑热。整个人不要说下田干活，连正常生活都成问题。

唐大妈说："我没有治过这么严重的痛经，痛到人都站立不起。"

唐大妈被请到玲姐家。即便玲姐抱着热水袋，还觉得肚子凉冷如冰。

大妈赶紧翻阅《挑刺奇书》上的妇科病篇，找到痛经门。只见那里画一个趴下去的妇人，挑刺点就在屁股上的八髎穴。

这叫前病后治。

谁知，这病来得快，去得也快。

刚挑完，针还没出，玲姐就丢开热水袋，说："好像有股暖流，从胃一直下到肚子。站起来头不晕，脑不胀，腰不酸，腹不痛。又像正常那样生活了。"

唐大妈一下子被奉若神明，成为村姑、村妇们疑难杂病的保护神。

大家下田之余，都喜欢到唐大妈家，跟唐大妈学针挑。用根绣花针，来保身护体。

大妈露出复杂的表情说："我连医师都算不上，怎么敢当老师，误人子弟就麻烦了！"

32 痧症的治法

夏日炎炎，大地似乎都被太阳晒得会流汗。

环卫工人军叔，在腐霉的垃圾堆边工作，吸进大量的腐浊气。

有一天，他感到心胸气闷，头脑迟钝，全身酸软无力，想吐又吐不出，想泻又泻不下。自己想去卫生站拿药，谁知，还没走到，就支持不住了，软倒在地下。

这就是民间常讲的急痧症。

急痧症最好的治法，就是挑刺放血。毒血放出来，立马就会减轻。

所以切莫观望迟疑，需当机立断下手。

唐大妈对军叔的耳朵背后青筋挑刺，挤出瘀血。

军叔说：“头不胀了，但胸还闷。”

唐大妈又在军叔的内关挑刺，瞬间胸闷之感消失。

军叔说：“肚子还胀痛，好像刀绞针扎。”

唐大妈又在军叔的足三里跟委中挑刺。

军叔放几个屁，身心如洗，站起来能走路，没事了！

原来，《挑刺奇书》上面记载，痧症乃急症，挑刺放血，乃痧症急救良法，常一次见效。若能准备黄荆子跟鬼针草，各一两煮水代茶饮，号称“痧症散”对痧症防治有奇效。

古人云：“百病皆可发痧。”痧症一发，会累及全身，变成痧毒。故，夏秋之季，常服此茶，可解毒排痧。

从此军叔，就常喝黄荆子、鬼针草茶。即便出入恶臭的垃圾堆，都不再中痧毒。

此二药，真乃饮食不节，霉气入鼻，气候热闷，引起毒浊败身之良药也！

唐大妈第一次体会到，用挑刺急则治其标，用小泡茶汤方，缓则医其本，防治保健的快乐！

33 小儿疳积

五岁的小男儿，面黄肌瘦。原来，他是家里独生男儿，万千宠爱集于一身。零食当饭，正餐不吃。时而还捡起泥土、火炭来吃。

明明已经服过驱虫药，打过虫了，可还是骨瘦如柴。家人知道是疳积，却奈何不了它。

唐大妈说："我可以试试看！"

在孩子手指四缝点上挑刺，挤出黄水。同时开出山楂15克、双黄连5克、川椒5克，煮水让孩子服。

结果，就挑刺一次，加上这汤药，孩子的疳积就消了，从此不再偷吃泥土、火炭。正餐一吃，很快就拔节长高了。

原来，《挑刺奇书》上面记载：积滞、蛔虫，得到酸味就会安静，如山楂；得到辛味就会折服，如川椒；得到苦味就会赶紧往下逃跑，排出体外，如黄连。当这三味药集在一起，就能将蛔虫积滞排出身体。

如若体质虚弱，后期可用参苓白术散，调理脾胃功能。

唐大妈用《挑刺奇书》上的这一绝招，治疗小孩疳积数十例，例例成功，无一失利，唐大妈的自信就这样建立起来的。

34 小儿假性近视

七岁的小男孩，夜间睡觉，常踢被子，还怪叫，喜欢吮吸手指，时常还咬指甲，两只眼睛居然渐渐看不清。

家里人带他去消化科、眼科检查，都说这孩子是营养不良综合征。

可家里从来就没有少给孩子吃东西。

疑难问题找中医，民间有高手。

唐大妈凑过去，用鼻子闻孩子的嘴巴，说：“营养不良，我就不会治了。可我闻他的嘴巴臭臭的，可能是胃火胃气没降浊。”

小孩家长说：“那他眼睛看不清是怎么回事？”

唐大妈说：“我也不知道，我只能试试，看看能不能帮他恢复胃口。”

结果，唐大妈只帮小孩子挑两手中指的疳积点，挤出像黄油样的东西。

当下这孩子把眼镜一摘，说：“妈妈，我看得见了！”

孩子意外，家人惊喜，唐大妈更是一头雾水。

“我想让他开胃，怎么让他开眼了？难道是误打误撞，将别的病治好了？”

唐大妈曾经咨询过我这个问题。我说：“这孩子，是食积害目，浊阴蒙清阳，而且，疳积点在手上，他可以对应眼睛。所以老年白内障、小孩食积后视力减退，挑刺此点，皆能降浊阴，让七窍清灵，你真是误打误撞，实践出真知啊！”

就这一次，孩子眼睛好了，胃口好了，晚上不踢被子，也不啃指甲了！

唐大妈因此依法炮制，又成功治愈多例近视的孩子。发现这些孩子大多跟当下零食瓜果横行，冰冻冷饮遍布，导致食积在腹，视物不清。一把疳积点——四缝穴挑开，如拨云见日，假性近视就好了。

结果，唐大妈居然收到一张“光明使者”的锦旗。

唐大妈愣了说：“我真不是眼科医生，我也没本事将光明带给孩子，只是误打误撞，治好几例近视而已！”

唐大妈说："如果在眼保健操保护眼睛的基础上，再加捏耳朵、耳尖，跟按摩背俞穴，应该可以大大减少近视的人群，减轻近视的度数。我叫我孩子，除了做眼保健操外，要捏耳尖，相互按背。他们在家里沉迷手机，也没有近视。我因此要把他们带到五经富曾老师这边来学医。"

35 赵叔的急性咽炎

村里的赵叔，加夜班，喝水又少，导致咽喉肿痛，音声嘶哑，话都讲不出。

不得已请了个病假，找到唐大妈，说："咱工人家里没多少存钱，只要能少花钱，这样的医生，我就认为是好医生！"

唐大妈说："不要紧，我这里治病是不花钱的，你只需要咬牙忍住疼痛就可以了。"

赵叔说："只要不花钱，刮骨疗毒的痛我都能忍了！"

《挑刺奇书》上面记载："急性音声嘶哑，说不出话，可在耳背脉络刺络放血，对急性咽炎、扁桃体炎、咽喉肿痛，效果奇佳！"

唐大妈帮赵叔将其两边耳朵揉红后，挑刺放血。现场，咽肿吞咽梗塞的感觉就没了，沙哑的声音也转为清晰。

《挑刺奇书》上记载："如再用岗梅（又名称星树，山甘草）、桔梗各20克煮水代茶饮，能加快痊愈速度，减少复发可能。"

虽然唐大妈没收赵叔的钱，但赵叔还是特意到山里打了一担柴来报恩。

36 喉源性咳嗽

25岁的小梁，每次同学聚会，或坐车缺水，扁桃体就红肿热痛，咳嗽不已。

医生建议他切掉扁桃体，省得喉源性咳嗽一年到头反复发作。

小梁皱眉："我这么年轻就动手术，我可不想把身体的东西轻易割掉。"

这次考完试扁桃体又发炎，引起严重咳嗽，咽喉充血，难受得喘气都很困难。

他找到唐大妈。

大妈说："我试试吧！"

于是，按照《挑刺奇书》上指导，先取少商穴放血，现场咳嗽减轻。再用缝衣针挑刺耳背小络脉放血。

小梁切身感受到："喉中清凉，清爽舒适。"

再用手电筒一照，肿大的扁桃体居然消肿了。

小梁手舞足蹈，开心得像考试考了第一名一样。

原来，可以不用开刀动手术，也能将咽肿喉塞治好！

《挑刺奇书》中记载，如果平时，用桔梗、菊花各10克泡水代茶饮，可配点蜂蜜，就可以解除咽喉肿痛，呛咳干哑的问题。

小梁得到这个方法后，从此再也没有发作过呛咳和扁桃体肿痛。

中医是一门与身体和谐共处，将病痛消弥于无形的方法跟艺术。

37 医者的品质

大家看唐大妈挑刺那聚精会神的样子，蚊子叮她，她似乎都毫未觉察到。

在按摩床上的苏大哥，原本双目红肿刺痛，怕光流泪，自从唐大妈耳背挑刺放血之后，就好了大半。这第二次，唐大妈又对他微刺太阳穴放血，红肿热痛就全部消失。

《挑刺奇书》上面记载，行医者要胆大心细，智圆行方。

胆不够大，见到血就会慌；心不够细，挑伤病人，就麻烦了；智不够圆融，你就对付不了疾病；行为不够方正，你这医路将黯淡无光。

唐大妈说：“我挑刺，因为没大本事，特别不敢放松。所以挑刺时全神贯注，我怕不能将病人治好，辜负了他的一番信任。”

38 麦粒肿的治法

村里一个孩子，老用手去揉眼睛。不多久，眼睛就红赤红赤的。到后来，整个眼肿起来，张闭都艰难。剧烈疼痛得没办法上学，形状像麦粒一样。

原来这叫麦粒肿，农村俗话又叫偷针眼。

《挑刺奇书》上记，凡偷针眼，只需要在背上胸椎，旁开三寸左右，找到挑刺点，挑破就会好。严重的加鼻尖、耳尖放血，一般一两次就好了。

这种操作对唐大妈来说，已经再熟悉不过了。

她便依次在后背胸椎旁边，找到特异点按下去，孩子痛得直叫。

加上鼻尖、耳尖小刺放血，现场麦粒肿就消肿了。

原本孩子眼睛痛痒得坐立难安，挑刺后便很快清静入睡。

原来针挑疗法，是偷针眼（麦粒肿）的克星。

39 沙眼的治法

电焊工滕叔，经常会觉得眼睛莫名其妙的瘙痒，看东西很容易累。

起初不以为然，后来每天晚上八点钟就得睡觉，如果眼睛不闭合，就会干涩赤痛难耐。

开始用眼药水能缓解，后来都不起作用。到后来眨眼都觉得有东西阻在眼中。

原来这是沙眼。如果不及时治疗，会损伤到角膜。

《挑刺奇书》上记道，沙眼急性发作期，耳尖挑刺放血。如果慢性期，就在肝俞肺俞上面挑筋。

唐大妈在滕叔耳尖跟背上都挑刺了。两次，干涩感就消失，看东西明亮，眨眼不再难受，晚上双眼疲劳感也不见了。

40 红眼病（急性细菌性结膜炎的治法）

秋天天干物燥，居然流行起急性细菌性结膜炎来。村里白睛发红，双目赤痛的孩子一批又一批。学校都严禁眼目红肿的孩子上学，因为一不小心，又把其他同学给传染了。

唐大妈忙得不可开交，挑完一例又一例，几乎应手取效。

原来《挑刺奇书》上面记载，结膜炎急性发作期，挑耳背跟太阳穴放血，火毒热气随血而去。

在放血前，最好用手拍打，使局部充血，更容易放出。

慢性缓解期，眼虽然不痛，但还有红肿的，可挑肝俞、肺俞、膏肓，效果奇特。

如若还有病尾不能彻底根除者，可取蒲公英50克煎水代茶饮，服一两日，就能根除。

原来结膜炎，也是针挑疗法最擅长治的病种之一。

这次，红眼病（兔子眼）流行，唐大妈立了战功，她的名声一下子在学校传开了。

学校的老师碰到眼红肿热痛的，都会对孩子们说：“去找唐大妈！”

看来，真有水平，能解决问题，别人只有尊重、尊敬，而不会在意你的出身。

41 甲亢的治法

唐大妈要回贵州去了，那边乡亲也催得很急。而这段时间，她把一生本领，像竹筒倒豆子一样，毫无保留，一滴不漏地在知足堂展现出来。

众人由刚开始惊讶、惊奇、惊叹，到后来惊喜，整日跟在唐大妈身边学挑刺。

所谓雁过留声，人过留术。

一个优秀的人，他像古凤阳医生一样，路过一个地方，帮一个群人治好病痛，还会留下医术。

唐大妈怕我们不能很好地发扬挑刺疗法，特别把《挑刺奇书》备了一份送给我们。

挑刺有它的主治范畴，也有它的局限性。

并不是所有病都能挑刺，也不是疑难杂病就不能挑。

我说："唐大妈，能否跟我们分享挑刺在挑战疑难杂病方面的一些经验。"

唐大妈说："我不敢说挑战疑难杂病，但我在村里，确实治好几例医院诊断说甲亢（甲状腺功能亢进，又称大脖子病）的病人。他们来的时候怒目圆睁，好凶啊！我都以为这不是我能治疗的范畴。可师父讲了，只要碰到疑难病不解时，就读书，翻《挑刺奇书》。

见病不能治，皆因少读书。

果然，《挑刺奇书》上记载，甲亢又叫瘿病，与地方水土和忧怒过度有关。

忧思伤脾，郁怒伤肝。肝俞、脾俞必挑。初病在气，要挑肺俞、膻中；久病在血，要挑膈俞、心俞。

挑完后服归脾丸，养其气血；服逍遥丸，散其郁结。虽大病、难病，亦有治愈的机会。

结果，我就隔天帮他挑一次，连续挑了两个月。瘤结渐渐变小，胀眼跟亢奋的情绪也平息了。最后检查，连指标都正常了。病人变健康，能正常劳动。”

大家听完后，没有不以为是奇迹的，一般思维定势，以为挑刺治小毛小病，想不到，在碰到奇难怪病，它也能建立奇功，为我中华绝技争光！

42 催乳素瘤的治法

村里有个女孩，乳房居然溢出些奶水。几个月都这样，脑袋常胀闷，像钻刺样疼痛。到医院一检查，是脑中有个腺瘤，叫催乳素瘤。

人得病了，好像是一种祸。可遇到名医明师，却是一种福。

女孩跟家人没有把这么严重的病告诉唐大妈，她怕唐大妈不敢接。故意说是经常头脑胀痛，好像有个塞子堵在那里一样。

唐大妈以为，小姑娘嘛，就普通的头痛、气闷，就在中脘、丰隆两穴位挑刺，把痰水往下引；在太冲跟阳陵泉两个身体穴位挑刺，将痛和紧张拘挛感松开。

奇怪，这女孩子挑刺后，她回去一周未发作疼痛跟溢乳。

就这样，前前后后，她隔三五天就挑刺一次。挑了半年，去医院一复查，腺瘤没了，也不溢乳了。

医院检查的医生追问道：“你在哪家大医院治的，能治出这么好的效果？”

小姑娘说：“我是在山村里找大妈挑刺后好的。”

医生听了一头雾水，眼神里充满了不信，区区小山村的民间郎中，怎可攻克这疑难杂病？

当小姑娘把她的现状告诉唐大妈时，唐大妈还蒙在鼓里，说：“我真的捏了把冷汗。如果我治不好，我不就成这女孩子的罪人了。”

而小姑娘家里，就怕唐大妈拒绝，所以把大病说成小病小痛。

唐大妈说：“如果这算一个疑难杂病，那我真的稀里糊涂，算是瞎猫撞见死耗子治好了！”

原来，《挑刺奇书》上早有记载，若想缓解颅脑压力，可挑刺中脘、丰隆，可将痰水往下引；挑阳陵泉、太冲，可将郁怒、紧张下放。

这些脑部的血水压力，被下放到脚下，即便积液、瘤子、死血，都有可能治愈。

这就是中医常讲的：“头痛医脚，上病下取；脚痛医背，下病上治。”

43 肚腹癥结的治法

贵州小山村周围的村民，似乎都知道这个秘密。

就是求唐大妈挑刺治疗。如果太严重了，唐大妈会手抖心慌，不敢接治。因为她一非医师，二非药工。她就会把病人推走，让病人去大医院。

除非是一些患小病小痛，去医院辛苦，家里又没什么钱的人，唐大妈才会努力地去医治。

正因为这样，许多慕名而来的患者，都故意隐瞒疾病。

比如，脑瘤的就说是头痛，肝硬化的就说是胁胀，腹部长包块的就说是腹痛，绝不将检查报告拿出来。

除非是治好了，来感谢时，将报告一拿出，吓得唐大妈出一身冷汗。

有个退休工人，常年腹痛，医院检查，肚里有个瘤子，像蛋黄大，要动手术拿掉。

他先找到唐大妈说：“就是肚子常胀痛，又没有办法。”

唐大妈也当做普通肚腹疾病来治。

所谓肚腹三里留，就在足三里上挑刺。

《挑刺奇书》上还说到：凡治疗肚腹疾病，必取天枢穴。不管多厉害的腹痛胀满，在天枢穴上挑摆，几分钟就能将胀满缓解。

果然，一次挑完，胀满消掉大半。两次挑完，不胀了。

这位退休工人，只感到排大便时剧烈绞痛，然后排出恶臭，整个人从未有过的轻松。手脚有力，头脑清楚。一去检查，肚子里的包块没了。

医生都惊讶地说："你没做手术就没了，可能是上次拍片拍错了，纯属误诊。"

退休工人哈哈笑着说："不管误诊不误诊，总之是真治好了，我就是两个字：开心！"

当唐大妈也看了检查报告后，愣了，说："你们不要骗我好吗！我最怕治不好病，又摊上事！像这样误打误撞治好了，我也不知道是我的运气还是病人的运气？"

大家听完了也乐着说："偶尔治好几例大问题，也可能是运气加点小本领。"

可是经常能将病痛化解，那就不是简单的运气了，背后必有过人实力，跟顶级传承，或过硬的本事绝技!

44 心动过缓的治法

某企业的一位经理，胸背痛，几次晕倒后，抢救过来到医院检查，每分钟心跳只有四十多次，严重心动过缓。

医生说："如果不及时装上起搏器，恐怕性命难保。"

经理想要寻求保守治疗，故意隐瞒严重的病情，找到唐大妈说："听人介绍，大妈善挑刺治心病，我就偶尔心慌心跳而已。"

大妈说："我不会切脉，他讲什么就是什么，我也不会怀疑。我就稀里糊涂地对他的心俞、胃俞穴做了挑刺。"

在《挑刺奇书》中有记载："心俞、胃俞挑刺，可治心胃病，心慌胸闷。"

奇迹出现了，经理的脉搏由四十多次，恢复到六十多次了。从此不单没再出现晕倒，连心慌胸闷都消失了，像正常人了。

经理为了感谢送来一辆几千块的电动车。

唐大妈再三拒绝说："我无如此大功劳。"

经理说："怎么没功劳？我如果安装起搏器，远不只这十辆车的钱。有恩必报，我不能让恩人吃亏。"

唐大妈才捏了把汗说："好险，我真不会治如此疑难的病，只是你幸运而已。"

45 冰冻肩的治法

税务局李局长，长期肩膀暴露在空调下。刚开始肩痛肩酸，后来连梳头胳膊都抬不起来了，要把毛巾搭上竹竿也搭不了。

到医院一检查发现，肩关节出现了肩三征：一，手不能过头；二、手不能搭肩，三、手不能摸肩胛。

于是，诊断为肩周炎，又称冰冻肩，肩凝症。

可三番四次都没治好。局长火了，都诊断出病来了，怎么治不好？

于是，换家医院一拍照，发现肩部有个包块。这包块不消退，则手永远都活动不利索。

很显然，要动手术。

局长的部下是贵州人，他先介绍局长去挑刺。

当找到唐大妈时，局长只说受凉受冻，肩部痛。

唐大妈也以为是简单的五十肩，根本不知道，肩膀里头还有个包块。

于是按照常规的挑刺方法，选择天柱、心俞、肺俞跟肩中俞挑刺。一次挑完，局长就觉得大为好转，于是，连续来做了五次。挑完后，他的手随意旋转，居然毫无障碍。

去医院一拍照，结果，肩部的包块都消掉了。

他一高兴，就给唐大妈村里送来三十袋米，一百瓶油，要唐大妈自己去分配，送给有需要的人。

家富提携亲戚，岁饥赈济邻朋。这是中华好的传统，好美德。

结果唐大妈知道后，冷汗湿了背，说："我如果知道他肩上有个包块，我就不敢挑了。因为我不知道挑完会不会复发，一复发不可收拾，我就没招了。"

看来，吉人自有天相！存好心，做好事，自然心想事成的多。

46 坐骨神经痛的治法

香港的一位警察，常年出车破案，昼夜劳碌，得了严重的坐骨神经痛，检查结果是腰椎附近有肿瘤压迫。

这位天不怕、地不怕的警察，发现自己在病痛面前，居然直不起腰，走不了路，睡觉时想转个身，都难以做到。

刚好他回贵州老家探亲，听说唐大妈有挑刺奇术，帮助不少人解除痛苦，于是提上礼物，亲自拜访。只说自己是久坐，引起坐骨神经痛。

唐大妈看他身体魁梧壮实，应该不会有什么病。

于是，按照《挑刺奇书》上面记载，找准肾俞、腰俞，环跳、承山、委中，这五个穴位，号称“坐骨神经五挑”。

第一次挑完，警察就能直起腰来，睡觉也能轻松转身。

于是，干脆把车票退了，住下来三天一挑，共挑了十次。

回香港再做检查，腰椎周围的肿瘤没掉了。

当警察从香港寄来物资跟前后检查报告对比，还有一份“医术精湛，医德高尚”的锦旗时，唐大妈百思不得其解地说：“他明明是个壮实的人，怎么会得肿瘤。我只挑他几个穴位，怎么肿瘤会没掉了。这锦旗赶紧收起来把，别声张。要不然又来一批肿瘤病人，我又没办法帮他治，就麻烦了！”

47 膝盖骨刺的治法

有个广州超市老板，膝盖骨长了骨刺，痛得都不能开车。

医生说要动手术，可当他想起手术会有后遗症并且也不是一劳永逸，便想寻求中医保守治疗。

经人介绍，他找到唐大妈。

唐大妈说：“膝盖痛我有点办法，可如果长了骨刺，我就没招了。”

唐大妈一直都认为生病就像生火，小火小灾时，一个人就能扑灭它。如果出现熊熊大火时，自己就无能为力，于是请这老板另择高明。

可老板来了就没想走，就想要唐大妈给他治。闻名乡间的挑刺高手，谁会相信唐大妈不会治疑难病呢？

唐大妈说：“别指望我，我是被推上神坛的，那我也只好勉为其难了。”于是，大妈便找到膝盖周围的阳陵泉、阴陵泉、血海，这是著名的“膝三挑”。

《挑刺奇书》上记载，这三个穴位挑通，有助于膝盖筋脉柔顺。

一次挑完，痛去七八，连续挑了七次，老板走路开车，再没感到有丝毫不适。

老板回到广州做检查的时候，高兴地跳起来，骨刺没了！医生还恭喜他的手术做得这么成功。

当老板把他治疗的过程告诉医生时，医生更为惊讶。

因为不靠手术把骨刺消除，完全超出一般医生的想象。想不到区区民间挑刺疗法，居然办到了。

正如古人所说：“虽小术，必有可观之处”！

48 踝关节肿痛的治法

大洋村的采茶老农，挑着百斤的肥料上山。山路陡峭，一打滑摔下来，踝关节摔得肿痛难忍，从此一瘸一拐。

老农用了外敷的草药，内服的消炎药，都没办法恢复正常，总觉得腿脚被捆绑住一样，半夜常因刺痛惊醒。

他叹气说："为治好这条腿，都将几年的积蓄，都消耗进去了。"

我突然想起唐大妈讲的：凡慢性炎症疑难病，又容易急性剧痛发作的，必有肌肉周围经络拘急牵扯，可用挑刺治之。

正好请唐大妈给他治。

大妈摸他踝关节局部还热肿，说不单要挑刺，还要放血。

恶血不出，新血不生。

于是，在解溪、承山、昆仑，号称"踝三挑"挑刺。

《挑刺奇书》中记载，这三个地方专门治疗踝关节伤热肿。

一次挑完，晚上不痛，能轻松入睡。他高兴地以为遇上神仙救星了。

第二次携重礼，请求再挑一次。居然挑完后，当即走路轻松不痛，那股脚被绳索捆绑之感烟消云散。

茶农叹气说："要是我早遇上你，就好了！"

是啊，有些民间疗法，简验便廉，你遇上它，得有缘啊！

有缘了，就小菜一碟；没缘了，好像隔重大山，远在天边。

49 腱鞘炎的治法

揭阳一间模具厂，有个工人手指被机器碾到，粉碎性骨折，一直都肿胀得像一个球。

药酒、熏蒸、推拿，样样都用过。可这手指的肿胀都没有消掉。就连平时拿碗筷手都发软，经常打碎饭碗。

医院说：“这是外伤劳损，肌肉腱鞘发炎水肿。”

唐大妈这次有信心，主动请缨，毛遂自荐地说：“在乡村，我处理过几例，他们要么是农民、厨师、洗衣大妈，要么是工人，过度用手后劳损，再泡水后，血脉不通，引起肿胀。挑刺对这种瘀滞不通的效果还是不错的。”

唐大妈就像帮助被针刺到的人挑刺一样，认真细心，在手指肿胀关节的上下阿是穴挑刺摇摆，挑完后挤出大量的黄水，带血，现场这肿胀顿时就消退了许多。

工人信心大增，连续来挑刺三次，手指居然能握能伸，也能自如端碗筷，不再发软。

可见，急慢性炎症，局部肿胀疼痛，活动不利的筋骨问题，挑刺常常能有奇效。

附：民间挑刺奇术治法集锦

急性腰扭伤

大腿弯委中周围挑刺，挑出几条小白筋。

脚崴筋伤

挑阳陵泉。

头面肿胀

挑合谷穴。

厌食挑食

将手上的四缝穴挑破，挤出黄水速愈。

肩臂痛

在肩髃、臂臑，挑出大量白色的硬筋。

失眠

凡心烦、失眠、焦虑、脑热、性急，就在患者背后心俞、肝俞上挑刺，将白筋跟黄水挑出必愈!

腰岔气

后腰挑刺。

网球肘

在肘部上下，各找一处青筋挑开，瞬间肘痛消失不见。

肠胃病

足三里挑刺。

唇周麻木

凡唇口疮痛麻木、上火、臭浊，皆阳明胃肠受堵，挑刺合谷，立即见效!

失眠腰痛

凡腰痛到坐立难安，转摇不得，屈伸不利，要在环跳穴周围，寻找青筋挑刺点。

咳喘

凡外感咳嗽、内伤哮喘、胸闷气痛、咳痰不爽者，选膻中穴周围挑刺，其效必速。

胁肋痛

在肝俞、肺俞上挑刺。

急性腹痛

天枢穴，用针挑摇摆法，可以缓解治疗一切急性肠胃炎，腹痛、高热。

风湿腰痛

命门腰俞、委中周围挑刺。

脚踝肿痛

凡踝关节肿痛者，在解溪、太溪、昆仑三处挑刺，能迅速缓解局部肿胀，促进血气流行，修复伤痛。

膝盖痛

血海、梁丘、阳陵泉，三处同时挑刺。

《内经》云：凡痹者，闭也，乃风寒湿关闭在筋脉里，发热肿痛，起斑点。只需挑开拔罐，让血气流通，很快就缓解病痛。

面瘫

针挑面瘫，要以挑提、挑拉为主，不用挑断皮肤，不要弄太大的针口，以免留疤痕，还要在颊车周围挑刺，放一点血。再在合谷挑刺，以符合“面口合谷收”之理。

咽喉肿痛（肝郁化火型）

肝俞、肺俞周围挑刺。

面口痘疮

不管口歪、口疮、口角炎、口臭、口反酸、口苦、口疮疤，挑刺合谷，都能明显看到效果。这叫“面口合谷收”。

肘部疔疮

在肘部周围挑刺，放出毒血，叫截断毒气。一般挑几次，就会好。

配合口服黄连上清片，清心通肠，釜底抽薪。

颈部包块

在颈部包块周围挑刺、拔罐，一次就松了，两次缩小了一半。

肩冷痛

在肩上，好像华佗刮骨疗毒那样，挑二十分钟，边挑，疼痛即逐渐减轻。

乳腺增生

挑刺肝经太冲、胆经阳陵泉。气冲胸胁挑肝经，筋脉拘急挑胆经，这样，因为气滞拘急而痛的，就会减轻。

石硬病

脚掌被坚硬物打伤顶痛，不管新久，统称石硬病。只要挑委中、承筋二穴，再拔出瘀血，就能迅速缓解。

梅核气（慢性咽炎）

挑膻中穴，现场挑完，咽喉梗阻感消无芥蒂，从此再无复发。

痛经

臀部上的八髎穴周围挑刺。

痧症

痧症乃急症，挑刺放血，乃痧症急救良法，常一次见效。若能准备黄荆子跟鬼针草，各一两煮水代茶饮，号称“痧症散”，对痧症防治有奇效。

小儿疳积

在孩子手指四缝点上挑刺，挤出黄水。同时开出山楂15克、双黄连5克、川椒5克，煮水让孩子服。

积滞、蛔虫，得到酸味就会安静，如山楂；得到辛味就会折服，如川椒；得到苦味就会赶紧往下逃跑，排出体外，如黄连。当这三种味道的药集在一起，就能将蛔虫积滞排出身体。

食积假性近视

零食瓜果横行，冰冻冷饮遍布，导致食积在腹，视物不清。一把疳积点——四缝穴挑开，如拨云见日，假性近视就好了。

急性咽炎

急性音声嘶哑，说不出话，可在耳背脉络刺络放血，对急性咽炎、扁桃体炎、咽喉肿痛，效果奇佳！

如再用岗梅（又名称星树，山甘草）、桔梗各20克煮水代茶饮，能加快痊愈速度，减少复发可能。

喉源性咳嗽

先取少商穴放血，现场咳嗽减轻。再用缝衣针，挑刺耳背小络脉放血。

用桔梗、菊花各10克泡水代茶饮，可配点蜂蜜，就可以免除咽喉肿痛，呛咳干哑的问题。

双目红肿热痛

微刺太阳穴放血，红肿热痛的后遗症，全部消失。

麦粒肿

凡偷针眼，只需要在背上胸椎旁开三寸左右，找到挑刺异点，挑破就会好。严重的加鼻尖、耳尖放血，一般一两次就好了。

沙眼

沙眼急性发作期，耳尖挑刺放血。如果慢性期，就在肝俞肺俞上面挑筋。

结膜炎

结膜炎急性发作期，挑耳背跟太阳穴放血，火毒热气，随血而去。

慢性缓解期，眼虽然不痛，但还有红肿的，可挑肝俞、肺俞、膏肓，效果奇特。

如若还有病尾不能彻底断根，可取蒲公英50克煎水代茶饮，服一两日，就能拔病根。

甲亢（甲状腺功能亢进）

又称大脖子病、瘿病，与地方水土和忧怒过度有关。

忧思伤脾，郁怒伤肝，肝俞、脾俞必挑。初病在气，要挑肺俞、膻中；久病在血，要挑膈俞、心俞。

挑完后服归脾丸，养其气血；服逍遥丸，散其郁结。虽大病、难病，亦有治愈的机会。

催乳素瘤

中脘、丰隆两个人体减压点挑刺，把痰水往下引。太冲跟阳陵泉两个身体放松点挑刺，将痛得紧张拘挛感松开。

肚腹癥结

凡治疗肚腹疾病，必取天枢穴。不管多厉害的腹痛胀满，在天枢穴上挑摆，几分钟就能将胀满缓解。

心动过缓

心俞、胃俞挑刺，可治心胃病，心慌胸闷。

冰冻肩

选择天柱、心俞、肺俞跟肩中俞挑刺。一次挑完，病人觉得大为好转，于是，连续挑五次，挑完后，手随意旋转，居然毫无障碍。

坐骨神经痛

找准肾俞、腰俞、环跳、承山、委中这五个穴位，号称“坐骨神经五挑。”

膝盖骨刺痛

膝盖周围的阳陵泉、阴陵泉、血海挑刺。

踝关节肿痛

解溪、承山、昆仑，号称“踝三挑”挑刺。

腱鞘炎

在手指肿胀关节的上下阿是穴挑刺摇摆，挑完后挤出大量的黄水，带血，现场这肿胀得像球一样的指头就软了。

本篇小结

山东的汉文字研究专家——刘云霄老师，一直魂牵梦萦中医发展。他看到唐大妈展现民间挑刺奇术简验便廉的功效，不禁拍案三叫绝！

刘老师联络了山东当地各中小学的校长，打造一个中医普及进学校计划，请求中医普及学堂编辑出版一批通俗易懂、深入浅出、雅俗共赏、图文并茂的儿童中医课本。

她问我：“从哪里下手好？”

我说：“自古学医者，都必须先有好的身体，研究锻炼好的身体，首先碰到的是经络穴位。所以普及绿色环保无副作用，疗效口碑又好的中医疗法，首选就是经络穴位学！

能展现出经络穴位神奇的术有：挑刺疗法、按脚疗法、艾灸疗法、刮痧疗法、点穴疗法、金针疗法、揉腹疗法、踩背疗法、拍打疗法、拉筋疗法、解锁疗法等。

但这些疗法，无一不以经络穴位为体，无一不是以临床效用为生命力，无一不是以仁心仁术为灵魂，无一不是以简验便廉为人传播所津津乐道。”

刘云霄老师说：“这个想法，太符合当前学校孩子家庭发展了！学校急需要中医走进校园，中医也急需要到孩童身上去治疗疾病，强健身心。”

于是，我们立马订了个校园中医普及计划，编写好这套普及书籍。

中医发展，不可以没有临床。

中医光大，不可以缺乏文化普及！

中国如果在治病疗愈投入的资源、财力、人力，多往中小学幼儿防病保健上倾斜，普及健康理念，那将是功德无量。

就像今年五经富镇，自从实行清明禁火令后，以前每年都可看到大量的山林被火烧的场景，经常都会听到有救火人员牺牲在救火现场的噩耗。

今年村里严禁带鞭炮上山，政府派了很多人在上山要道把守管控。

结果，烧山不再出现，人员也没再伤亡，森林没再消失。

可见，一分的防治，常常胜过百分的治疗。

这就可以解决，只治不防，越治越忙的乱象了。

普及中医治未病的文化，未病先防的思想，可以将大量的病灾消弥于萌芽阶段，从而避免了恶病、绝症的发生。

大哉中医，盛哉文化普及！

第四篇

阴阳九针

文章本天成，妙手偶得之！

阴阳九针，在余师的一次悟境中诞生，经过几年的临床实践，最终发愿公之于众，并让此针法插上公益的翅膀，让它飞得更高更远！

2013年，余师创立阴阳九针！

2014年，阴阳九针体系建成！

2015年，阴阳九针横空出世！

2016年，阴阳九针书籍问世！

2017年，全国成立数十个阴阳九针义诊点，受众人群数十万！

2018年，阴阳九针研究中心挂牌成立！

随着阴阳九针纷纷走进医院、社区，以及边远山村、少数民族，相信在不久的将来，九针一定会飞向世界的每个角落，让更多的病痛众生受益。

期间，诞生了一大批的九针高手，他们免费义诊义教，传播医德医术，为余师大愿——把中医推进一百年添砖加瓦。

大龙，乃千千万万九针实践者、传播者的一个缩影，代表着九针的进取奉献精神。

九针到底有何神奇之处？

为何能让一个中医小白瞬间成为一个针道高手？

我们带着这些疑问，来看一下大龙是如何赤手空拳，在人生地不熟的农村乡里，打出傲人的战绩，令人啧啧称奇的口碑！

1 金针堂堂主

一天，我在五经富刘屋桥洞底下，看完二十来个来自全国各地的患者，正起身，眼前一个高高瘦瘦的中年汉子，气宇轩昂，言辞恳切地说："曾老师，我是个西医医生，我很荣幸能读到您的中医著作，我把我深圳的诊所店面关掉了，要来你这里应聘你金针堂的堂主！"

"对于这些堂主级的人物，我向来是很苛刻的。"我说："你有什么本事？"

这位精干男子，不假思索便道："我喜欢针，我爱针，我能用针。"

我说："那你学针有多久了？"

男子道："我学了半天阴阳九针。"

周围众弟子听了忍不住想哈哈大笑，说："这里学阴阳九针半年的大有人在，他们都不敢出头来做堂主，你仅学了半天，居然敢来坐镇我针堂？"

男子知道大众怀疑的眼光，他便自信地说："自我学阴阳九针到现在，我还没有治不了的痛症。"

我就说："那你学了多久？"

男子说："就半年多呗！"

大家都忍不住笑了，就半年多，能把针玩到什么水平？又能见到什么难对付的病症呢？

我伸手一指，说："这位大叔，开摩托车扭到腰了，你露一手吧！"

果然是个针客！男子熟悉从包中抽针，在患者后背腰痛的地方按几下，确定位，然后叫病人伸出拇指。这一针，沿着大拇指背刺，掌指关节正中点，往拇指甲月牙方向上一捅。不到三秒，男子说："扭一下腰。"

患者摇了几下腰后，苦闷的脸露出了惊喜。"不痛了！刚才还很痛呢？"

周围学生跟病患响起了掌声！

一针飞龙在天，治疗急慢性腰扭伤，腰部不舒服，可以用立针见效来形容。

直心肠的中年男子，说："曾老师，什么时候让我做针堂堂主？"

我笑着说："做堂主，要经过九九八十一难考验，你今天只过了第一关。"

雷鸣般的掌声再次响起。

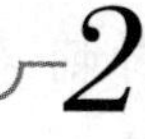

2 牛根叔的胆结石

这位中年男子，乃广西人士，姓徐，名里头有一个龙字。

我说："你以后就叫大龙吧。"

让别人把你的名声越叫越大！要像余师那样做苍生大医！

从此，大龙每天都来桥洞听讲，站在我背后观诊。听课风雨无阻，行令义不容辞。

我说："大龙啊，你到知足堂跟王伟学按脚吧！艺多不压身。"

谁知，这条倔强龙，执着地说："我用针都能解决问题，学其他东西干什么！一个出色的针客，应该把针练到登峰造极。就目前为止，都没有我九针治不了的痛症，我还要其他术干什么！"

这般倔强的回答，让人听了，都觉得很不舒服。

正巧，珍仔围村的牛根叔，胆结石发作，胸胁部隐痛。

所谓见效之速，莫过于针。

虽然我的四逆散加痛痒三药（柴胡15克、白芍30克、枳壳20克、炙甘草10克、丹参30克、菖蒲15克、威灵仙20克，三剂），能一剂把他痛拿下，但我更想看大龙的表现。

指着牛根叔说："这硬骨头，你来啃了。"

谁知，大龙却鄙视地说："啥硬骨头，不就一个胆绞痛吗，看我春风扶柳如何除掉它！"

这位痛得腰都直不起的牛根叔，害怕地伸出手指。大龙叫他指出痛的地方，一摸，他本能性地收缩。

"疼痛喜按为虚，艾灸补之；疼痛惧按为实，针刺通之。"

大龙口中念完这句口诀，谁也没看到他是怎么从身上抽出一根针，在大伙还没反应过来时，牛根叔"啊"地一声叫，只见，一针从大拇指外侧，沿着赤白肉际，跟指甲沟平行扎出去了。这针简直就像拉弓射箭那么快！

自负的大龙说："男子汉大丈夫，小绣花针扎一下，叫什么叫！看看还痛不痛！"

牛根叔直起腰，挺起胸，哈哈笑着说："昨天晚上痛了一夜，今天早上痛得不能开摩托车，被人拉过来，怎么现在不痛了？"

他高兴地骑起摩托车，反客为主，把带他来的人载回去。

如此戏剧性的变化，教科书式的案例教学，众人对大龙投以敬佩的眼光。

据说，这招春风扶柳，乃任之堂余师阴阳九针里，专走侧面，通治一切肝胆郁结，不论头痛、肩痛、腋痛，还是胁痛、腹股沟痛，一针就能把它疏解掉。

而牛根叔的胆结石引起的疼痛，就属于胁肋胀痛。它碰到春风扶柳的针法，真是撞到枪口上了！

3 路见病人，拔针相助

上完课，我说："对于一个出色的针客，起码具备三点：一曰胆，二曰力，三曰技。大龙，你究竟具备几点？"

大龙还真是不谦虚，他说："曾老师，我一点都没落下，全具备！我扎针从来没怕过，两个鸡蛋在我手中可以瞬间捏破，让我闭着眼睛，我都能手上快速扎出九针。"

我说："别把牛皮吹太大了。"

大龙说："我这人从不吹牛皮。"

像这些堂主级别的怪才，一般都会有一股傲气，除了把他打磨成傲骨外，没有第二条路子能使他成大才的。

于是，我们路过四村，一位村民癫痫发作倒地，口吐白沫，四肢抽搐。

我说："愣什么愣，还不快上啊！"

几个学生看那病人的状态，都倒吸凉气，被吓到了，说："老师，还是你上吧！"

我说："船长只对方向进行负责，不对划船负责。"

说时迟，那时快，大龙一个健步冲上去，抓住癫痫患者的手，同时，还不忘鼓励一声："别怕！医生在这里帮你！"

才说完，大家都没看到大龙怎么出针的，好像他浑身上下都有针，不知是不是袖口里调出针来，一根漂亮的飞龙在天，像刺猬一样，沿着拇指的正中线，向拇指头方向扎了。

三秒钟，患者就不吐白沫了，僵硬的颈也松下来，可怕的翻白眼居然恢复了正常。

刚刚罗刹鬼，现在正常人。

罗刹与常人，就那一根针。

连周围小店的村民都鼓掌，他们打算打电话叫救护车的，看到病人康复了，都很开心。

西方医学认为癫痫跟脑部缺氧、神经异常放电有关。而飞龙在天，从拇指底穿向指尖，大有将气阳调向大脑之效。

脑中气阳足，人就不糊涂。

路见不平，拔针相助，这是针客的基本素质。

事了拂衣去，深藏功与名，方是真正针师行持。

事后，大家对大龙的义气不禁敬佩三分，更是对余师的阴阳九针，佩服的五体投地。

4 五种境界

大龙问：“曾老师，针客的水平，我早已突破了。你常提到针客上面有五层，分别是针师，针尊，针宗，针圣，针神！你能把这五种境界给我们介绍一下吗？”

我说：“我是偶尔误打误撞掉到一个山洞里，看到了一本叫《如来神针》的古本，旁边还有一盒金针，书中说道：所谓针客，还不入流，起码针刺的名家必须具备针师水平。

针师能扎出烧山火，透天凉的感觉。他能用针让人斗志昂扬，也能用针让人冷静异常，可以让人在大暑天觉得清凉不用风扇；在冷冬感受到身体有炉火，不需要暖气。那些古籍记载的冬不炉，夏不扇的隐世高手，几乎都精通烧山火，透天凉之术，所以他们出门在外，不需要带太多毛衣或者扇子，只需要带一把绣花神针就行了……”

大家正听得津津有味，一位妇人过来，让我给她开一付治飞蚊症的方子。我马上收住口说：“刚才给你们讲的，是老师胡说八道，添油加醋，让你们学针带点劲，你们别当真哦！”

这时大龙站出来，拍胸脯说：“就眼睛那点小黑点，一根针就搞定了，还吃什么药！”

谁知这贵妇也不是省油的灯，便说：“小伙子，我见有只牛在天上飞，原来有人在地下吹。”

只见大龙不嗔反喜地说：“看在你不叫我大叔，叫我小伙子的份上，龙哥我今天很开心，要治好你的病！”

我对贵妇人说：“你放心，这家伙嘴巴冲一点，还是有点料（真本领）的！有料的人一般讲话不太客气，你不要介意。”

只见又一针飞龙在天，穿到大拇指上。

左眼飞蚊扎右指，右眼飞蚊扎左指。

这时，贵妇惊讶地叫到：“曾医生你看，我的拇指怎么发烫啊？”

我一摸，其他指正常温度，唯独拇指，瞬间增高了几度。便笑着说：“真让你捡到彩蛋了！烧山火的幸运居然让你碰上了！别关注拇指了，你眼睛感觉怎么样？”

贵妇人再次惊讶地道：“怎么刚才眼睛还有黑点，现在没了！”

掌声四起，还有那大龙爽朗的笑声！

原来，这飞龙在天，乃专升清阳之针。飞蚊症乃清阳不升九窍，导致眼目暗淡干涩，有黑点。

阳气一上来，黑点就没了。

旭日一东升，黎明的黑暗就退了。

5 针者的功夫

晨起五点，大龙起来会按时饮下500毫升的山泉水，然后一口气做50个俯卧撑。没有人知道，一个快准狠的针客，背后是用什么艰辛的汗水浇筑而成的。

为了保持下针的迅猛，认穴的精准，以及用力的劲道，自从学针起，大龙没有一天会缺这50个俯卧撑的。因为他知道，一个没有力量的针客，就像小孩子跟大人打架，即使你打中了他的穴位，你也打不倒他。又像射箭，你射中靶心，箭却掉下来，穿不进去。

后劲不足，败事有余。

知识可以一上午给你讲透，功力却要一辈子坚持练才行。

大龙猛吸一口气，双手把上半身突然撑起凌空，连续拍了响亮的3个巴掌，再掉下去，然后微笑着骑车来江边听课。

俯卧撑的凌空鼓掌式，能做到三下的，都是不简单的人物；能做到五下的，爆发力跟耐力，只能用“可怕”来形容。

天灰蒙蒙，卖猪肉的猪肉熊脖子歪了，难受得直跺脚。

一个针客必须眼观六路，耳听八方。大龙隔老远就吼道：“猪肉熊，昨天谁把你脖子打歪了？”

熊叔见到大龙，赶忙招手说：“快来快来，昨天空调没关，吹了一夜，现在动不了了。”

大龙飞身从自行车上下来并停好车。一针飞龙在天，痛得猪肉熊哇哇叫。大龙训道：“你白刀子进、红刀子出的时候都没叫过，被小针扎了两下，就叫痛了！”

只见猪肉熊摇下头，乐着说：“还真行，不僵硬了！”

凡落枕、颈肩综合征，这招飞龙在天专通督脉，督脉就总领整条脊柱肩颈腰背的问题。所以快速缓解这条脊柱的疼痛，飞龙在天最有效。

大龙说：“半小时后你自己拔针，多摇头，我没时间在这里等你了。”

看着大龙正要跨上车，猪肉熊纯熟地包了一块猪肝，丢到大龙的车篮里，说："我不欠人情，拿去补补肝血吧！"

大龙也不跟他再多说，骑上车，迎着呼呼的风扬长而去，因为他要在十五分钟内，完成将近五公里的骑行。把上课跟休息的地方设计成五公里，这段路程是每天大龙自己练脚力的要求。

当大龙路过一小村落，居然停下车，把猪肝提进一土房子，说："英婶，您老眼睛不好，用这煲点桑叶吃吧。"

用猪肝煲桑叶，对中老年人眼花，视物模糊，有一定好处。

大龙知道，针可以快速见效，但需长久疗效，还需食疗或药物去巩固。

6 炸豆干之遇

某天，风和日丽，我跟大龙路过一家小食店，这里的油炸豆干，乃五经富三大美食之一（分别为包粄、擂茶、油炸豆干）。

我说："大龙，请你吃一盘豆干，你一辈子都回味五经富的味道。"

老板很快上来一碟切成三角形的油炸豆干，还沫有一盘蒜盐水。

大龙问："这怎么吃呢？"

我说："没有人能比五经富人更会吃豆干了。既要吃到香脆可口，又要吃到润滑嫩油，吃完后还要不撑，回到家还要不上火。除了精通中医的人可以设计出这种方法外，再没有其他人能想得到了。”

大龙说：“老师，直爽点吧，快讲讲，别绕弯子！”

我拿筷子夹了一块油炸豆干，把金黄色的豆干泡在蒜沫盐水里，蘸满盐水，还用筷子戳几个洞，让盐水充分渗透进去。夹到嘴里一尝，马上陶醉在周星驰《食神》里蛋炒饭的状态中。

大龙也模仿我，吃了一块油炸豆干，边吃边叹道：“好香好香！”

我看见豆干大叔脸色发暗，精神不佳，便说：“大哥，你是不是晚上一两点以后常会醒过来，而且还胸闷气短，天气冷时还喘气。”

豆干大叔一下子惊住地说：“我老婆告诉你的吗？”

我轻描淡写地说：“谁认识你老婆！你唇暗面黄，明显气滞血瘀；说话声音后劲不足，乃胸闷短气；眼睛黑眼眶明显，睡眠质量不行；遇事急躁易怒，肝胆经堵塞，晚上一两点左右，气冲肝胆，必醒！瞧你那尖嘴巴，一定是好吃的就拼命吃，暴饮暴食伤胃！

只见豆干大叔说：“你知道我的问题，肯定有办法，给我讲讲吧！”

我说：“讲有什么用，现场帮你解决算了！大龙，给他来一招通天彻地，先把他心慌胸闷、胃堵胀治好吧！”

结果，一针下去，才三秒钟，豆干大叔就打了个响亮的屁，深呼吸一下，脸上乐开花说：“堵了一个早上的胸，不闷了！胃也不胀了！”

豆干大叔哈哈笑说：“这顿豆干，算我请你们吃的了！”

我正准备跨上自行车走了，豆干大叔说：“那我的气喘、失眠怎么办呢？”

我哈哈笑说：“留着下次还来吃豆干！”

周围围观的群众都哈哈大笑并鼓掌！

我们骑车骑出十几米以外时，豆干大叔还冲出来说：“别忘了下次回来吃豆干啊！”

原来，一招通天彻地针法，能通开从咽喉一直到肛门的堵塞，不管胸闷、胃胀、腹胀，这针下去，效果都响当当！

7 定课与消炎降火针

在五经富这岭南小镇，每个出色的针客，都有他的定课。

老杨，把日登两次虎山，作为伐毛洗髓的定课；

钟宏，把负重扛木头穿越，作为纳气归田的定课；

王一，把赤脚满地跑，在碎石路上飞奔，作为脱胎换骨的定课；

太保，把拉斗车呼啸而过，踩钢铲一脚没顶，作为内壮精气神的定课；

大于，把运笔如风，入木三分，站桩扎马步练字，含胸拔背书写，作为打通任督二脉的定课；

王伟、小林，把每日摸脚三双，以指代针，用手代按摩棒，作为练习一阳指的定课；

大坤，把每日功夫堂上吼得气贯长虹，跺得地动山摇，作为练就朝气蓬勃，活力四射的定课；

大强，把在石头上刻字，房梁上修瓦，农场里搭寮蓬，作为练就能工巧匠身手敏捷的定课；

王刚，把每日扎针三百，作为临证磨枪，百发百中的定课；

金宝，把每日听打破万字，醍醐灌顶，作为一年以来接连不断的定课……

每个人，都在他钟爱的领域，获得定课第一的美誉！

我说："大龙，你的定课是什么，给大家亮一亮！"

大龙骄傲地说："我的定课就是每日等待物色人才，来传承接班，来经受我的训练敲打。我要做曾老师口中讲的团长，而不是排长、班长！"

大家听了哈哈笑！领兵千众曰团长，带人数十曰班长、排长，想成为长官，你得拿出本事来，带领士卒的心法是身先士卒！

我说："这个河源大叔，刚吃完喜酒，咽喉就肿痛，急性热毒性咽炎，喝水都堵塞，咽不下，你们谁来接？"

大家还没反应过来，大龙就举手说："别跟我抢！"

大龙就有这股劲！讲任务担当，那是面不改色；谈接收病人，那是奋不顾身！

只见大叔怯生生地说他怕针，大龙鼓励说："你把脸返过去咳两下。"

咳咳！

才三秒钟，一根针就从拇指的指腹螺纹正中处（此处代表口腔，凡面口合谷收的病，都可从此处下手），向指根竖刺下去。

好一招无痛进针！

大龙说："你再吞吞口水看。"

河源大叔原本满脸地不信，突然转为喜悦，说："刚才都不敢吞口水的，现在吞了也不觉得痛了，神了！"

从郁闷痛苦的表情，变为喜笑颜开，只用了几秒钟。比川剧的变脸，也慢不到哪！

大龙自信地说："这招叫通天彻地。凡急性咽炎，热毒性咽炎，咽喉痛等引起的唾沫吞下去都梗阻难受，用通天彻地，能从咽喉将气一直降到肛门，所以肛门是灼热的。不管是上面的咽炎，还是下面的痔，中间的胃炎、肠炎、胆囊炎、咽炎、食道炎，这针下去，整条消化道都通畅。所以这针又叫消炎降火针！"

果然，有实证案例，讲话都特别有份量！

雷鸣般的掌声再次响起！

8 急中生妙招

某天，我听到一个噩耗：一位四十多岁的妇女，正在炒菜，突发心肌梗死和脑出血，就再也没有醒过来。

我想借这个故事，让大家懂得生命无常，当下精进，不可拖延。

谁知，大龙却负气地说："可惜当时她没有遇见我！"

这家伙就是老把自己看得超人一等，好像能掌管人间生死一样。

据说，当时扁鹊就是这样的人物。某国的太子，晕倒后，浑身僵硬如尸体，举国哀嚎，准备丧事。

扁鹊来后，只在太子头顶百会扎了一针，太子就醒过来了。

从此，扁鹊名声一振，有起死回生的美誉。

扁鹊谦虚地说："我并不能决定生死，只是太子气绝，我一针帮他疏通，堵塞一对流，人就醒过来了。"

结果，真是讲什么来什么。我们途经二村时，听到呼天唤地的声音，大家听声辨位，自行车都丢在一旁，一定是有人出事，或者衰瘫，或者失火了，不然声音不会如此急切。

大家在龙江里小区，看到一位妇人倒在地上，身体僵直，头在抽动。原来，这名妇女跟邻居为了一条田埂的地天天吵，今天吵得特凶，引发了中风（脑卒中）。

我回过头说："大龙，你怎么看呢？"

只见大龙冲上去，还没来得及拔针，迅速拉起妇人的手，在她拇指少商及螺纹正中处，用牙齿使劲一咬，那血一下子喷到大龙牙齿，白牙变红牙，一下子，有点像吸血僵尸，好可怕！

大家还莫名其妙在发愣，大龙又在晕倒妇人的手上使劲按，像挤毛巾一样挤出血水，暗黑色的血水流到鲜红、淡红。

妇人"啊"地一声就醒过来了，居然站起来莫名其妙地说："谁把我手指搞出血了？"

只见大龙做出一个若无其事的样子，说："不知道哪个捣蛋鬼，我们只是路过，是看客而已。”

事了拂衣去，深藏功与名。

见到人没事，我们立马从围观人群中退下来。

这妇人后来知道前因后果，还到医院做了脑部CT，医生说：“幸好你及时放血，脑部血管只是微破裂。如果没有及时放血，大面积脑血管破裂，后果不敢设想！”

妇人也是个知恩图报之人，买了一大堆礼品前来道谢。

我信口拈诗一首：

急急火火为田埂，害得中风又脑梗；

倒地昏迷吓坏人，救你不过一根针；

死地能够得回生，全凭祖德遇贵人；

还要提礼来谢恩，不如当初把田扔。

经历过这一劫后，妇女居然大彻大悟，不再跟邻居吵了。

千年田，八百主。田是主人，人是客。宁丢祖宗田，千万别丢下祖宗这句言。只要后代教育的好，田多田少又有何所谓呢？

我说：“大龙，当时你怎么会想到用牙咬呢？”

大龙笑着说：“急中生智呗！我如果用小针来刺，要出一杯血要多久啊！那中风可不是一般的病，不会等我们。救人不是在争分，而是在夺秒。”

我又说：“你咬的位置，有什么讲究？”

大龙说：“正是少商穴跟阴阳九针的通天彻地。少商可以给胸肺减压，脑子就舒缓；通天彻地，由拇指的螺纹处下针，我以牙代针，咬得更深！开的口更大，泄压力出血更快，就可以疏通开她的心脑血管。”

大家听了这种解释，既为大龙的勇气点赞，更为他粗中有细，勇中含智而鼓掌。

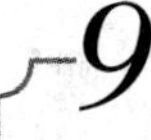

急性鼻衄

秋高气爽，大伙儿心情大悦，成群结对去爬山。

“水往低处流，人往高处走。”这并非指人要攀权附贵，而是指人要常爬高山，树立高远志向，做人才有挺拔之气，做事才不缺天下大格局！

路上，一个庄稼汉居然仰着头，鼻孔塞了团大纸巾，不知道的人还以为天上是不是有飞机呢。

“大哥，你怎么了？”

这时老农开口道：“昨晚吃了点补酒（海马鹿茸酒），怎么今天早上刷牙流鼻血，走路也流，下地干活也流，我补的还不够它流掉的。”

只见大龙说：“针呢？”

婉瑜马上递过针来。

一个出色的针客，随身都应该有针，包括旅游、爬山、坐车、习劳、听课，因为你不知道，下一秒谁会出问题。

大龙还是那副信心十足的样子，说：“不就一个鼻出血嘛，会针的话，用得着被它牵着鼻子走？”

结果，一招通天彻地，疏通冲脉，从指头上往下扎，像打桩一样。

把纸拿掉，老农却不敢。

“气下则血止，怕什么，把头放下来！”

老农还是仰着，不敢低头。

大龙说：“此针引血下行，出血就停止了。”

老农慢慢放下脑袋，果然，鼻血不再流了，连呼：“神！神！神！下午，我采收黄豆，给你们送黄豆吃！”

大家听了哈哈笑。

流鼻血，我们常用栀子20克，或竹茹30～50克煎水，对急性流鼻血，不管是吃补药，还是怒火冲胸，总之，血热妄行引起的，一次就好。

你如果懂得通天彻地，常常一针即止。

10 登山诀窍与颈肩松通法

这次，中秋登山，跟往常不一样。

我说：“你们掂量一下自己，顶得住的才可以跟我，顶不住的赶紧穿鞋，或放下负重包，别死撑。”

原来，我那登山简直就不是人在登，而是推着车在登。打赤脚，还负重，任由锋利的沙石扎脚。

雄健的体魄靠磨，顽强的意志靠练。

光着脚上高山，走在原始锋利的沙石上，我称这条路为张牙舞爪路，就把几十人中的一半吓退了。

有人问：“曾老师，你怎么不怕痛？”

我说：“沙石的万箭穿心我都练过，你普通的扎针割脚出血，我眉头都不皱，看都不看它。我脚上扎十几根刺，可以走十几里地不当回事。因为，作为一个开山先锋者，受创、中刺是常有的事。有刺不可怕，被扎就不敢向前，这是最可怕的。负重几十斤的自行车，加上水，还有书本，我并没有简单认为是在娱乐爬山，我把它看成是取经归来，带着重要经书。宁舍命，不舍经。”

这样赤脚负重，一大半人都扛不住，又落下了。只有王伟、大坤、老杨、哈尔，这几个硬汉，能一路死咬负重赤脚不放。

我对大坤笑哈哈地说：“你的运动量够了，可以把装甲负重减下了。”

大坤忍着说：“曾老师如此器重，我不能放手。”

我说：“你这家伙，就是死要面子活受罪。木性人就是这么倔强，认定的事都不轻易放手。”

我嘴上这样说，心里对勇敢的人，还是点一百个赞的！

大坤终于扛不住了，背上都出现血痕来，痛得咬牙切齿，眉头紧皱。

你想一下，早上十点走到下午六七点，八个小时，几乎没怎么大歇息过。走到最后下山，大坤两条腿不听使唤，只能撅着屁股走路。但他一直都咬牙坚持，没有放下负重。

坚强的孩子，你会受到上天眷顾的。

终于下山了，松了一口气。大坤痛得背部发紧，像落枕一样。怎么会这样呢？

我说：“过度紧张，筋脉扭曲了。”

大龙随口说：“给他来一招飞龙在天，疏通督脉，回去好睡个安稳觉。”

结果，一招飞龙在天，就像解锁释负一样，背部僵紧，像一下子松绑了。

真是，针入痛消，针出僵解。这背痛，一针就解决了。

大龙说："不管是慢性颈肩腰背伤，还是急性经络扭伤，这招飞龙在天，抢救效果非常明显。运动员很容易拉伤的，凡伤着筋骨的，都从督脉上下手。督主周身筋骨，有督导、督促之意。"

看来，能用好针的针客，下次出门在外，不愁没带云南白药，只要有针就放心了！

11 阴阳九针，重在阴阳

清晨，在龙江桥下讲完早课，潮州一老人，在他亲人的搀扶之下找过来。好像一不扶他，他随时就会倒下一样。

老人反映说："天旋地转，两耳雷鸣；人头重脚轻，有随时要栽倒的感觉。"

我说："你们不要被这气势汹汹的病吓着了，看他双手寸脉是不是上越鱼际！"

结果，大家明显感受到，寸脉上寸。

我说："寸脉上寸，中风（脑卒中）可虞。老年人出现壮年脉象，并非吉祥，是阳亢表现。"

大龙笑笑说："一招，亢龙有悔，就搞定了！"

自信的人获得机会总是特别多。

看到大龙如此大的口气，瞬间潮汕老人及家人都被征服了。

只见大龙，在老人拇指上轻刺一针，那地方对应的是人体的百会。从拇指竖起的最高点，穿透到拇指螺纹处，将督脉的亢阳之气，交到任脉下去。

瞬间，老人不抖了。他示意周围扶他的人不要再搀扶他。结果，针还没拔出，老人就可自己行走，不用人扶。

他高兴地说："脑不胀了，耳不响了。"

我笑着说："这一针，解决了中风先兆；这一针，把脑袋的压力都释放掉了；这一针，专门对付的就是脑子团团转，静不下来的高血压病人。"

头重脚轻根底浅，就这一招！

心浮气躁不归元，就这一针！

大龙说："这个地方处于指端，就是阴阳交接之处。这针能令阳入于阴，凡暴躁、狂傲、火旺、气有余之病，很快就减轻了。"

众人听完后鼓掌喝彩。

这针治的不是一种高血压、脑鸣之病，而是一批气阳上亢的问题。

阴阳九针之所以厉害，它不是在治病象、病名，而是在调阴阳病根。

12 取之于民，用之于民，受之于民

台风影响了五经富，连降大暴雨数日。村民身体强壮的，

不当一回事；平时劳累的被大暴雨一淋，颈肩腰背酸痛的问题就出来了。

紫安姨，经常自己种菜，挑到镇上来卖。她这次特别留了半簸箕菜。

我说："这么好的菜，台风影响，又这么贵，怎么不卖掉呢？"

紫安姨笑着说："这菜是送给恩人的，比卖钱更重要。"

在一斤油菜都涨到二三十块的时候，这紫安姨居然没有见利忘义，究竟是怎么回事？

原来，大龙那天路过菜摊子买菜时看到紫安姨拿称的时候，手都提不起，肩背疼痛难忍。

原来她冒着风雨去采菜，被雨淋湿后顾不得休息又赶紧挑菜上街卖。

所谓汗水不干，冷水莫沾。这养生道理一忽视，风湿痹症就兴风作浪。

大龙随手拿出针，在紫安姨拇指指背上扎了称作"导龙入海"针法的针。凡背部有寒湿，都可以通过这种针法收入膀胱，代谢出体外。

现场扎，现场好！

我笑着说："大龙你看，这两针导龙入海，换来半担的昂贵蔬菜。这半担菜，老百姓宁愿不吃不卖，也要老远担过来送给你。这种恩情，我们医者最应重视。你们学针要多走入人民群众中去，余师的阴阳九针，就是从群众中来的，他要回归到群众中去，赢得群众的口碑跟赞赏。"

一个不能处处施恩的医生，不能称之为上乘的医生。而施恩的方式，就是你的疗效。所以，临床疗效，才是中医真正的生命力所在。

13 果蔬疗法与九针的完美火花

半夜，在功夫堂练完功，大龙回去休息，他习惯地打开余浩著的《阴阳九针》一书，仔细研读。

他虽然没有跟在余师身边，但每次打开这本书，都如同面见恩师，特别庄严恭敬。

我曾经叫大龙多学按摩之术，大龙却说：“术不在多而在精，精通九针，半部《阴阳九针》，就能伏痛魔。别说半部了，就任督二脉九分之二的针法，在临床上，就能缓解许多种疼痛。”

大家都以为大龙嘴大好吹，自负过度，对其他医术不屑一顾。殊不知，他除了晨起练指力，夜晚经常独对窗口读医籍，恨不得把九针的技法，领悟透彻。

这些自信满满的人，背地里常常下了常人想不到的苦功夫。

“咚咚咚！”一阵敲门声。

村里的先婶，急切地叫到：“龙医生在不在啊？龙医生在不在啊？”

原来，先叔半夜腰痛得从床上掉下来，整个人疼痛难忍，痛入骨髓。估计肾结石又犯了。

大龙说道：“别着急，剧痛时正是在治他之时。”

大龙带上患者送的柠檬。一到先叔家，先叔的哀嚎声，已经引来不少邻居，大家准备用三轮车把他送到卫生站去。

大龙说："要走也要先把痛镇一镇吧！止痛莫过针。"

原来最近天气转凉，经脉收引，结石就发作。

《黄帝内经》讲："寒主收引，不通则痛。"故天寒地冻多痛症。

两针"导龙入海"刚下去，扶肾气，利水湿，真是立针见效。

先叔痛苦的那张脸，迅速变为和平，松了一口气。

大龙叫先婶把柠檬榨成汁，调些蜂蜜，给先叔喝。并且呵斥到："就知道买六合彩，早叫你买柠檬蜜水喝，扎扎针，早好了。"

结果，第二天早上，先叔亲自登门，笑容满面，送来一个大红包。高兴地说："起码喝了三升柠檬水，今天早上拉出绿豆碎片大的小结石数块。现在腰部舒服多了。"

人说针是小道，但是用于急救，却不可小瞧。这些急性的结石绞痛，普通人似乎束手无策。却不知道，只要补够柠檬蜜水，柠檬中的酸可消溶结石，蜂蜜的润也滑利结块。再加"导龙入海"的针，可以增强腰力，把结石排出体外去。

看来，这果蔬疗法，跟九针结合，很有前景啊！

14 针者的修持

大龙、王刚、太保、大坤、大强、王伟等众猛将勇士，在开心农场挖沟开渠，挥汗如雨。

在劳动休息之余，我抛个问题说："你们讲讲，决定针灸效果的关键在哪里？"

有人说认穴精准，有人说辨证到位，有人说病之轻重，用针的方向，有人说子午流注，灵龟八法，跟天干地支时间关系密切大。

我望向大龙，说："想听听你意见。"

大龙非常爽快地说："针客自身的修养是取效的关键。用针无外乎就是让虚者盈，滞者通。像拿铲开沟一样，由于小孩子力量不足，即使用钢铲也开不了沟；而你气势如虹，《黄帝内经》叫手如握虎，沟渠便很快被你挖通！"

正如庵背村，一小伙子牙痛，学生给他下一针"亢龙有悔"，结果，不但牙痛没好，手指也痛。旧病没去，新痛又增，搞得他对针相当畏惧。

这时，大龙走过来摇摇头说："你们要赶紧练好针，不要老让我出手！"

说完，便把"亢龙有悔"那针拔出来，再扎进去，小家伙痛苦的神色转为舒缓。

大龙说："还痛不痛啊？九针有没有用啊？"

小伙子笑着说："还真不痛了！"

众人不解，针没有变化，位置还是那里，怎么换个人扎，就是另一种效果？

我笑着说："为什么郭靖刚开始练'降龙十八掌'，打了十掌，贼都打不掉；洪七公只出半掌，盗贼就作鸟兽散，一溜烟不见了？别以为你们两三天就学会了九针招式，你们如果没把九针的功力跟气势练出来，临阵应敌，临床对病时，还是要吃亏的。”

可怎么才能练出功夫气势呢？

每天50个俯卧撑，晚上功夫堂冲拳跺脚不可少，晨起狮吼功要吼得气贯云霄。

这些内力的修练，能将把你针技发挥到淋漓尽致。

15 红眼病（急性细菌性结膜炎）奇效针

婉瑜一到大龙的家里，发现厨房的菜都排到门口了，笑着说：“懒也用不着一次买这么多菜，让它沤坏啊！”

大龙说：“现在哪用得着去买啊，都是村民送的，送的菜都可以拿出去卖了！你们爱吃什么就自己拿吧！”

“这么好的天绿香，是谁这么舍心，送这么贵重的菜呢？”据说天绿香乃五经富名菜，可以缓解精神压力，价格高，口感好！乃是饭店、菜馆的招牌菜。在淡季的时候，15块钱一斤，是再正常不过。在旺季时，会涨到更高。

大龙说：“还不是那对母女，她们得了红眼病，一家都传染。”

据说谁看了她们的眼睛，回来自己也会得红眼病。像电影僵尸片被咬住，会传染一样。于是，大家都不再去她家做客，孩子也不敢再上学。

一般都是病人送上门给医生医，而大龙这性子，有点像古代的怪医。

"越奇越怪的病，我越要医。平平常常的问题，你找我的弟子，王刚、灵舒、红英去！"

大龙单枪匹马，带上几根针，去了她们家两次，就把母女的红眼病治好了。

婉瑜惊讶地问："难道你不怕被传染红眼病吗？"

大龙地说："怕死不当兵，怕病不当医生！"

正如客家话说："耕田莫畏屎，当兵不怕死，行医莫避事。"

对于一个出色的针客而言，比疑难杂病、传染病更可怕的是你个人的心虚、胆怯、畏缩。

大家急于想知道，哪针那么神效，可以退掉红眼病这种传染性极快的病呢?

大龙说："眼属肝所管，肝阳不亢，眼怎么会红'亢龙有悔'一针，就可好个七八。剩下没好的，按照曾老师讲的，熬点桑叶水来喝喝，就断根了！"

16 生化金津玉液之针

恰逢中秋佳节，深圳的陌生人，送来两盒广州酒家的上等月饼。

我说："无功不受禄！"

他高兴地说："你培养学生有功，你的学生帮我把晚上干渴症治好了！我以前每天晚上最少要起来喝三次水，不然干到焦虑难安，翻来覆去，不能入睡。"

我说："哪个学生，有这本事，扎几次针就把严重消渴治好了呢？"

大家都望向大龙。又让这家伙抢了头功！

一个出色的弟子，不仅在师父处能够学到师父的精华，更能给师门长脸，增光添彩。

我说："大龙，你能用九针将消渴攻下，这在外界一报道，那可炫耀得很啊！快给大家传授你的治验心得。我们余门九针，那可是有原理、有经验、有案例、有方法、有水平啊！"

大龙说："夜间燥醒，乃阴虚，阴虚则燥；燥醒后喝水还不解渴，乃阳亢。阴虚阳亢最好的针，就是'亢龙有悔'。选的位置刚好在拇指阴阳交接之处，能令阳入于阴。这一针下去，好像黄沙千里，突然漫天云雨，能够直接让上焦高压赤热的能量往下焦走。这觉睡好了，口就不干了。"

我说："这个解释，勉强可以。你们别忘了，余师这阴阳九针可是道家针法。道家是最讲道理之家！这针正好，沟通任督二脉，相当于道家舌抵上腭搭鹊桥，金津玉液满口绕。所以，这针灌进搭鹊桥意念，患者明显口舌生津，说明扎对了。"

《黄帝内经》讲："上焦开发，宣五谷味，熏肤充身泽毛，若雾露之溉。"又叫"和调于五脏，洒陈于六腑。"

所以这针，不是治消渴，而是调津液。

你们平时打拳、练功、走路、干活，话多的，一般体会不到搭鹊桥津液满口，润泽九窍的感觉。

那些有修行之人，常常话不多，留着口水金津玉液养咽喉。

这也是功夫堂、农场，讲究只练不说的道理所在。

17 贪凉的后果

庵背村的水资源，乃五经富最丰富之处。

有个漂亮的地方叫百潭谷，形容这溯溪而上，有一百个潭谷瀑布。

由于百潭谷太过出名，吸引大批潮汕城的人过来洗澡。

欺山莫欺水，欺水必后悔。尽管如此，仍经常都会听到有溺水之人。于是，政府加大管理力度，禁止入深潭洗澡，但还是有当地的小伙子溜进去游泳。

大龙跟王刚，正在田里头松土，隔很远就看到有两个年轻人架着另外一个，辛苦地从山里走出来。

常人认为，多一事不如少一事，大龙却不这样认为，他说："不经一事，不长一智。"

他从来不是怕事的人，他常常义薄云天，善于去揽事。

放下锄头，大龙走过去，问怎么回事?

几个小伙子才一五一十讲来，原来溜进去洗澡，太舒服了，一洗就一个下午，腰背都冻僵了，差点沉到潭底喂鱼。

现在，这个弱一点的小家伙，整条颈肩腰背，僵硬得像机器人一样，牙齿还因受冷不停地打颤，脸色煞白。小孩子又不敢打电话告诉家里人。

大龙看了，瞪了他们一眼，说："不听老人言，吃亏在眼前。明知那寒潭水冷，不要命了！”

骂完几句，已将“导龙入海”的双针插到孩子的手指上。

孩子疼得出了一身汗，再转转腰，居然灵活，不要人扶了。

大龙说：“你回去吧！”

孩子说：“可这针呢？”

大龙说：“送给你当纪念了！”

一路走到家里，腰也活了，身也暖了，就把针拔了。

王刚问：“为何受寒湿风冷，颈僵背硬脚抽筋，就用导龙入海？”

大龙笑笑说：“曾老师在讲《轻松学经络》时讲的那几句口诀可要烂熟于胸啊！我记得膀胱经的口诀叫‘颈肩腰背膀胱经’，也就是讲，凡颈部、肩部、腰部、背部，乃至膝脚，都是膀胱经所过，为风寒湿冷所侵，你只需要在拇指上，找到后背膀胱经的对应反射区，疏通膀胱经，解表散寒除湿，就能化解一切颈肩腰背风寒湿痹。而‘导龙入海’两针，正是对应背部督脉两旁的膀胱经。”

众人听后，豁然开朗，没有不佩服大龙这急中生智，临危应变的功夫。

18 大妈的高血压

庵背村一大妈，每两天要吃一次降压片，不吃就会头晕目眩，血压飙升，头皮发麻，头重脚轻。别说锄地种菜，就是在厨房里做饭做菜，都顶不住。

当她听说，村里来了一群针灸医生，他们都是用针高手，不用吃药，就在手上刺刺扎扎，病痛就会减轻，身体就会康复。

这大妈开始还怀疑，但她的邻居头晕头痛，大龙一针就治好了。大妈一下子被镇住了，马上请求大龙帮她治。

真是艺高人胆大！结果，大龙一针“亢龙有悔”，现场就将大妈的头晕目眩好了。更厉害的是，大妈连续扎几次后，降压片不吃，血压也稳定了，头晕目眩的症状全部消失。

大家就奇怪，为何一针亢龙有悔，就能治疗高血压？

原来，血压就是亢胜之象，“亢龙有悔”针法就是专门平亢的。凡是气血冲头、面红耳赤、心烦意乱的，这招“亢龙有悔”都相当有用。

19 女老师的坐骨神经痛

《黄帝内经》讲：“小针之道，易陈而难入。”其意思是这小小的针术，说起来容易，而你要入门精通，就不那么不容易。

可大龙却偏偏唱反调说：“懂得阴阳了，难的都变容易；不懂阴阳，简单的也很复杂。”

这时，庵背村来了个六十多岁的女老师，坐骨神经痛得扶着腰，咬着牙，颤颤巍巍地进来。

大龙一眼就看她穿着一双毛鞋和厚袜子。天气并不凉，分明是督脉阳气不够。

一针“飞龙在天”扎下去，大龙就叫这女老师到外面广场活动活动。

退休老师很不开心地说：“没给你钱，你也不用这么草率应付吧！”

大龙这人最经不起激了，他反唇相讥道：“凭你这小病，也用得着我出第二针？用两针帮你治好，简直就是侮辱我的智商！别浪费我宝贵时间了，快出去走两圈回来。”

还真奇怪，女老师走两圈回来，针还没拔，居然不用手扶腰了。大龙哈哈笑说：“我让你的病有来无回，但是人呢，却有来有回。”

这招“飞龙在天”直接通的就是督脉，督脉主腰脊，督脉乃阳脉之海，所以一切阳虚，督脉寒冷的病疾，都可以治。

20 全息对应，传感周身

镇上有位建筑工，也是医学爱好者，他干完活，就到水库去游泳，近年常觉得踇趾莫名其妙地发麻。怎么拍它、揉它、按它，用活络油，艾灸条，发麻仍然不能解决。

他来到庵背村，大龙叫王刚给他下了针。

一招“飞龙在天”，他趾的发麻瞬间就消失了。

工人觉得很奇怪，怎么扎手上的穴位，能好脚下的病？

大龙说：“怎么我在庵背村，你在其他村，也能过来呢？”

人有水平了，就能名扬四海；针扎对位了，也可以传感周身。

这招“飞龙在天”，就是专门传递督脉生发力量的。但凡身体筋骨冷、痛、麻，根源在督脉不生发。

“飞龙在天”，是生发督脉最好的针法！

这建筑工人，对这种解释佩服得五体投地，反思道：“难怪我老在踇趾上治，没治好。”

人体是一个经络互联网，穴位密集，传感迅速。根据全息对应疗法，你就能够轻松找到脚疼痛在手指上的对应点。

拇指对踇趾，肘部对膝盖，肩周对股骨，脑顶对指尖，指背对腰背，指头对头面，所以爱弹钢琴，十指灵巧的人，一般容颜比较好。

当这些对应点了然于胸时，你就能轻松在病人手上治疗他通身的疾病。

21 阳不入阴的失眠症

中医中的“阳不入阴”，西方医学叫失眠，晚上睡觉时，大脑却非常兴奋，静不下来。

21世纪最困扰人的，就是这类精神情志性疾病，所以，禅修、静坐、心灵疗愈的课程越来越多。

这位广州小伙子，几乎大半年没有睡过好觉。别人睡觉，他两三点醒来，像夜猫子，精神得不得了，白天却困得眼皮都睁不开。因此，他不得已放弃学业、事业，到处求医问药。

他尝试去参加禅修，做心灵瑜伽及各种课程，都没办法解决自己的失眠。

大龙说："早找到阴阳九针，早好了！九针对付神躁、眠差，效果奇好。因为针就是最调神的，调神用针，《黄帝内经》叫：'痛则神归'。"

结果当天就出现神奇，一针"天人合一"，疏通上焦、中焦，能将上焦的阳气导入中下焦，使阳入于阴。

小伙子晚上一觉到天亮，醒来他还以为是在做梦，好久没有如此深度睡眠了！

一根小毫针能搞定的问题，我为何要踏破铁鞋走天下呢？

这家伙，立马发心（下决心）要学针。

大龙说："学医，会苦得你脱掉一层皮的！"

他却说："只要能学成，剥皮抽筋我都不怕！失眠症，都快把我折腾得颜面丧尽，六神不安，我还怕什么！"

原来，他因为失眠，把学习工作都丢了。

大龙爽快地收下这名弟子。

一个出色的针客，他不单要能出手解除患者疾苦，更要能给患者指出一条明路。

22 镇守庵背村

话说这大龙，来五经富也有半月了，可见曾师一直未明说要将这堂主之位命于他。大家皆是有目共睹，从这么多次他应对病人时的那般勇魄，以及用针如神的疗效中，看见了他的能力，也知道这金针堂堂主之位，定是非他莫属。

但老师不发话，大家也不好揣摩。大龙虽从未开口直言，但想必内心亦有同样的感受。

大家已按捺不住，心想，但见金宝师姐，平日里跟师最近，想必也只有她能从旁问道，看看老师究竟咋想？于是，便鼓动金宝师姐去找老师谈此事。

一日，在农场，正好干活间歇时，金宝师姐便对曾师说："师父，你看这大龙哥也来了半个月了，他的能力是大家有目共睹的，但为何您迟迟不将这堂主之名冠与他呢？"

曾师听后笑了笑，说："越是大才，越要经受考验和磨练，方能显出他真正的品质与能力。"

金宝师姐听后只是点点头，师父这话还是让人捉摸不透。

第二日早课义诊结束后，老师在铺石头路时，忽然招来大龙，便对他说："大龙啊，我看你近日以来，的确展示了不少能力，既然你有心做这金针堂堂主，这样，你就先到庵背村去，先把那边的场带起来再说吧。"

大龙二话不说，爽快地回答："好！"

这庵背村，距离五经富镇上也有二十分钟的自行车车程。那里的老年文化中心，之前曾师每周都会过去义诊一上午。后来交给洪涛师兄，在那每日义诊一小时。因此，积聚的人气也是很高的，每日都会有一二十个老年人过来看病。

但后来洪涛师兄走后，就留下太保这二十出头的小伙在那"镇守"。他毕竟还是年轻人，自信心还不足，所以好多老人都不是那么的相信他。渐渐地，这庵背村的人气也就日渐萧条。

曾师曾打趣地跟学生们说："这庵背村，就是边疆，你们谁不听话，就流放过去镇守。"

这下，大家听到老师要将大龙分配去庵背村，心想：这是见真本事的时候了！这下看看你大龙，能有多大的能耐，能不能将庵背村原本消落的人气给重新旺盛起来！

大龙应该也听到大伙的三言两语，知道这庵背村的江山也不是那么好打的。但他的性格，从来都是不畏难怕事，既然担下了，不管怎样，先去做再说。

23 凭脉用针

第一天，婉瑜带着他一起去到庵背村。

只见太保一人，在那给老人家按脚，而且还只有零零散散的两三个老人。大龙一见，这么好的一栋老年文化中心，村里居然都让出来给老师做公益，可见，老师在这里的威望确是不一般啊！但现在如此萧条，真是不该。

大龙看见这场面，尽管内心有想法，但并未说出。

婉瑜知道大龙是个厉害人物，便跟这些老人说："这是我们新来的老师，你们身体有什么不舒服就可以跟他说。"

一位老太太一听，有新大夫来了，便找到大龙，说："老师啊，我这腰痛好多年了，一直不好，都干不了重活，你帮我看看，该怎么办啊？"

大龙让老太太抬起手来，将自己的三根手指轻轻地搭在老人的手腕上，静静地为其切脉。

以前见大龙，总是雷厉风行，风风火火的模样，而这下为病人切脉反倒是一副老僧入定的样子。

半分钟后，大龙便对这老太太说："老人家，你性子不要这么着急！平时少操点心，少管点事。"

老太太一听，很诧异："你怎么知道我性子急呀？"

大龙笑着说："看你的脉象便知道了！"

说着，大龙便拿出针，对老太太说："老人家，没事，我给你扎两针就好了！"

这奶奶毫不犹豫地抬起手，因为刚才，就大龙一句话，奶奶的内心完全相信这个新大夫了。

只见大龙在奶奶右手的拇指指掌的背面与内面，皆用两寸的针直刺，一个向指甲上方，一个向指根下方。都知道，这是"飞龙在天"加"通天彻地"。

随后，又再在拇指内侧，相对于外侧少商的位置，用一寸的针，朝着指掌的位置迅速直刺，这是"秋风扫叶"。

一共三针，就算扎好了！

然后大龙又拿起奶奶的手，为其再次切脉，便说："嗯，比刚才好多了。老人家，你试着起身走动走动，扭动扭动腰！"

奶奶便起身活动了下腰部，惊奇地说："哎，大夫，真的没那么痛了，你太厉害了！"

只见大龙的嘴边露出一丝微笑。

婉瑜有点看傻眼了，这三针加在一起，怎么这么快就让奶奶疼痛减轻了呢？

便问大龙："师兄，你用这几针是什么道理？"

大龙便说："这奶奶虽然是腰痛，但是摸她的脉，左手脉弦硬，且寸脉上亢，明显就是肝阳上亢。所以我先用'飞龙在天'加'通天彻地'，让她任督二脉流通，周天循环起来，再加上'秋风扫叶'，为其平熄肝风。自然，她的病症就会得到改善。"

凭脉用针，这是九针的心法。不治病而病自治，这是九针神奇的功效。

不得不说，这针，实在是妙！

24 多米诺骨牌效应

多米诺骨牌效应，亦可以运用到对待人事上。

这大龙，就用几针，将老太太的腰痛给减轻了。旁边的几位老人家见状，也立马跑过来。

"大夫，你也给我把把脉吧！"

"我也是腰痛，你给我扎几针试试吧！"

"我这个肩膀老不舒服，你快给我看看吧！"

好吧，多米诺骨牌效应！

只见大龙有条不紊，告诉这几位老人家："急什么，我在这里又不会跑了！"

老人家们一笑。

太保见状，也立马到大龙身边来，帮他递针。

咔咔几下，针就纷纷插入患者的指上。

大龙一边为这些爷爷奶奶扎针，一边还跟他们唠起家常来了。

一天之内，大龙忙得不以乐乎，这让婉瑜和太保都看傻了眼。没想到，这大龙还有副样子。

莫非，他是双重人格？

义诊的时间很快就要结束了，只见大龙还在跟老人家们聊得正欢。

婉瑜便走到大龙身边，提醒他说："师兄，时间到了，我们该撤了。"

"哦！这么快啊！好吧，老人家们，我们要先走了，下次来再说！"大龙一边跟这些老人家们道别。

"哎呀，这么快就要走了啊！那你下次什么时候来啊？"这些爷爷奶奶不舍地问道。

"等着吧，常来！"

说着，大龙挥挥手，便骑上车，扬长而去。

这第一天，收效不错，老人家们都还挺开心的。

25 奶奶的失眠

秋天，虽然依旧旭日东升，但秋风却给人带来阵阵凉意。

吃完早餐后的大龙，按时在九点前，来到了庵背村的老年文化中心。

村里的老人家们，早就将桌椅摆好，等着大龙的到来。好像比前天，多来了几位老奶奶、老爷爷。

一见大龙来，爷爷奶奶们连忙热情地又是搬凳子，又是倒茶的。

一位奶奶热情地说到：“我是前天你给第一次扎针的，你记得吧！”

“哦，是您啊！感觉……”

还没等大龙说完，奶奶连忙接上话说：“哎呀，感觉太好了！当天晚上我睡觉，腰明显好多了。之前啊，我那是转个身都难啊！”

“有好就行！”大龙只是淡淡地笑了笑说。

接着，便开始为病人诊治。

这时，一位六十多岁的奶奶，满面愁容地走到大龙的面前。

“唉，医生啊，你快帮我看看吧！”

“说吧，怎么了！”大龙干脆地说道。

“医生啊，我已经失眠十多年了，总是整夜整夜的睡不着。我是又困，但又睡不着，不知是怎么回事。你快给我治治吧！”奶奶焦急地说道。

奶奶一边说着，大龙的三个手指就已经搭在奶奶的手腕上了。

听奶奶说完后，大龙相当自信地说道：“这点小问题，担心个啥，我给你扎几次针就好了！”

奶奶一听，仿佛吃了颗定心丸，眉头一下就舒展开来。

于是，大龙拿起奶奶的右手，一针“飞龙在天”立马就扎了下去；又张开奶奶的虎口，从开口处一直直刺到掌骨尽端，这是大叉穴，作用与“通天彻地”一样，亦是疏通任脉与冲脉。

最后，还在手掌内掌根处，也就是大陵穴的位置，朝掌心平刺进一针。

大龙说："好了，扎完了，去一边坐着吧！"

太保在一旁，问道："师兄，你扎这几针是什么道理啊？"

大龙便解释道："这奶奶的脉象，双寸上越，明显就是心火旺盛。但是她那尺脉又相当沉细，明显就是肾水不足。所以她的失眠，很明显，就是心肾不相交，水火不既济的表现。我给她"飞龙在天"加大叉穴，先将身体的循环建立，再以"海上明月"，升调她的肾水，这样自然就帮助她心肾相交了。"

"哦，原来是这样！"太保若有所悟。

"呼，嘘，呼，嘘……"莫名传来一阵打呼噜的声音，太保往声音传来的方向一看。原来是刚才那位扎针的奶奶，居然睡着了！

太保高兴地跑到大龙身边激动地说："师兄你看，那个奶奶竟然睡着了！"

"激动个啥，睡着就对了！"大龙不屑地说道，像是早已预料到这结果一般。

估计这奶奶，醒来后也得激动一番。

26 小伙的偶遇

大龙还在文化中心，给老人家们一一施针。

这时，一位西装革履的年轻小伙，歪着脖子走了进来。

“听说这里有个免费帮人扎针治病的医生，他在哪儿呢？”这小伙向坐着的一位奶奶问道。

奶奶指着大龙，说：“喏，坐在那里给病人扎针的那个就是。”

这小伙走过去，对大龙说：“医生，昨天晚上我没睡好，今早起来落枕了，你能不能给我治治？”

大龙看都不看，便说：“把手给我！”

小伙一愣，还没反应过来。

“快点，还有这些老人家等着呢！”

这小伙才将手伸向大龙，只见大龙一针“飞龙在天”，以迅雷不及掩耳之势，将针扎入男子的拇指上。

“好了！”大龙潇洒地挥挥手，示意男子先走开。然后继续为老人家们看病。

这小伙惊讶地暗自思忖：“这么快就扎完了，这会不会是故意打发我啊？”他下意识地扭了扭脖子。

“咦，怎么能动了？”小伙又试着扭了扭。“哎，真的好了！”

小伙都怀疑，自己是不是在做梦。

他旁边的奶奶说道：“嗨，这还有假。别看大夫年纪不大，本事可不小。那医术，连县城的医院都没得比。我这老腰毛病犯了，整夜地疼，去县城医院花了几百块钱的诊疗费，看了几个大夫都没看好。没想到上次这大夫给扎了两针，一分钱没花，就好了！”

小伙一听才知道，自己是真遇上高人了。他便在大龙身旁，一边静静地看着大龙为其他病人诊治，一边机灵地给大龙递针。

大龙十分专注，丝毫没有注意到身后的小伙。直到给病人诊治完后，他才发现，是小伙一直在为自己递针。

这时，小伙把针往旁边一放，把手一拱，对着大龙，鞠了个躬，说道：

“师父，请受徒儿一拜！”

27 又得一徒

大龙见状，先是一脸迷惑地瞪着小伙，然后上前两步将小伙扶起。

“你把话说明白了，这是什么意思？”

小伙一脸诚恳地看着大龙，说到：“师父，您一针，就把我的落枕给治好了，可见您的针术真是十分高超。刚才我一直在您身边，见您给这些患者扎针时，皆是手到病除，一针见效。由此……”

“停！打住，你有话直说，别一个劲儿在这拍马屁！”大龙打断了小伙的话。

小伙接着，道明了他的心意。

原来，这小伙是刚读大一的学生，而且学的还就是中医专业。但在学校里，老师们都是讲理论，没什么实践的机会。这次正好放暑假回家，小伙想找个老中医跟着学习，接触一些临床案例，在将来的学习中能体悟更加深刻。

但毕竟才读了一个学期，他对中医连门都还没入，只是懂得些人体基本构造而已，所以没有老医师愿意带他。

刚才，看到大龙一番娴熟的针法，而且皆是应手取效。小伙虽平静地跟在他身后，内心却兴奋不已。心想：“这下可找着一个医术高明的大夫了，我一定要跟他学习。”

于是，便有了刚才的一幕。

大龙听完这小伙的来历后，也觉得这小伙算是个可教之徒。曾师讲过，我们做普及中医的，就是希望有更多人加入。这小伙能在当前大趋势下想真心学医，亦是难能可贵。

“师父！我正想问您，我在学校里只听老师讲过人体经络穴位，针灸就是在这些穴位上扎。可我刚才见您，就只在一只手上扎来扎去，而且还用不了几根针，怎么疗效就那么明显呢？”

“你先回去看完《阴阳九针》一书再说吧！”大龙霸气地回应道。

“哦，好吧！但是师父，您能告诉我，刚才你为我扎的那一针叫什么吗？”小伙问道。

“那是‘飞龙在天’，专通督脉，能从你的尾骨一直通到头顶。你学过穴位，也知道经络通路，主治所及。所以这督脉上的任何毛病，都可以用这一针！”

“哇，这么神奇啊！”他惊讶道。

“等你看到书，就知道还有更神奇的呢！”

于是，大龙又多了一个徒弟。

28 老干部的肩痛

庵背村的老年文化中心，因为大龙，又重新恢复了像洪涛师兄在时的热闹场面。

而这时，大龙的名下也多了好几名弟子。

大龙，为了能更好地给庵背村的这些老人们诊治，便从五经富镇上，搬到了庵背村，直接就在这里安营扎寨了。

这事说起来还挺有趣的。原本大龙还没想搬，只把这来回庵背村的路程当作练身。

但谁知，庵背村的村民们却看见大龙这么奔波来奔波去的，大家便商量着合伙给大龙租套房子。正好找到一处老房子，格调也十分好，大伙便派出一位奶奶作为代表，去找这房子的主人商量。

这房子是村里一个老干部的。奶奶知道，这干部有个陈年旧疾，是他年轻时干农活挑担落下的肩痛，疼得整晚都无法入睡。

奶奶便对这干部说："咱们这来了个医生，人可好了，每天免费为大家看病。要不你也去看看吧！"

这老干部之前也听闻过一些，说这医生怎么厉害，一针下去，就给人治好了。但毕竟没有亲眼见到，也不知是真是假。

"行，我跟你去看看！"

于是，奶奶便带着这老干部到文化中心来找大龙。

大龙为他切脉后，发现脉象弦硬，且寸脉上亢。还没等这老干部说他自己的病症，大龙两针“秋风扫叶”，就从老干部拇指两侧直刺了下去。

老干部“啊”的一声，疼得耸起了肩膀。

“哎呀，怎么这么痛啊！”

说罢，当他放松下来后，再感受一下。“哎？怎么一下子松了？真神了！”他原本紧张的表情，一下子舒展开了。

大龙便笑着说：“好了，二十分钟后再过来拔针吧！”

这老干部心里顿时对大龙生起一片敬意。

便对刚才带他来的奶奶说：“你是说这个医生要租房子，是吗？”

“是啊！”奶奶回答道。

“那你告诉他，我免费给他住！”

就这样，大龙便轻而易举，就搬进了庵背村。

可见，只要真有一颗为众人的心，很多的幸运，都会在不经意间降临到你的头上。

29 大妈的胁肋痛

曾师常跟大家讲：“乐一乐，天堂有个座；忧一忧，地狱游一游。”

最好的灵丹妙药，常不是所谓的道地药材，而是你开心乐观的心态。

但总有人说：“我乐不起来怎么办？”

曾师便说：“多拍膻中。膻中一打开，喜乐自然来！”

大龙却总跟曾师唱反调，说：“这有什么，我一针‘春风扶柳’，还怕你开心不起来？”

正好，六村的一位大妈，一脸烦闷，捂着胸胁走了过来。对曾师说：“医生啊，这两天我这两边腋下又疼得难受死了，晚上睡觉都不敢侧身，你快给我开点药吧！”

“你是不是又跟你丈夫吵架了？”曾师习惯性地问道。

原来，这阿姨的丈夫，总是酗酒，俩人在家老吵架。而每次，都是阿姨被丈夫气得一肚子闷气，又没地方发泄，腋下都要疼几天。

通常面对这种病人，曾师用药，便是以柴胡疏肝散合颠倒木金丸，为其疏肝理气，常常都是一剂知，二剂愈，再加上拍打膻中，赶着治赶着好。但是曾师一下想起，刚才大龙放话了，说一针就能治好。

“大龙，这个问题就交给你了！”曾师面向大龙说道。

“没问题！”他总是这样爽快！

“哎，曾医生，我是找你治的，不是找他啊！”这阿姨疑惑地问道。

“我一针下去，都省得你熬药了，这还不乐意？”大龙不屑地说道。

说时迟，那时快，大龙用2根0.5寸的针，从病人右手的拇指左侧，朝着指尖的方向，咔咔地就下了两针。

还没等她反应过来，针就扎下去了。

“你怎么都不跟我说一声？”阿姨有些不满地说道。

“你摸一下，肋下还那么痛吗？”大龙只是笑笑说道。

“咦，好像是好些了诶！看不出来，你还真有两把刷子！”这阿姨立马笑逐颜开。

大龙便说：“这针‘春风扶柳’，就是专门治你这些生气上火，导致胁肋胀痛的！它就像是一股春风，能将你心中的那股郁结之气给吹拂掉！但最关键，还是像我们曾师说的，你要少跟你丈夫吵架，多开心，才能彻底好。是生病好，还是生气好，你自己看着办吧！”

阿姨听后，点点头。

曾师听后，也会心一笑。

这大龙，既在治法上让病人佩服，更在道理上让病人心服口服！

30 富商的胃痛

一位建筑商，总是胃痛胃胀，有时痛起来难以入睡，大约有三年了。

真可谓胃不和则卧不安。

一次，他又胃病发作，吃止痛片都不管用。听说村里大龙医师号称“针到病除”，于是，便主动找上门来。

“医生，我胃疼得厉害，您能不能给我看看。”

大龙看了一眼，便说：“这点小问题，用不着我动手。太保，你给他来一针‘针通人和’吧！”

“哎，你这徒弟会不会扎啊？”

富商有些不乐意，我这么诚心找你看病，你就安排你的徒弟打发我。

“老师让我扎，我还能不会吗！”太保也不屑地回应到。

没想到，这太保之前还是一个腼腆的小伙子，这才跟着大龙没几天，竟也变得这般有气势。颇有大龙的几分魄力。

看来，真是跟什么样的师父，就有什么样的徒弟。

这富商虽然噘着嘴，但毕竟痛在身上，不得不听医生安排。

于是，太保便在富商的拇指螺纹正中央与拇指指关连线处的中点，过关节，向指根部平刺。

“好痛啊！”富商叫道。

“这下你再感受一下，还痛吗？”太保问道。

“哪有那么快！”富商还沉醉在刚才的痛当中，十分不爽地回答道。但他这么一问，富商又下意识地感受了一下自己的肚子。

“啊呀！真的没那么痛了！”富商一惊一乍地说。

原来这“针通人和”，是专门疏通人体的中焦。进针的位置，相当于人体任脉的膻中穴。而针达到的位置，就相当于胃脘部。所有一切中焦堵塞、气机不畅导致的胃痛胃胀，都可以以此针治之。

“以后要少吃点，吃慢点！老是吃那么多，能不胃痛吗？”大龙说道。

“哎呀，没办法啊，应酬这么多！”富商回答。

“那你想继续痛，下次就不要来找我了，省得扎来扎去，浪费我的时间。”

这富商一听，连连应道：“好吧好吧，以后我一定按你说的做！”

真正的医生治病，并不是用汤药或者针灸解决你一时的病痛，而是要告诉你一种正确的生活方式，才能彻底根除疾病。

31 小李的胃岔气

庵背村小李是个超市运货司机，常常为了及时去五经富镇上送货，总是不能安稳吃饭。有时才刚把饭扒进嘴里，电话就打过来，又得去装货。

有一回，小李急急忙忙吃上几口饭后，立马开车去超市装货。途中，因为一个急刹车，一下子将胃撞岔气了，疼痛难耐。

找到大龙，大龙二话没说，一针针通人和，就从他的大拇指螺纹下方扎了下去。

小李疼痛之余，大龙让他感受自己的肚子，还有没有那般刺痛？

小李起身走了两步，惊讶地说道：“哎，真的好了！医生，你真神啊！”

“你以后一定要注意好好吃饭。吃完饭后起码休息一会儿再去开车，而且千万别边吃东西边开车，那样一撞伤，严重时会导致胃瘀血，到时候，就不是这么简单了。”大龙又耐心地说道。

所谓养胃五点：少点、慢点、淡点、软点、暖点。

只要做到这五点，胃病跟你就搭不上关系。但现在很多人，都违背了这五点。要不就是暴饮暴食，要不就是胡吃海塞，要不就是口味极重，要不就是冰冻凉饮。

曾师常说：“有病的身体，赚到的是钱；健康的身体，赚到的钱是资产。”

像这小李，拿自己的健康来换取钱财，是不长久的。

32 小伙的胆结石

现在的年轻人，家里只要有点小钱，没什么经济负担，总喜欢上网打游戏，一打就是通宵达旦。有时一两天都懒得吃饭，实在饿得不行，就拿两袋泡面对付对付。久而久之，就弄得浑身是病。

若是学习有这股如痴如醉、不思昼夜之心，恐怕是没几个不成才的。

有一小伙，他就是如此，有时甚至还超常发挥，搞得身体快要垮了。

一开始，他只是总觉得口中又酸又苦，渐渐地，胆部开始隐隐作痛，眼睛也慢慢开始近视了，他便去眼镜店配了一付眼镜。

随着眼镜度数慢慢增高，他胆区作痛感也越来越强。终于有一天，他忍不住那股剧痛，便上医院检查，结果为胆结石。医生说，已经有黄豆粒大小，必须做手术清除。

手术的费用，吓得他顿时丢了魂。他不敢告诉爸妈，更不敢找家人要钱。无奈之下，他开始四处打听，有没有什么既有效，又花费少的治疗方法。

结果，有一次他骑着电动车经过庵背村，差点撞到一位步履蹒跚的老爷爷。他赶忙扶起爷爷，问："爷爷，您没事吧！有没有哪里受伤？"

"没事没事，你没撞着我。"爷爷善良地回答。

"爷爷，您这是要去哪儿啊？看您走路不方便，我送您一程吧！"

"哦，我要去我们村的文化中心，那有个年轻善良的大夫，治病不要钱，医术又高明。我这老腰，他给扎了一次，就好多了，现在继续去扎针。"

小伙这时心想：咦，以前我怎么没听说文化中心有这么厉害的医生啊？要不我也去碰碰运气？

"爷爷，文化中心不远，我送您一程！"

于是，他便带着爷爷一块来到了文化中心。

他一开始，想测试下医生，到底是不是真像爷爷说得那厉害，于是，就只将一支手伸给大龙，并未说自己有何病。

大龙一切脉，发现脉象弦硬，右关淤滞厉害，便说："小伙子，你这熬夜伤肝，伤这么厉害啊！"

他一听，眼神瞬间发亮，这医生，真有两把刷子。

说着，一针"春风扶柳"，便从小伙子左手的拇指内侧，向上直刺上去。

"好了，打赤脚出去走两圈再回来吧！"大龙招呼小伙道。

还没走完一圈，小伙就兴冲冲地跑到大龙面前说："好像我胁肋这里，没那么痛了！"

大龙一听，便说："你这病，不单要扎针，还要改掉熬夜玩游戏的坏习惯，正常作息，才能根治！”

这小伙的心里乐开了花，连连应道：“是，是，是，您说的对。”

此后，他坚持来扎针，并配合调整饮食及生活规律。不到半月，他兴高采烈地拿着医院的检查报告单来找到大龙。

“医生你快看，我的结石没了！”

大龙只是淡淡地笑了笑。

原来，这针“春风扶柳”能疏理肝胆的郁结之气，将其积聚的病理产物都能疏通开来。而胆结石，就是肝胆郁结所致，故“春风扶柳”皆能治之。

最重要的是，一个好的生活习惯，结合好的治疗方法，常常治起病来，皆是应手取效。

33 爷爷的肺气肿

秋天的到来，在带来一股凉爽之意的同时，也带来一阵肃降之气。南方的秋天，要比北方的秋天柔和，因为万物还是一片绿色。但是，我们的人体却总是能第一时间感受到这股肃降之气。

很多人一到这个季节就开始皮肤干燥、嘴唇干裂、手掌脱皮等。而老年人就容易出现燥咳、胸闷、短气等各种症状。

庵背村的一位爷爷有多年的肺气肿。一到秋天，或是阴雨天，他就咳喘不停，夜晚愈发严重。经过邻居的介绍，他便来到文化中心找大龙扎针。

大龙仅在爷爷手上的拇指螺纹点，向下直刺，透过拇指指关节，扎了一针“天人合一”。

当天晚上，爷爷睡觉时便没有以前那般咳喘不停。

前后大龙给他扎了五六次，结果一次比一次好。大龙每回给他用的针法中，皆是以“天人合一”为基础，再配合他的脉象变化而增加其他针法。每次扎完针回去，爷爷都明显感觉比之前改善了许多。

原来这针“天人合一”，从拇指螺纹处进针，便相当于人体的龈交穴进针，过指关节，则相当于抵达中脘穴。这一针，便是专门疏通人体从上焦到中焦这段位置的气机。

大龙还交代爷爷，用枇杷叶泡水喝。

曾师常说：“枇杷叶能降金生水，虚劳喘咳少不了它。”

这正好符合天时，再配合扎针，效果极佳。

这也再一次印证曾师“针药结合”的完美效应。

34 小儿急性腹痛

到了国庆长假，许多外地的学子都来到五经富找曾师，既有求医问药的，也有求道问术的。但大部分都是各地的粉丝为了能亲眼见到曾师，亲身能体验到五经富的生活，而特意赶来的。

各地来的粉丝，都希望在回家之前，能领略一下五经富的风光。

曾师也是有求必应，便带着大家一同来到龙水瑶。

这是五经富龙井水库上游的地方，有一块天然的草坪，可以供大家尽情地玩耍。而且这里的江水清澈，喝起来还甘甜。

曾师带大家来这里，一是可以放松心情，二是还能做好事，也就是铺健康石头路。

江边的大石头，用来铺路再好不过了。

大龙便说："老师啊，您真是到哪儿都要铺石修路啊！"

曾师笑道："既能游玩，同时还能积功累德，这样一举两得的事情，何乐而不为呢！"

我们要玩，也要玩得有意义，玩得有价值！这是曾师的理念！

几个小孩，在草坪上玩累了，就直接捧起江水喝，品尝到那甘甜爽口的江水，比喝饮料还来劲，就个个都喝得酣畅淋漓。

可不一会儿，一个小孩就捂着肚子哭叫到："我肚子好痛啊！我肚子好疼啊！"

大龙一听，立马跑过去二话不说，抽出针，就在孩子的大陵穴，向掌心平刺了一针。还一边帮孩子拍足三里。没两分钟，孩子就不哭了。再问他痛否，孩子便摇摇头。

这一针，就是阴阳九针里的"海上明月"。原本应当是从拇指的根部向上刺，但不太方便进针，于是就选择在大陵穴的位置下针。这就相当于疏通人体的下焦，能使这小腹瘀积的气机通畅开来。

大龙还教育这小孩道："曾老师常说汗水不干，冷水莫沾。你们以为只要不洗冷水就可以了吗？是连喝冷水都不行！刚才玩得出了一身汗，又拼命喝冷水，当然肚子痛啦！以后还敢这样吗？”

孩子直摇头，一双大眼睛直直地看着大龙。

曾师在一旁，边铺石头，边听着大龙的教导，会心一笑。这大龙，看来没有白听我的课！

35 小敏的痛经

在广州工作的小敏，正好国庆长假，便回到家乡五经富，陪陪家人。

在大城市里，快节奏的生活让她感到压力很大，经常疲于工作，身体透支。回到乡里，亲近下大自然，让她感觉到身心舒畅，很放松。

小敏的生理期到了，她一直以来就有痛经的毛病，有时痛得连出门都出不了。这次回家一路舟车劳顿，痛得更厉害。

妈妈便对她说：“庵背村来了个大夫，上次你奶奶腰痛，就是他，给扎好了！你也去看看吧！”

妈妈便陪着小敏来到文化中心，找大龙为其诊治。

大龙一把脉，这肾脉沉得都快摸不到了，便说：“你这命门里的火都没了，平时肯定总在空调房里待着，不喜欢见太阳！别以为皮肤白白净净好看就好，身体就是这样给你耗出问题的！”

说着，大龙便在小敏的手腕大陵穴处，向手掌内直刺一针“海上明月”。

《阴阳九针》中说，这“针海上明月”的进针处，就相当于从人体的会阴部直接向上通向少腹部，能将少腹部的阴邪阻滞统统疏散开来。

结果，原本妈妈扶着过来的小敏，一下子痛去若失，最后自己安安稳稳地走了回去。整个经期，都不再疼痛。

现在的女孩子，都怕晒太阳，怕黑不好看。《十叟长寿歌》中讲到："沐日令颜黝"。

要将自己的皮肤晒黑，才是真正的健康。

36 刘姨的脚跟痛

二村的刘姨，每天都能看见她提着一大桶衣服，来江边洗的身影。

这几天风大，但刘姨并没有注意，便受寒感冒了。

这天，刘姨并不是来洗衣服的，而是来找曾师看病的。只见她一只脚踮着，一跛一跛地走过来。

"老师，你帮我看看，这两天不小心受了点风寒，得感冒了，不光打喷嚏流鼻涕，脚跟也痛起来了。这是怎么回事？"

曾师笑了笑，正要给刘姨解释一下。大龙便在一旁嘀咕道："这有什么，我一针下去就好了！"

大龙以为曾师没听到，正想看看曾师给开什么方子。哪知曾师笑了笑说："让大龙给你扎一针，立马就好了！"

大龙立马反应过来掏出针，便在刘姨的手上，扎了针"海上明月"，再让她起身看看如何。

刘姨先是缓缓地站了起来，心想：应该没这么快吧！

但是当她慢慢地走了两步后惊讶地说："哎呀，好了好了，能走了！"她一边叫着一边继续走，想证实是否是真的。

旁边的学生问道："这'海上明月'不是治下焦阴寒阻滞的吗，怎么对脚跟痛也管用？"

大龙便说："曾师不是常说，要我们学会全息对应吗！把你的手掌翻过来撑在桌上，是不是看着特别像一只脚？这手肘对应的是膝盖，这手腕对应的是脚腕，而这手掌跟，对应的便是脚掌跟。'海上明月'进针的这个位置，在这手掌跟处，对应的便是脚跟。"

哦，原来是这样！周围观诊的学生一听，都频频点头。

曾师这时补充到："大龙用这针以此理来说也没错，但还不圆满。为何这阿姨受风寒感冒后，会脚跟痛？"

大家顿时摇摇头。

"因为外感风寒，初起就是太阳表证，足太阳膀胱经主一身之表，而它又下络足跟，便会引起脚跟痛。肾与膀胱相表里，这针'海上明月'，能够温暖人体下焦，便能暖肾，亦是温通膀胱，故能轻松治愈脚跟痛。由此来看，'海上明月'对于所有膀胱失约引起的尿频、遗尿等病症，皆有良好的效果！"

雷鸣般的掌声呼啸而起，众人皆啧啧称奇！

大龙也频频点头道："还是老师说的到位啊！"

37 小儿惊厥

大龙在庵背村的名声越来越大了，周围的老人家都老是惦记着给他送这送那，甚至家里做了美味的菜，都亲自送到大龙的家。

当你真心对待患者时，同样，他们也会以真心待你。

大龙不单每日坐在文化中心义诊，还三天两头到这些爷爷奶奶家中去帮他们看病。如有好几个中风偏瘫患者，走动不便，大龙每次都是亲自上门走访。

这天，大龙刚看完病人回到家中才坐下喝了杯水，只听见门外有一妇人呼喊道："龙医生在不在啊？"

大龙立马出门，原来是住在前面的阿英。

"怎么了，有什么急事？"大龙问道。

只见阿英急得眼泪都快掉下来了，说："龙医生，您快去看看我的孩子，他现在两眼发白，四肢抽搐，都快吓死我了！"

大龙一听，立马跑去到阿英家里，见孩子躺在床上，真就像阿英讲的那般。大龙二话没说，便在孩子的拇指上扎了两针"秋风扫叶"，再加上一针"飞龙在天"。

孩子突然"哇"地一声叫，阿英正好赶过来，听见孩子这叫声，立马安心了。

因为刚才怎么叫他，这孩子都没反应。

五分钟不到，孩子的眼神慢慢恢复过来，原本抽动的身体，也渐渐平息了。

阿英这才缓下气来。

大龙摸了摸孩子的脉，原本上亢的脉象，也缓下了很多。

这针"秋风扫叶"，能让这股肝阳上亢之气立马平息，再加上"飞龙在天"，打通他的督脉，使清阳能上升，则蒙蔽的脑窍立马就畅开了。

阿英便问："龙医生，我孩子到底是怎么回事，从中午开始就一直发高热，给他吃了退热的药也没用，然后突然就这样了！"

大龙这时辞严厉色地说道："你这两天是不是给他吃了很多东西？"

"这两天在他外婆家，外婆总给他吃很多零食，从早到晚嘴就没停过。"阿英答道。

"这就是他发烧的原因。你孩子脾胃本来就虚，吃那么多东西不消化，就积热在肠胃这里，就会生风邪，风痰一上脑，就蒙蔽清窍，就开始高烧，导致现在这个样子。这叫惊厥。以后你一定要注意，别让他再这么吃伤脾胃了！"

阿英听完后，连连道谢。以后她再也不敢给孩子多吃了。

38 小王的颈僵

庵背村的小王，这几年在外边赚够了钱，于是回到家乡用老家的地皮新建了一栋房子。

他这人比较惜财，虽然建房包给了工人，但自己还是每天亲力亲为，也在工地上挑砖搬瓦。

毕竟这几年很少干这种体力活，不到半个月，小王的颈椎僵直，连走路都难受，吃饭都直不起背来。

上次大龙治好腰痛的那位奶奶，就是小王的奶奶。见孙子这样，她便叫孙子也去找大龙看看，扎扎针。

大龙摸脉后，便给小王来了一针"飞龙在天"，加上两针

"导龙入海"。

所谓经络所过，主治所及。凡是颈僵，并伴随背部不适的，皆属于督脉与膀胱经所管辖的区域。《黄帝内经》中讲："诸颈项强，皆属于湿。""飞龙在天"则能将督脉之阳气上升，气化整个颈部的水湿。而"导龙入海"便能将这水湿通过膀胱经排出体外。

大龙叫小王转动下脖子。

果然，小王惊讶地叫到："哎，真的一下子就松了！好神奇啊！"

大龙没有在意，只是继续帮下一位病人诊治。

阴阳九针的组合针法，就像是功夫里的组合拳一样，能共同将病邪打出体外，其效更佳！

39 李叔的腰痛

上车村的李叔，年轻时在矿厂下井采矿。退休以后，他就落下腰痛的旧疾。稍微在地里锄几下地，他就腰酸背痛；每逢阴雨天，更是疼得难以动身。

他来到文化中心，大龙为其诊脉后发现是腰部湿邪重，导致清阳不升，气机堵塞。于是，则以"飞龙在天"加"导龙入海"治之。但这针却是颠倒了顺序扎。

行针后，大龙再切李叔的脉，明显肾脉起来了很多，再叫李叔转动一下腰部。

"哎，刚才还疼得厉害，现在已不痛了。"爷爷惊讶地说道。

旁边的学生见此，奇怪地问大龙："您这倒行这几针，用意为何？"

大龙说到："因为李叔的腰部湿邪，也是积累日久。曾师不是说过吗，那些腐浊的地方，如同青苔生长之处，正是因为阳光照不到所致。这时以倒行"飞龙在天"，便是将阳气先灌入腰部。再以倒行"导龙入海"，则是把这排出来的湿气再发散出去。"

哦！原来是这样。学生听了，若有所悟。原来这九针，远远不局限于这原本的套路。只要你懂得病因病机，便可在九针的基础上进行无限的延伸和创新。

就像是曾师说的，老师永远只能给你一口水，但你自己却可以用这一口水，去打到源源不断的井水。这就看你如何运用好这一口水，是将它直接喝掉，还是用它来打取更多的井水，让自己喝不完，那就看你的认知了。

40 阴阳升降

农场的红桃K都纷纷开花结果了。这花最适合用来泡茶喝，酸酸的。

曾师说："这是洛神花，泡茶时最好配上蜂蜜，因为一酸一甘，组合起来便有酸甘化阴之效。喝了以后，能改善人的睡眠。就像山楂能化积，但是加上甘草便能化阴。另外，酸梅汤中必须加甘草的原因也在于此。

而《阴阳九针》中的组合针法一升一降，一往一复，亦是如此。别看‘飞龙在天’加大叉穴这简单的两针，它却能在人体建立循环，使周身气机都通畅，这也是阴阳九针的妙处所在。”

曾师正为我们说着，一位老伯从远处拎着一大袋东西，带着笑意，兴冲冲地赶来，问：“大龙医生在不在？”

大家摇摇头，因为大龙这时还在庵背村。

金宝师姐便说：“老伯，怎么了？我们老师也在这里，有什么事你可以告诉我们老师。”

老伯笑着对曾师说：“哎呀，也没什么。就是那天我在路边不小心把腰给闪着了，正好碰见你的学生大龙，他就给我扎了几针，立马就不疼了。扎完后他也就走了，他说他是你的学生，我就特意过来找你们，想送点水果给他。”

太保一看，正好那天就是他陪大龙一起，在路上见到的这位大伯。那时老伯闪着腰，在路边一下子就动弹不得了，大龙一上去二话不说，就先在老伯的手指上来了一针“飞龙在天”，直接疏通他整条督脉，再加一针大叉穴，使刚才受损的气机立马通过一升一降给调整过来。老伯当时就能转动开来了。

看来这大龙，总是喜欢做一些路见病人，拔针相助的事情，难怪会有这么多的厚礼相赠。

41 上热下寒症

庵背村的吴奶奶，才刚进入秋天不久，她就把秋衣秋裤、厚袜子都穿上了。吴奶奶最怕风，稍微动点风，她就觉得浑身都冷飕飕的。但是稍微一热，她又总是冒汗，心里烦热，也受不了。这奶奶很明显就是上热下寒。

她问大龙："医生，你说我这是什么病啊？我怎么又怕冷又怕热啊？"

大龙不屑地回答道："你这就是胆小病，怕这怕那的，有什么好怕的！在我这扎针就好了！"

大龙便在奶奶的拇指上来了一针"飞龙在天"，加一针大叉穴，使奶奶前后的气机能对流通畅。大龙给奶奶建立循环，让清阳上升，浊阴下降，上下一对流，身体自然就通畅了。

扎完后，大龙便唤奶奶："赶紧出去打赤脚，晒太阳去！"

原来这大龙，每次给这些患者扎完针，就叫他们出去打赤脚，晒太阳。要知道，原本这些老人家，是一见到太阳就要打伞的，现在好了，大龙告诉他们，只要打赤脚晒太阳，扎针效果就会更好。于是这些老人家们，现在个个都不怕太阳和光脚了。

可见，只要医者用疗效让患者信服了，说什么他都服从。这样来改变他们的生活习惯，就变得轻而易举。

连续扎了几次后，这奶奶晚上就不再盖那么厚的被子了，天热时也不会觉得心里那么烦躁了。她特地从家里把儿子给的上好龙井茶送给大龙，说："感谢你帮我这么大一个忙，以后任何季节我都好过了！"

大龙也没有格外觉得欢喜，只是说："我说了，你听我的话，就准能好！你相信我，那身体好也是自然的！"

这大龙，总是这么傲气！

42 阿芳的掉发

村的阿芳是个高中生，今年高三了，学习压力很大。最近总是莫名其妙地掉头发，每回梳完头或洗完头发后，都要掉好多。而且还时常莫名其妙地头晕脑胀。

她用了各种护发洗液，吃了许多生发胶囊，都不管用。阿芳心里害怕极了，自己这才十几岁，怎么头发就掉得这么厉害。

妈妈看着也替她着急，但着急也没办法。

正好婶婶来家里串门，妈妈说起这事，婶婶便说："前两天我肚子不舒服，在庵背村的文化中心有个中医在那里义诊，不收钱，给我扎了两针就好了，要不让你女儿也过去试试吧。"

于是，妈妈便带着阿芳一起去到文化中心。

"这么年纪轻轻的，就这么焦虑干嘛！"大龙说道。

"没办法呀，医生，高三学习紧，不得不拼命啊！"阿芳无奈地说道。

"是学习要紧还是身体要紧，为了学习把身体搭进去，学那么好有什么用？"大龙一边严肃地说，一边在阿芳的手指上来了一针"飞龙在天"，令阳气随着督脉上达巅顶，充养其头发，再加一针大叉穴，疏通任脉与冲脉，则是将其因焦虑所淤阻的气机给通调开来，令血气能够冲和。

曾师说："现在的人，就是熬夜玩手机或是学习，都不知道喝水。这心火日日烧，把头发都给烧焦、烧没了。所以这时一定要多补充水分。"

大龙想起曾师的话，便嘱咐阿芳，一定要多喝水，还教她千口一杯饮。

阿芳当天回去后发现，头发就没有掉得如以前那般多。连续几天下来，梳发时头发掉得很少，头晕脑胀也没有了。

阿芳的母亲带着阿芳特意拿了水果等礼品来答谢大龙。说太感谢大龙给她们解决了这么大的难题。

大龙只是一笑而过，对阿芳说："以后学习的同时，更要注意保养身体，身体才是你奋斗的本钱！"

阿芳连连点头道谢。

43 中风（脑卒中）偏瘫的诊治

大龙在临床上用九针对于所有的急性痛症，几乎都是应手取效。印证了古人讲的："急性痛症，莫速于针。"

当医生名气越来越大的时候，不单是诊疗急性痛症病人，各种慢性病症和疑难杂症病人都自动找上门来。

临近有许多中风偏瘫的老人，都请大龙一直在帮他们诊治，而且效果都十分明显。

庵背村的一位五十多岁的大叔，年轻的时候突然发病，医院检查为癫痫。吃各种西药后，病情才稍好一些。此后反反复复几十年了，都不能彻底根治，并留有后遗症，便是右边身子僵硬，不能动弹。如今整个右边偏瘫，整日只能待在家里，出不了门。

家人知道文化中心有个大龙医生，请大龙上门帮他治治。

大龙说：“行，我去看看！”

大龙来到病人的家里，先是给他把了把脉，发现右侧脉还是正常的。再跟病人聊天，他的神志也相当清楚，并没有特别异常，只是右边偏瘫，连站立都困难。

于是，大龙在他左手指上扎了一针“飞龙在天”加大叉穴，调整他任督二脉的整体气机。

扎针的时候，患者还直喊：“好痛好痛！”

大龙露出一丝微笑：“痛就好，就怕你不痛！”

半小时后，患者想上厕所，下意识地站了起来。家人一看，目瞪口呆，不可思议地惊叫道：“你居然站起来了！”

他突然反应过来，又一屁股坐了回去。

虽然只能短短地站起来一下，但家人见此却是兴奋不已，认为大有康复的可能。

自此以后，大龙隔一天便来扎一次针。每次针后，他都能自己慢慢地站起来，而且每次时间越来越长。

别看“飞龙在天”加大叉穴这小小的两针，却使经络从上到下，无所不通。

现在，这患者的情况一天比一天好。已经可以拄拐杖走两三步。

家人对大龙，那是感激涕零，经常送这送那的，还时不时去地里帮忙大龙种种菜。

看来，这九针，远远不止治疗急性病症那么简单啊！

44 如何用九针对治精神疾病

“‘上医调神，中医调气，下医调病’。这上医调神，要如何调神呢？上医调神……”

小武（大龙的徒弟）在地里一边锄地，一边念叨着这句话。

大龙见状，便说道：“你在念叨啥呢，干活都不专心！”

“没有，师父，我就是在想曾老师说的上医调神，那九针是不是也可以用于调神？”小武答道。

“肯定可以啊，我那天不是还治了个神经失常的妇女嘛！”大龙说道。

“对哦，怎么我没想起来呢！”小武一下子开心了起来。

原来，一星期前，大龙在文化中心义诊时，从广州来了一家人，婆婆陪着儿子和儿媳妇一块过来。正好早上找曾师开完处方，曾师便让他们来找大龙扎针，说见效更快。

要看病的不是老人，而是她儿媳妇。丈夫领着她过来。大龙见这女士，着装打扮干干净净，但是眼神一直都在游离，不敢看人，并且一直都拉着丈夫的手，右手还时不时抓自己的脑袋，整个人好像很恐慌。

大龙要给她把脉，她却不肯。便问她丈夫，这是怎么回事。

丈夫叹了口气，无奈地说：“上半年的时候，因为工作压力大，我老婆就到处寻求心理医生，但是没有想到，被人催眠几次过后，竟然思绪就开始错乱，出现各种亢奋、恐慌的状态，这下十多天都睡不着，总是担心害怕，纠结想事。”

大龙听后，这还是第一次遇上这样的病人，看来的确有些棘手。但是大龙一向不胆小怕事。既来之，则治之，是他的原则。

于是，在丈夫的配合下，大龙为她切了脉，发现脉象很大，但肾脉严重亏空。

大龙立马在脑子里构思了一下，得将她整体的气机通畅，再重点给她补肾脉。

于是，便给她施以“飞龙在天”加大叉穴，调整周身气机，再加一针“海上明月”升其肾脉。再切脉一看，好了许多。大龙便对她丈夫说：“扶她到一旁休息吧！”

后来一直到取针，这患者都没有明显的改变。

但大龙并没有对此感到失望，仍然十分有信心地跟她家人说：“等过两天再看看效果。”

没想到第二天，她丈夫就兴高采烈地跑来找大龙，说她妻子昨晚回去后，早早地发困睡觉了，之前总是整晚整晚睡不着。

大龙一听，虽然表面没有太过开心，但内心还是为此感到高兴的。

此后，每隔一天，她丈夫便会带她来扎针一次。每次大龙的思路都是以通调周身气机的“飞龙在天”加大叉穴为主，再依照脉象加以其他针辅助。

每回的效果都十分明显，她的精神状态越来越好，也越来越配合大龙的扎针。神情也比之前看起来要自然了很多。

一个星期下来，她已经能够自己跟大龙沟通身体的情况，不会像以前那样不敢见人。

可见，九针在临床上对治精神疾病疗效也非常显著。

45 四肢对应点

“别以为九针只能在拇指上施展，只要懂得全息对应的理论，整个手掌对应全身。拇指作为人体的躯干，而四肢分别对应其他四个手指。从右至左，上肢分布在示指与中指，下肢分布在环指与小指。”

每天下午，只要感兴趣的学生，都可到大龙那里由他带领大家一起学习九针。这就是教学相长。

正如曾师一直教我们的，一个人厉害不是真的厉害，你能把你身边的人都带得厉害了，那才是真厉害！

因为在庵背村，来看病大多都是老人。他们的病多数都是颈肩、腰腿痛。

凡是碰到胳膊痛、腿痛的，就按照大龙教的，在手指上找对应点，再以“飞龙在天”一针通之，皆是针到病除，针到痛消。

所以大龙在这方面累积的病例，已经是不胜枚举，相当有把握。

46 江叔的偏头痛

八村的江叔，年轻时是村里的干部，谁家有事情，都要来找他处理，他十分尽心尽力地为村民排忧解难。

他的辛苦和操劳到后来落下个旧疾，只要他稍微生气，或稍喝点酒，或是到季节变化，就总是偏头痛得厉害。

这几天突然降温，他的头痛又发作了。

痛起来感觉天昏地暗，出不了门，只能待在家里休息。

他何曾想，年轻时风风光光为人排忧解难，现如今被困在家里就像是被病“软禁”一般。

他知道刘屋桥下有个曾大夫，医术高超，医德高尚。这天，他忍着疼痛，来找到曾师看病。

曾师见他摸着侧头一副难受的样子，立马就给开了颈三药加木香、郁金。

他一看还没切脉，方子就出来了，便对曾师说：“哎，医生，你还没把脉呢！”

曾师笑笑说：“我一看就知道你是肝胆有问题，偏头痛，对吧！”

“哎！看来曾医生真是名不虚传，真神！”江叔两眼盯着曾师，心想，这下肯定能治好了！

谁知曾师立马对大龙说到：“这病，你给扎两针就好了，还省得他煎药了！”

“好嘞！”大龙爽快地回应到。

江叔还一头雾水地望着曾师，不知怎么突然又说换医生治了。

大龙随即掏出针来，在江叔的拇指内外侧，一针“春风扶柳”，一针“秋风扫叶”，不到三秒钟，就扎完了。

大龙总是在病人措不及防的情况下，就扎完了针。

这也是针客必备的一种品质，就是“动作快，姿势帅”！

江叔正想说大龙，怎么不打招呼就扎针，而且还这么痛。

大龙便说：“你再感受感受！”

江叔立马惊讶地站了起来。“哎呀，真的不痛了！你这曾医生，原来你徒弟也这么厉害啊！”

曾师会心地笑了笑。

旁边的学生见状，便问大龙，为何这次头痛，不扎“飞龙在天”，怎么扎这两针啊？

大龙轻描淡写地解释道：“曾师不是说他肝胆郁结嘛！没看他是偏头痛啊！头痛是果，肝胆郁滞才是因！”

原来，所谓经络所过，主治所及，人体侧面都为肝胆经所循行之所。而这两针就是专门疏通侧面的肝胆经，能在身体形成一升一降，往复气机，使肝胆气散，则头痛自然消除。

所以，九针的运用，也是要以人体经络学说为理论依据及临床指导的。

47 妇人脏躁咳嗽

曾师常说：“乐一乐，天堂有个座；忧一忧，地狱游一游。”

一天，有位中年妇女来找曾师看病，只见她一脸忧愁。

曾师便说：“有什么天大的事让你这么忧闷？”

妇女一听，居然掉起泪来。一字一句，哽咽着说道：“我从1986年就开始，一直咳嗽不止，老好不了，一到天气变化就加重，整晚整晚地咳，特别难受。我觉得，应该是我当时在工厂上班的时候，废气污染导致的。曾老师，您帮我看看吧，能有什么办法能治好啊？”

曾师听了后，便说：“妇人脏躁，喜悲伤欲哭，甘麦大枣汤主之。”

大龙却在一旁说到：“妇人脏躁，喜悲伤欲哭，‘春风扶柳’主之。”

嘿呀，这大龙，居然能改编经典条文！

曾师一听，乐了，开完方后，便叫这妇人找大龙扎针，还特意给她介绍了番。

大龙给她扎了一针“飞龙在天”升阳气，就相当于曾师的颈三药。再加一针“春风扶柳”，给她疏导疏导郁结的心情，就等于甘麦大枣汤加胸三药。

如此方穴对应，不得不说，这大龙已将曾师最精华的东西都学到了。

曾师就喜欢这样不仅只听老师讲的东西，还能将所学灵活结合，并运用到临床上去的学生。

这样能举一反三，闻一知十的人，才能真正活学活用，现学现用。

妇人当天扎完针回去，晚上睡觉时便不再那样咳嗽。连续扎几次后，再配合汤药，效果愈来愈佳。

有天，她居然带着礼物来找曾师，十分激动地说：“太感谢您了，曾医生，您和您的学生把我的病治好了，真是太感谢您了！”

曾师也会心一笑：这大龙，果然不负所望！

48 人生三不朽事业

不知不觉，大龙在五经富也有三个多月了。而他在九针的实践上，也已积累了丰富的临床经验。

曾师对大龙说：“人世间三不朽事业，就是立功、立德、立言。

你掌握好九针技巧，能快速治好病人的病症，这是立功。

在文化中心一直秉承普及中医的宗旨，义务给患者诊治，不求回报，这是立德。

但是唯一一点，立言，这方面还是欠缺的。所谓立言，一是以言教传播，二是著书立说。知识的总结，案例的整理，经验的汇集，都要从这两方面来做到。”

大龙的脑海里一直在思考着曾师的话。只治好几个病人，那受益的范围很小很小。但若是宣讲中医知识，以文字普及中医文化，才能真正使普罗大众受益。

就这样，文化中心的“九针普及小课堂”就此成立了！

每日，大龙带着几个学生义诊完之后，就在文化中心开讲九针知识，每天十分钟，坚持不断。

从第一针开始，依次为大家普及开来。

第一针，“通天彻地”。专门疏通人体的冲脉与任脉，能治疗任何由冲脉、任脉不畅所引起的病症。如头痛、面瘫、咽喉不利、胸膈不舒、心慌心悸、肚腹胀痛等。

第二针，“飞龙在天”。专门疏通人体的督脉，能治疗任何由督脉不通所引起的头痛、颈僵、背痛、腰酸、腿脚不利、麻痹、癫痫等。

第三针，“导龙入海”。专门疏通人体的膀胱经。各种膀胱经不通所致的风寒湿痹，颈肩、腰腿病症，包括膀胱失约引起的遗尿、尿频等症，皆可治之。

第四针，“亢龙有悔”。能沟通督脉与任脉，也就相当于从头顶的百会，一直通到龈交穴。它能沟通阴阳，凡是阴不足，阳上亢的诸症，如失眠、燥咳、中风先兆、上热下寒等皆可治之。

第五针，“天人合一”。专门疏通人体的上焦与中焦，相当于从龈交穴通向胃脘穴。能促进中焦脾胃之气上达，使心肺之气亦能更好的宣发。对胸闷短气、心胸胀痛、哮喘咳嗽等皆可治之。

第六针，“针通人和”。专门疏通人体的中焦，相当于整个胸膈胃脘部。凡是中焦不畅，痞满滞塞所致的病症，如胃胀、胃痛、胃寒等皆可治之。

第七针，“春风扶柳”。专门疏通人体两侧的肝胆经，使郁结之气能上升。凡一切肝气郁结的病症，如胁肋疼痛、口苦咽干等，皆可治之。

第八针，“秋风扫叶”。与春风一样，能够疏通人体两侧的肝胆经。但“秋风扫叶”对治的是肝阳上亢之症，能使上亢之气下降，与“春风扶柳”正好形成一升一降对应。凡一切肝阳上亢所致的头痛、头晕、耳鸣、失眠、牙痛等病症，皆可治之。

第九针，“海上明月”。专门疏散人体下腹部郁结的气机，相当于任脉与冲脉在小腹部的位置。故所有一切小腹疼痛、腹胀腹泻，以及男科、妇科的问题，皆可以此治之。

大龙从头到尾，先是用九堂课的时间，将九针的基础知识给大家普及了一遍。

这样，将所有的病人都能培养成医生。就像曾师所言，将一切被动转为主动，将一切他动转为能动。

这就是普及中医的力量！

49 九针的理法

针之术，不单是治病的方法，更在于它调整的是人体整体的气机，从而治愈疾病。达到不治病而病自治的效果。所以其背后调气的理法，才是最为重要的。

凭脉用针，是九针的原则。

九针亦是要通过四诊，来进行对症施治的。如果只是见病治病，如同看见果树不结果，只在枝叶上洒水，却不知在根部施肥。

这是大龙经常对来学习针术的学生们的一番教导。

因为初学针法，都只心想着九针能治什么病，但真正深入进去后，才知道九针不只是在治病，而是在调理人体整体的气机循环。

“虽为九针，实则变化无穷。”

这是《阴阳九针》这本书的封面上所写的一句话。

而学习九针，事实就是如此。我们不能被仅有的九针阻碍自己的思维，只要我们明白九针背后的理法，无非就是比类取象，以此疏通周身的气机，那我们也可以衍生出百千种针法。

就像曾师在讲经络穴位时讲的，由一个穴位，一条经络，就能知道周身上下应当如何来调整气机，达到身体中和的状态。

这就是真正的学问，它不是要框住你的思维，而是要不断扩展你的思维。

本篇小结

以宣讲的形式将中医知识传播，这是言教，也是普及的第一步。但更重要的，在于文教，也就是著书立说，以此流通传播。这是曾师一直教导我们的。

古时黄帝的文官，若没有记录下黄帝与尊师岐伯的对话，那就不会有影响了千秋万世的《黄帝内经》。

昔时孔老夫子的学生，若是没有记录下与师请教的种种言行，那就不会有传承了五千年的《论语》。

天竺释迦摩尼佛的弟子，若是没有记录下世尊的讲法，便不会有后来诸多伟大的佛经佛典。

可见，言教如果不加以文传，则不能永久传世。

能立于千秋万代的唯一途径，便是留下广为传颂的著作。

要写出既能通俗易懂，让上至七八十岁的老人，下至六七岁的孩童都能看懂的，并且又能让普罗大众都能立即掌握的知识与技巧这样的文章和书籍，才能真正将中医普及开来！

这就是曾师一直注重文教的原因所在。曾师是站在一个更高的高度并具有更长远的眼界和格局，来思索中医文化普及走向的。

所以，当大龙明白曾师的用意后，便在每次讲完课后都将知识汇编成文字，并且将义诊积累的医案，全部都用文字总结记录下来。最终，凝结成书，以此来流通于世。

大龙从只会扎针的针客，而转变成为中医文化、九针文化的普及者，他已经不再是只为了治病而用针，更是为了中医文化的普及而倾注心血与行动。

普及中医的路上，又增加一名坚实的行路者与光明的传承者。这是时代之幸，亦是文化之幸！

第五篇 穴道——凤歌的灵犀一指

凤歌是一个浪迹天涯的追梦人。他只有一只手，但他很会唱歌。他的歌声像天籁，但他的行装像乞丐。他只要在闹市里唱歌，就能很快获得畅游天下的资本——饱食果腹、遮寒蔽体所需。

没人能想到一个没有右手的游子，他是如何练成灵一指的。据说，那些奇难怪病在他手中都能一一降伏。

灞桥杨柳下一厨娘，久受油烟熏肺，夜间咳嗽不已。凤歌只在她手上列缺穴点穴三分钟，她当下不咳，从此根治。凤歌说列缺穴乃肺经穴，善治咳嗽也。

1 偏头痛

凤歌在黄鹤楼高歌一曲，响彻云霄。

一小孩拿出硬币丢在地下。凤歌说：“小朋友，你的钱掉了”。小朋友笑着说：“我是丢给乞丐的”。

凤歌说：“我像张学友那样，靠歌声获得赞赏，而不是靠断臂获得同情。请收回你的怜悯，我不吃施舍钱，只食手艺饭。”

小孩怯生生地用肿胀的手接过钱。原来小孩在学校打球时摔伤了手腕，痛了大半个月未好。凤歌只在小孩手上列缺来回点按，手上的肿痛很快不见了。

在小孩的敬仰和惊讶中，凤歌离开了黄鹤楼，留下了一句歌诀：

列缺腕骨上，虎口手交叉。

善治偏头痛，能医肿痛麻。

2 面瘫

凤歌坐的一艘商船，在徐徐江风中沿着长江下行。

他在甲板上靠单手努力地做着俯卧撑，不论寒来暑往，每天坚持做200个，雷打不动。

睡在甲板上贪凉饮冷的水手，居然面瘫了，正想停船靠岸找医生。

凤哥说让我来。灵犀一指出，水手列缺穴即刻觉得像电击一样，顿时咬牙切齿，额汗淋漓，盏茶功夫，面瘫即康复。

船上的人不约而同鼓掌，经久不息。这位其貌不扬，身残志坚，身怀绝技的少年，让他们深深景仰。凤歌只淡淡地说，这并非高明的绝技，不过是头项寻列缺的古针法总诀而已。

3 喷嚏不止

船靠岸，忽听有救命声，原来一儿童溺水，几个水手一齐跳入江中，将小孩拉上来。孩子命是救住了，但鼻涕像线一样往下流，连连打喷嚏，明显就水寒入体。

凤歌的灵犀一指，准确无误地点按在孩子的列缺穴上，孩子喷嚏收住了，鼻涕再无，哭声自止，惊魂遂定。

真是点点按按，病去大半。

凤歌在众人啧啧称奇中抽身离去，留下一句话：

列缺通肺系，肺开窍于鼻；

伤风打喷嚏，受寒入身体；

善将风寒去，人人皆称奇。

4 落枕

湘西古城出租车司机，落枕，歪着脖子开车，十分痛苦。凤歌说此病起于疲劳驾驶，受于坐卧当风。遂在司机的列缺上伸出灵犀一指，司机顿感头脑发热，咬牙切齿，汗出涔涔，在不经意间，颈背像松绑一样，头被正回来。

司机竖起大拇指，大赞凤歌身怀绝技，真人不露相。要与凤歌做朋友，不收凤歌车钱。凤歌笑着将这手绝活传给司机，告诉他，列缺能发汗，汗出筋骨轻。

5 头风痛

在湘西古城，凤歌碰到一游客，愁眉苦脸，无心旅游，问何故？游客说，头风痛发作，看这些美景都是稀里糊涂，无心观赏，正准备到医院去。

凤歌说，借你手给我一看，游客不知凤歌手劲这么大，手上列缺穴被点按，痛入骨髓，鬼哭狼嚎，众人以为打劫行凶，纷纷围观，凤哥说，看你还痛不痛？游客说，真不痛，看东西也舒服了。马上掏出一百元硬塞给凤歌，高兴地说，感谢英雄，患难相救！

凤歌说不足挂齿，将来头痛若犯，点按列缺，便能驱风避邪，通窍止痛。此穴乃治头痛最快捷之奇穴，故有列缺闪电之美称，形容止痛之效如风驰电掣也！

6 咳喘

张家界人间仙境，一个剧组正在这里拍功夫片。拳脚无眼，两个演员打斗，难免误伤对方。

只见主角气喘吁吁，咳嗽不已。

原来胸口意外摔伤过，导演不时叫暂停，几次重拍都拍不出理想效果。

凤歌旁边看了说，身体不舒服，怎能将潜能发挥出。

便在主角手上列缺处，点按推拿，来回拨筋，瞬间气喘得平，咳嗽立止！

主角高兴地说，终于呼吸顺畅，没有阻塞。然后一拍成功。

剧组热情请凤歌吃午饭，并请凤歌出演剧内的独臂医侠。

凤歌也开心地在影片上留下了自己光辉的身影。

真是气喘、咳嗽，无论外感内伤，列缺皆可通宣理肺。

7 跌仆气闷

两小孩在路边玩跳马，一不小心跌倒在地。跌仆气闷，小孩脸上立马转瘀黑，痛苦难耐，呼吸不畅，妈妈边骂孩子不懂事，边担忧，手足无措。

凤歌看后说，让我来，便在孩子手上列缺穴推拿梳理，渐渐看到孩子呼吸深长，瘀青的脸转为红润，痛苦紧张的表情转为轻松自然。

真是苦乐就在一瞬间。

凤歌说："列缺主肺气，肺主胸廓。宣发肃降，凡胸口跌仆，肺气闭郁，宣降不利，推拉列缺，便可梳理。"

8 狂癫

凤歌是个既有耐性又有爱心的人，为了探索一种病的病因等，他像群狼追击猎物一样，可以不眠不休，不达目的誓不罢休。

他在得到三字经推拿学派的推拿列缺的传承后，居然单凭列缺穴长推久拿，来治疗狂癫之人。

在天桥下，有一头发凌乱，终日登高而歌，弃衣而走，饿了就拣垃圾、泥土吃，困了就躲在桥墩下，胡言乱语，六亲不认。最后六亲也不认他了。

凤歌说："既然让我碰见了，我就不会坐视不理。"

连续跟着他一个月，跟他同吃喝，共寝床，天天帮他推拿列缺，时常一天推拿八小时，狂言一天比一天少，最后狂人恢复正常，恢复正常言语回到家，令人震惊，连医院都出动研究。

可大家想找到这是何路神仙手笔时，凤歌又浪迹天涯去了，留下一句话，精神疾患找列缺，霹雳雷电鬼怪灭！

9 怪叫

广西桂林，此处山水甲天下。凤歌常日食千家饭，夜宿破庙堂。深夜凤歌听到一家孩子歇斯底里，哭声如杀猪般，父母怎么哄都哄不住。凤歌便敲门说，你孩子是不是最近受到惊吓或看到不该看的猛鬼蛇虫丧事，这家人惊讶凤歌断病如神。孩子就是去参加完葬礼回来又被恶犬吠了几下，从此魂不守舍，夜夜怪叫。

凤歌伸出他的黄金左手，帮孩子推拿列缺，使孩子感受到温和均匀的力量，并丝丝捋顺心神。

经过三小时的温按，孩子渐渐平息，一睡到天亮，从此怪叫声消失，夜不闹人。

而凤哥连晚餐都没吃，守了孩子一夜，看到在熟睡中发笑的孩子，凤歌也笑了，还唱了首摇篮曲，然后悄然离去。

但愿世人皆无病，我有饥寒又何妨？

10 喉痹

钱塘江，这里有一大片芦苇群。

凤歌领受完钱塘江大潮，忽听到芦苇丛中有断断续续沙哑的哭声，听声辨位，凤哥上前拨开草丛，一孩子浑身发斑点，头面肿得快看不见五官了。原来这是凶恶的瘟毒发疹。

凤歌马上想到《推拿秘笈》的口诀，瘟疫喉痹又窒息，推拿三万乃可医。

有谁知道这个法子，又有谁能对着一个孩子日夜守护，帮她推拿三万。

凤歌不做二想，专心一处，立马解下衣裳，让小孩别受凉了，同时连续帮孩子推拿列缺五个小时，孩子终于停止哭声熟睡。

如此十天不离不弃，孩子成功转危为安，能吃能睡能叫能笑，直到做母亲的再次回来认领，凤哥义无反顾地离去。

真是事了拂衣去，深藏功与名！

11 牙崩

扬州夜市一派繁荣。腰缠十万贯，骑鹤下扬州，一直被认为是俗世人的终极梦想。

世间常常很公平。有钱人不一定有笑脸！钱多身弱是个普遍现象。

凤歌路过夜市，高歌一曲，围观者纷纷叫好，一富人一出手就是五百块，但他却愁眉苦脸，凤歌问为何？

富人说我牙齿崩裂有缺口，讲话食饭无不痛入骨髓，百药乏效，百医无能。

凤歌让富人伸出手来，在他列缺上反复推揉足足一个小时，富人无论如何再咬牙切齿，都找不到崩齿带来的疼痛，露出久违的笑，把身上的五千块全都双手奉上，说遇上神仙了。

凤歌说，我并不是神仙，我只是得到《推拿秘笈》的传承，善用四总穴歌治病而已。

凡身体齿牙筋肉皮肉崩裂出现缺口，剧痛的，点按列缺，久久有功，故列缺能治牙痛，实乃小菜一碟，不足挂齿之事！

12 头痛胁胀

武当山五龙宫一道医苦头痛、胁胀多年，取太冲、章门，疏肝解郁，短期疗效尚可，不能根治。

凤歌只帮老道医推拿列缺三小时，从此头痛胁胀消失，失眠脑热之症俱除。

因为练功得的怪病，气火老往头项冲的痛苦也没了。

道医感叹道，我深山修道十年，研究草木三十载，居然不如你一只手指，你是如何修得灵犀一指的？

凤歌知无不言，言无不尽，遇同行倾囊相授，对法诀绝不密为私有，对老道医缓缓道来，说：“乾坤有天地，人有手足。沟通天地的，唯有闪电雷鸣，古谓雷电之神，列缺霹雳也！雷电能通天彻地，列缺可通上彻下。”

人但凡头顶阴沉欲痛，思虑不决，心胸闷塞如天地否塞，推拿列缺如引雷电，霹雳行空，阴霾消散，否极泰来，从此天朗地开，风和日丽，神清气爽。

道医立马叩拜说：“真是听君一席话，胜读十年书！”

13 咽干口燥

南华寺乃南宗祖庭也。

自古佛道门中，名医不少。

凤歌正巧赶上大法会，讲经法师边讲《法华经》，边咽干口燥，如何饮水都不解渴，讲到一半居然难以讲下。

凤歌毛遂自荐，上前帮法师用列缺推揉了十分钟，法师顿觉心烦灼热感消失，口干舌燥之症俱除。不用再饮一口水，一气呵成将经讲完。还超常发挥，神清气爽。事后，法师以接待贵客之礼，请凤歌到客堂上坐，说：“我得消渴火燥症，众医束手，麦冬石斛吃遍，皆无效验。何以你帮我推揉片刻，我便感到从顶至踵，清凉如洗。”

凤歌说：“重症消渴如取麦冬石斛，似杯水车薪，法师为研究经法，心力交瘁，以滴水之微欲润熊熊烈火难矣！

不如列缺霹雳，来场磅礴大雨，如此雨过天晴，行云流水，自然沟处满溢，燥火全熄。”

法师也通医理，大赞此法精妙，立马起身叩拜说："凤歌先生，你真是我一穴之师！"

从此在庙里推行列缺推拿，对治七情焚胸，思虑烧脑等读书人、学僧易如犯的神志疾患。

14 面斑

香格里拉一大酒店老板娘，苦面上长斑，百治乏效，便怒气说，中医都是骗人的，同时悬榜谁能疗愈她面斑，她将在香格里拉送一套房给他。

凤歌把榜文一揭，在香格里拉大酒店一天用三个小时，用了七天，就把老板娘的面斑消掉了，而七天里头都是按一个穴位，这个穴位就叫合谷穴。

当老板娘要兑现诺言送房子时，凤歌却只身离去，留下一句，中医不是骗子，请相信功到自然成。面口合谷收，凡面上长斑，合谷皆能收服。

15 口疮

云南大理，风景如画。

这里人们爱歌舞。一歌唱家口腔溃疡，张嘴讲话就痛苦难耐，可演唱大会就要来临，他越着急，疮口就越痛。

正一筹莫展时，凤歌伸出灵犀一指，在他合谷上点按两小时，现场疮痛消无芥蒂。

第二天，所有口疮收口，直到演唱会结束，都没发作。

歌唱家高度赞叹说："这是我有生以来见过治病最神速最彻底的高手。"

凤歌却说："面口合谷收，原来合谷能止痛收疮口，口腔疾病合谷最行，我不过得古人零金碎玉，古人能总结出这经验，才是高高手。"

16 牙肿

凤歌路过丽江，油条飘香，可炸油条的老板却面现痛苦，原来他每天对着油锅，被油火熏得心烦气躁，难以入睡，结果得了牙痈恶疾，大牙齿长了个大脓包。

在肚子饿想吃早餐与治病救人之间，凤歌毫不犹豫，选择先救人。

灵犀一指出，牙肿随手除。

两边合谷穴，各点按半小时，老板的牙痛像变魔术一样不见了。

他高兴地说"多少早餐任你吃，你要带走多少随你带。你真是疮痈神医啊！"

凤歌却说："疮痈原是火毒生，疏通经络痈疮平。哪里神呢？我不过是把你气火聚在牙龈肉上，让它鼓个包，通过经络传感合谷穴释放出来而已。"

17 厌食

云南西双版纳，真是人间天堂。

这里人们生活富康，却有个大官的孩子，一周都不吃饭，面黄肌瘦，举家上下急得团团转，十里八乡的名医高手都请遍了。

凤歌说我来试一试，孩子我不给你打针，也不给你吃药，摸摸手就好。

原本孩子正大吵大闹，却平静下来了。

凤歌伸出灵犀一指，在虎口的合谷穴上来回点揉，才半个小时，孩子主动说我要喝粥，再按半个小时，又说我要吃饭。

真是手到病除，举家惊叹。

大官说："我要留你在西双版纳，成为人民的保护神，你愿意吗？"

凤歌笑笑说："我平生独喜好云游天下。"大官知道高人一般留不住，便封上万元大红包。

凤哥说："把钱用在人民身上吧，我需要的很少，以后孩子常按虎口合谷穴，食饭如狼似虎也。此穴能提高肠胃吞噬能力！"

18 腹绞痛

云南海棠花开，四季如春，岁月静好，真是来了就不想走。

可凤歌心如不系之舟，身怀侠义之气，他不想羁绊在一处。

见有个游客倒在地上打滚，捂着肚子，刚吃了冰饮后肚腹绞痛。

凤歌上前伸出灵犀一指，猛烈点按合谷。

游客额汗淋漓，三分钟不到，痛去若失。

围观者莫不啧啧称奇，感叹连连。

游客说："恩人你要到哪里，我开车送你一程。"

凤歌在车上被问到，为何按虎口，能治消化不良?

凤歌说："合谷者，大肠经穴位也，专门配合消化五谷食物。"凡谷物消化不彻底，揉按合谷，便可提高肠胃谷道能力，真乃磨合谷物之神穴也!

19 便秘

苍山、洱海一望无边，天底奇景无数，你不去游历体验，你体会不到。

比如人体奇妙穴位无穷，你不去学习体证，就不会感受到它的神奇巧妙。

在岸边有个老人推着轮椅，长吁短叹。

凤歌说，良辰美景为何悲叹?老人说便秘十余年，每次排便，都要用手去抠，人生痛苦莫过如此。

凤歌伸出灵犀一指，在老人的合谷上来回点按，左右各一小时。老人觉得肠子像翻江倒海，如猛龙腾空来回打转，好像沉睡的雄狮醒过来一样，竟然从轮椅中站起来，自动去厕所排便，叹未曾有！

凤歌说点按合谷乃治便秘奇术也。它能提高谷道蠕动能力。得十年便秘，并不值得哀叹，可如果你一生没有接触穴位中医，那才可叹。

一朝悟道，半生辛苦值得！

如果天下都知道点按合谷治便秘，那中风偏瘫老人将不再痛苦于大便不通啦。

20 倒经怒骂

在这风景如画的人间仙境，居然有位妇人头发蓬乱，开口便骂天骂地。

旁人见怪不怪，说这妇人被丈夫遗弃后，想不通就得了失心疯。

凤歌看这妇人，双眼通红，怒气冲胸，便说，我看不是失心疯，是月经倒流。

便上前伸出灵犀一指，在妇人合谷上来回点按。

妇人也奇了怪了，像是温顺的孩子一样，一动不动，一直点按了三个小时。

妇人胀红的眼睛变清了，她突然回过神来说：“我在哪里？怎么我头发这么乱？”

从此月经通畅，恢复正常！

当地人都说这妇人遇上神仙贵人了。

凤歌笑着说：“月经闭住后，倒流入脑，瘀血蒙蔽心神，灵光黯淡，故疯癫呆傻。”

重按合谷穴，拨云见日，通调月经，神志清明。如果世人知道合谷穴能治月经倒流，瘀血蒙心，浊阴不降，清窍失灵，那天下会少很多疯癫之人。

21 大汗

凤歌在山里碰到大汗淋漓的采药郎中，心慌心悸，将要脱力。

凤歌随手帮他点揉合谷，汗出如水就收住。

采药郎中也略通医理说：“面口合谷收，我只听闻面部疾病按合谷，为何我心慌掉气、汗出不收，你按了这么有效果。”

凤歌说：“你对此句古穴总诀是一知半解，通而不透。

古人讲的口不局限于口腔、鼻口，肛门是不是口，毛孔、眼睛窗口算不算口。”

草药郎中豁然开朗，手舞足蹈，蹦蹦跳跳说：“听君一席话，胜采十年药！我这一生都把书读死了，唯你一句点破，让我理解活了书。”

这采药郎中多了一手绝活，按合谷治一切口窍病。在当地享有盛名。

真是开悟言语不需多，悟透一句可笑傲江湖，迷糊千卷，皆愁眉苦脸。

22 无汗

青龙道观，有一道士，常年苦无汗，不管怎么劳动，汗都不肯出，因此浑身骨节僵硬疼痛。

凤歌一出手灵犀一指，作用在合谷穴上连续按了四个小时，道士流出的汗水湿透了衣裳，染黄了白色裤子，奇臭无比。

如此臭浊，道士不但不忧，反倒大喜说，真是十年没有这么舒服过。

人们不解地问，你多汗症按合谷能收，叫面口合谷收，按合谷就像玉屏风散。为何无汗症，按之能发汗，合谷又像麻黄汤呢？

但见凤歌缓缓道来说："合谷管理汗孔，轻轻的揉合谷能补气，收汗孔。重按合谷却能开窍发汗。手法不同，补泻有别。"

众人听后莫不茅塞顿开，如拨云见日。

23 面瘫

青城山连绵起伏，修道者众多。

一道士练功气脉走岔，得了口眼歪斜病，屡治乏效。

凤歌说面口合谷收，合谷推按有效果。

道士却不以为然，此三岁顽童都朗朗上口的，若有效果，我早好了。

风歌伸出灵犀一指，在合谷穴上来回点按，像钻木取火一样，一个时辰道士觉得脸上麻辣辣。

风歌拿铜镜给道士照，道士看后惊喜，怎么正回来了，不可能啊。

风歌说天下人皆知，合谷穴能正脸治面瘫，不一定天下人都能操作此穴。

正如天下人皆知，千里马可日行千里，不一定人人皆可骑千里马行千里！

道士连忙叩谢，风歌用手一叉旁边的香蕉树，手指居然像刀一样插入树身，在绝对的功力面前，一切的风寒湿邪瘀血都成泡影。

24 双目充血

峨眉山一道长，服用大补药练轻功，气血沸腾，双目充血，看不见路，原来是巨补过度，导致肝火冲眼。

风歌伸出灵犀一指，在道长合谷穴猛按，按到发红充血，像似冲击钻一般。

道长红肿的眼现场消退下来了，重新又能看清这个美丽的世界。

为何重按合谷能治目赤肿？

风歌说：“面口合谷收，眼目也属于心灵的窗口，同样六经实热总清阳明，不管发热上火、血压高，一切热火上冲，只要泻合谷，人就轻松。”

老道长也略通医术，听到这番论述，佩服得五体投地，从此学会合谷重推泻六经实火如硝黄，合谷轻揉补五脏虚寒如姜桂。

25 鼻衄

凤歌路过蜀中闹市，一孩子啼哭，原来流鼻血止不住。

凤歌寻声过去，在孩子合谷穴重按点搓三分钟，鼻血就止住了。

有学医的好事者问，此是何理?

凤歌说：“肺与大肠相表里，泻大肠热即能撤肺火下行。”

一般人得到这合谷穴位秘笈，恨不得私藏为己，视为枕中之秘。

凤歌却和盘托出，似竹筒倒豆子，一个不留。

凤歌说：“祸起于私藏。福生于公开！”

26 猪头风

凤歌路过武汉，此处像火炉般炎热，正流行痄腮（猪头风），一批批人咽喉肿痛，嘴角发胀。

凤歌忙得汗流浃背，人都说猪头风会传染。

正气存内，百毒不侵。

凤歌三天内重按一百多个痄腮患者，让这病邪活生生刹住车，停下来，肿退回去。

人们都以为仙人降临，怎么单凭一只手就将大量痄腮患者治好了。

凤歌说：“面口合谷收。大肠经过面口，面口肿热泻合谷，奇效无比。”

君须记，路见不平一出手，热火毒邪皆可祛。

27 耳聋

灵泉寺有一德高望众的僧人。年过古稀，仍然坚持讲经说法。

老僧身无大恙，唯独耳聋困扰，外界打雷他也不知道。

凤歌在寺院歇脚，自告奋勇为老师傅诊疗，连续帮老师傅按三天合谷穴，居然耳聋复聪，在寺院一时传为佳话。

凤歌说：“耳聋者，气血不养耳窍也。气血发源于肠胃，合谷乃双口穴也，管孔窍口。合谷穴用柔按补法，可源源不断将气血生发，从而营养七窍，使人耳聪目明。”

而合谷穴正是手阳明经的原穴，乃源源不断能生元气也，故有原穴多补虚之称。

28 恶寒发热

霞山奇石耸立，怪景连绵。

凤歌游完一山又一山，意犹未尽。

真是干喜欢的事，如登山、学医、救人，不容易感到疲累。

一柴夫打完柴后，浑身是汗水，跳入溪里洗澡，回到家就恶寒发热，温度直冲39.5度，像疟疾发作！

家人惊慌失色。

凤歌伸出灵犀一指，为柴夫重按合谷。

柴夫大汗出，安睡一觉醒来后，肚饿索食，若无其事，不再发寒热病。

真是汗水不干，冷水莫沾啊！

为何合谷能治重感冒汗不出？

凤歌说，《标幽赋》有言：寒热痛痹，开四关而已！

发冷发热的病，把四关打开来，寒热对流就好了。

四关就是合谷、太冲，手脚各两穴。

一切风寒湿关闭在肌表，开合谷速愈，以阳明主肌肉也。

一切气滞痰饮瘀血堵塞筋骨，开太冲速愈，以厥阴主筋也。

故合谷穴乃开通奇穴，乃发汗解表也。

29 白虎历节

龙虎山乃道教圣地。

一山民得了白虎历节风，这关节痛起来像老虎咬一样。

原来他常年清晨雾露就去采茶叶，又不懂口含生姜辟邪。身体筋骨为风寒湿邪所束缚，正逢关节炎发作，痛得他呼天叫地。像这种风湿关节炎是不死的癌症。

凤歌伸出灵犀指，帮他点按虎口合谷穴，现场点完关节就不痛了。

真是寒热痛痹，开合谷可愈！

村民叩谢说："恩公你走了，我怎么办？"

凤歌说："从此你勤搓按虎口合谷穴，它乃身体八邪排泄之大口也，此穴名虎口，能吞噬一切风寒湿邪。"

此穴能大扩张，所以能让人筋骨血脉扩张，促进生长，强筋健骨，倍力增气。

久按后，人有龙魂虎魄，百病难侵！区区风湿关节痛，手下败将而已！

30 胆结石

白云山，闹市中的净土。

在这大都会广州，熙熙攘攘，北面还有高耸入云的奇山。

这里成为周末人群喜欢游览放松圣地。

凤歌正下山，碰见一游客倒地，痛苦不已。

原来是胆结石发作，每次都是送医院打止痛针，对结石却无可奈何，发作之时正是治它时。

凤歌伸出灵犀指重按合谷，结石的痛和手上合谷的痛交杂在一起，大汗淋漓。

三分钟后突然站起来，轻轻松松，若无其事。

到医院一检查，结石排下来了。

凤歌说，有身孕的，不可按合谷，它会推动胎儿生出，胎儿滞产却可重按合谷，有助于娩出。

也就是说合谷能够让五脏六腑排空能力加强。

人称空谷幽兰，谷空能排。

所以重按合谷，能清空六腑，排出毒素！

可见非独结石，就连子宫肌瘤、脂肪瘤、痈疮肿毒、肠胃息肉，皆可通过重按合谷催动它，消化排出。

可见合谷乃推陈出新之妙穴也！

31 瘫痪

白云山下越秀区，在这里的公园里，瘫痪、坐轮椅的老人不少，凤歌就在此处住了一个月。

没事就在公园唱歌，有柱拐杖、坐轮椅的老人来就帮他们点点按按，病去大半。

结果一个月，凤歌没出过公园，给他送饭送吃的络绎不绝。

原来拄拐杖的，把拐杖丢了；坐轮椅的能重新站立了。

大家都传闻越秀公园有个神医，真是有本事，不怕饿；真有才，不怕运不来。

搞得电台都来采访，凤歌说，讲完这句话我就要走了，我喜欢清静，我不喜欢被关注。

记者问："你用什么办法让老人可丢掉拐杖？"

凤歌说："针灸古籍有言：'行步难移，合谷最奇。'只要你步履蹒跚，走路困难，常搓按合谷，双指灵便对应，两条腿就会灵活有力。"

记者再问"这是什么道理？"

凤歌说："合谷能补肠胃，肠胃主肌肉，肌肉主力量，故按合谷能让没力的人站立，同时合谷穴又在大叉口，通人体会阴，有开会阴之功。所以能让步履艰难的人行走轻便，拖泥带水的人大步流星。"

假如世人都知道合谷有如此奇验，可让瘫者复健，那天下当少了许多卧床柱杖众生！

32 老衰

久病床前无孝子。

一种菜老母，坐在门槛上啼哭。

凤歌说："少儿哭，尤可理解，老人哭何故？"

种菜老人说："我还能种菜，两儿子竞争着要我，而今我不能种菜，却都不要我啦！真是牛老可做菜，人老没人爱。”

凤歌说：“这还不简单，我教你强壮第一穴——足三里。”

说完，就在老人脚上的足三里来回点按一小时，老人居然奇迹般地站起来。

上士闻道，勤而行之。

凤歌说：“从此勤按此穴，即便年过百岁，一不用仰人鼻息，看别人脸色过日子。二是即便垂垂老矣，照样可以生活自理。”

果然，种菜老人天天在自己足三里上搓搓打打，居然又能健康自如。

她高兴地说：“懂得足三里多了一儿女。

儿女未必长期待我好，三里陪我直到老。”

33 胃痛

在开往扬州的大巴车上，司机匆忙吃午饭就开车，胃痛得翻江倒海，倒在座椅上，差点撞到电线杆，赶紧刹车停下来，不敢开了。

在这荒山野岭，到哪找医生呢？

众人愁眉苦脸，凤歌站起来，伸出灵犀指，点按司机的足三里。

一分钟，两分钟，三分钟，居然渐渐拨云见日，皱眉得松。司机长舒一口气说：“好了好了。换做以前，我胃痛大发作，非得送急诊打吊瓶，这是我有生以来治胃病最迅速最爽快的一次。”

满车厢响起雷鸣般的掌声。

凤歌说，足三里乃胃经穴，最善治胃病。

识得此穴，走南闯北，不带针药，能将病解。

34 水土不服

到了扬州，繁华似锦，全国不少人到此旅游。

有一旅游团停在江边，一游客面色发青，呕吐不止，绿色的胆汁都呕吐出来了，众人说赶紧送医院急救。

凤歌上前伸出灵犀一指，在游客足三里来回摁。救护车到来时，这游客就没事了，且在江边来回走动，呼吸新鲜空气，面色红晕，一点看不出他刚才面色青白、垂危欲绝的样子。

真是心有灵犀一点通。

凤歌说：“出门在外，包中常带藿香正气。当你没带藿香正气散，不要着急，识得足三里，就是藿香正气。”

足三里善治水土不服，无懈可击，能医上吐下泻，无穴能比。

35 食道癌

凤歌在江边芦苇丛听有哭泣声，见一妇女头发凌乱，正准备投入江中一死了之。

凤歌说："你死了，你父母怎么办？"

妇女边哭边说："一年十几万的食道癌治疗费，家里人更苦。我不能成为家里的累赘。"

凤歌哈哈笑说："找对路不花一文钱，不对路花千万也没用。治病不对路，不怕你金银满库。"

妇人说："我也不想死，你能让我吞唾沫不梗阻，我就相信你。"

凤歌伸出灵犀一指，在妇人足三里处来回拨按，两个小时下来，妇人主动说要水喝，一喝，她大吃一惊，以前吞口水都咽喉梗阻，现在大口大口地吞水，梗阻感没有了。

食道癌，在古代叫噎膈病，治它的钥匙开关就在足三里，如果你早知道这个穴位常点常按，浊气下降！

既不要花这么多钱，更不用受这么多苦，还不用到最后走这条自寻死路的傻瓜举动。

妇人听完破啼为笑，回去勤按足三里，居然带病延年，若无其事。

真是识得一穴救人命，不识一命投江心。

36 鼓胀病

古楚国，江风凛冽。

此地民风彪悍，人仗义豪爽，好酒喝到肝腹水，一般只有死路一条。

一酒鬼，肚子鼓得像球，已经众叛亲离，被家人丢到大街去了，原因是他宁可不吃饭也要喝酒。

酒鬼只能睡在天桥底下，靠好心人送的饭菜，苟延残喘！等待他的只有一张裹尸布。

凤歌看了后说，这是鼓胀病，并非不死之症。

酒鬼说若你能医好，我送你一车酒。

凤歌天天帮酒鬼按足三里加热水袋敷。每天至少五小时，一天天尿量变大，肚子变小，一个月完全康复，酒鬼又重新回去工作了。

大家都认为这酒鬼命不该绝，遇上贵人。

凤歌说："哪有什么贵人，就是勤按足三里，能消肚腹疾，再加温敷法，腹水尽消去。穴位就是最好的贵人！"

37 脚气

江浙地带，山清水秀，人更美。

一女孩面端相正，水灵优美，却整日愁眉苦脸。

凤歌见了说："你有隐疾，臭脚气。"女孩大惊，说："这是我的私密，你怎么知道？"

凤歌说："疾病瞒不过医生的鼻子，好像猎物瞒不过狼狗的嗅觉。"

女孩说："你知道我的病，你一定有办法，请你告诉我。"凤歌教她点按足三里。

足三里乃土经土穴，兵来将挡，水来土淹。

它最擅长治的是，湿浊臭气。

自从女孩子学会点按足三里后，脚气那是天天减轻。

同桌都闻不到她脚气了，便好奇地问，你究竟用的什么香水掩盖了你脚气。

女孩笑说：“足三里牌香水”。

同桌一头雾水，怎么也找不到这牌子。

原来这女孩天天上课下课，都偷偷用手按足三里，不仅体臭转体香，吃饭更是胃口香，学习有精神，走路有信心，学习成绩迎头赶上，后遥遥领先。

38 脚弱

狮子山，山里有留守老人，每次要出山采办货物，老人都愁眉不展。

因为人不比青草年年绿、年年岁岁花相似，岁岁年年人不同，以前十里八里，吹根烟就跑完了，现在一、二里地，拄拐杖走得上气不接下气，买回来后下半身膝腿常痛得彻夜难卧。

凤歌听说后教老人按足三里，说：“此穴治下肢痹，能够行血气，勤按可日行百里，常磨能翻山越岭如走平地。”

老人用种菜的功夫来点按足三里，结果一天多走一里地不累。一个月后从山里到闹市去，来回几十里，居然不用拐杖，不需歇脚，晚上也再不用为两条腿痹痛而辗转反侧啦。

39 水泻

龙山风景如画，一茶农身在仙境，却苦于多年拉稀恶疾，大便不成形，人疲劳乏力，精神不振。

凤歌伸出灵犀一指，教他点按足三里，说："土克水，足三里乃土经土穴，专门克制水泻湿邪。"

结果多年四处求医都未能治愈的大便溏泻，就按一个月足三里就彻底根治，而且从此容光焕发，龙精虎猛。

凤歌说，因为你多年都往外寻，从来没有往自己身体内求过。方向不对，努力白费。

井水从来都不在外面世界找，而是往土里面深层次挖。

足三里就是反复向里修的穴。

强身健体的好招法，从来不在医院和药房，而在你身上的穴位点按拍打。

40 便秘

人在西湖边，如在画里游。

波光粼粼，垂柳依依。

一老人坐在轮椅上，面色黧黑，印堂灰暗。

凤歌说，面黑必便难。你这是长期久坐导致大便困难，粪毒攻面。

老人点头说，坐轮椅我已经习惯了，可我一周才大便一次，还很艰难，这个我真忍受不了。

我没有一宿觉睡得甜，没有一顿饭吃得香，只因肚子鼓胀，便秘不通。

凤歌笑曰：你就是太晚邂逅穴位了。

说完就在老人的足三里上来回地拨按，真是灵犀一指出，病痛靠边站。

不懂点点按按，就得当药罐。

才半小时，老人连续放了十多个屁，叹未曾有过！

老人叫保姆推他去厕所排便，一出来神清气爽，阴云密布的脸如同雨后天晴，阳光明媚。

从此老人学会了点按足三里，再也没有便秘。

天天点按足三里，脸上也不会再有阴暗倒霉的黑气，吃嘛嘛香，睡哪哪安！

41 狂躁

西天寺这净土圣地，成为大量精神疾患打佛七，求心安宁之所。

有不少人找到信仰后，精神得到安抚，狂躁得到平息，口碑一出，全国各地癫狂患者都往这边涌，当家师傅觉得压力很大。

在大殿里常看到有癫狂患者打闹，难以制止。

凤歌游西天寺时，看到当家师傅难以应对，便毛遂自荐说，我有一法能平息减缓癫狂躁扰，就是点按足三里。

当家师傅就让凤歌在西天寺里推行，这个安全无副作用的穴位来保健点按。

结果癫狂的发作率竟然降低了一半。

当家师傅惊讶地说：何以此穴如此神奇？

凤歌说，足三里。世人认为乃犊鼻穴下三寸，这种肤浅的认识阻碍了穴道真义，唯有内证修士知晓足三里足以将精气神三宝来调理，它是专理上中下三焦里面的恶疾。

它是多功能、本事强、跨领域的神奇要穴。

当家师傅听完茅塞顿开，心生欢喜，就让庙里推行足三里教学。

结果学僧打坐入定更久，义工服务心更专注，法师讲经更加流利！

42 肩背痛

泰山挑夫，常年超负荷挑担，肩膀酸痛，背部僵紧。

凤歌伸出灵犀一指，在泰山挑夫的大腿弯侧腘窝处的委中穴上来回点按，现场肩背酸痛缓解。

众人见后惊奇问其中道理，凤歌顺道普及一下穴位常识：腰背委中求。凡腰酸背疼，就在膝盖后面的委中穴来回点按，就能缓解酸痛，屡试屡效，百不失一。

得闻点穴委中能治腰背痛，众人都像中奖一样开心，再也不怕劳损关节痛、颈肩腰背伤了。

43 急性腰痛

华山险道，经常有人踩空滑倒。

凤歌单手上山，照样稳如泰山。

正巧有位游客闪着腰，准备叫人抬下去。

凤歌说，让我来！

在游客腰背上摸一摸，游客痛得直叫。

凤歌说，急性腰痛，委中最奇。

迅速在委中穴上重按，随着一声痛叫，居然闪腰完好，疼痛俱消。游客自己站起来，能走下山，不用叫人来帮忙抬了。

真是识得穴位玄机，伤痛康复就在盏茶间。

44 前额痛

嵩山少林寺，此地民风彪悍，人善拳脚。

一武夫在对打中伤了前额，凡刮风下雨，痛得满地打滚，正逢风雨大作，武夫痛得在院中哀嚎。

凤歌远处寻声进来，就在武夫的委中穴上来回点按，现场就不痛了。

武夫惊讶问是什么神术，是何道理？

凤歌说，足太阳膀胱经从前额到后脑，从腰背到膝脚，委中重按便能缓解前额伤痛，此远端取穴治疗法，如同你在院子里叫，我在百米外都能听得到。

武夫听后，茅塞顿开，哈哈大笑！

真是学武之人不通经络吃大亏。

凤歌说，经络不通，不做医工；经络不通，不练武功。

45 眼肿痛

武夫的兄弟因比武眼睛被打肿，像熊猫眼一样，几个月瘀血都没消退，来请凤歌诊治。

凤歌说，这次我不出手，我要出针。

便在伤者委中穴刺络放血，连续放两次，眼睛旁的瘀肿就瘪下去了，暗黑的色彩也变红润了。

武夫惊讶问，这怎么解释？为什么拿鸡蛋滚半个月都没弄好，你放两次血就好。

凤歌说，足太阳膀胱经起于睛明，下合于委中，所以眼睛肿胀压力大，委中一泻血就减轻了。

这种上痛下治、循经取穴之法，讲破了一文钱不值，学到了，疑难的问题也变得轻而易举。

46 丹毒

浙江千岛湖如人间仙境，此地人民富康，但每年一到大丰收时就有人长疮。

凤歌路过古村，听到有四五家的孩子哭嚎，一问他们都得了丹毒。

凤歌说就是火毒，饮食营养过度、积热所致。

马上挨家挨户去帮孩子委中放血，三天内，七八例丹毒全部康复，严重高烧到40℃的都降下来了。

凤歌感叹道，识得委中放血法，丹毒热火皆通杀。

原来委中在古代有血郄之称，就是放血的“水龙头口”，一切火毒热血鼎沸，此处一放，热毒便排出体外。

47 尿闭

洞庭湖，波光千里，一望无际。

一船夫尿不出来，憋得膀胱快胀爆了，愁眉苦脸，束手无策。

凤歌伸出灵犀一指，轻轻在船夫委中穴上来回拨弄，盏茶功夫，小便顺畅，膀胱压力速减。

船夫连忙叩拜，以为遇上神医！

凤歌说，委中乃足太阳膀胱经上最大的穴位，能通利膀胱，缓解憋肿。

真乃水道开关，压力总阀也！

48 中风瘫痿

山海关有兵马驻守。

凤歌路过时，听闻大将军双腿因中风瘫痿，遂请良医久治无效，天天在将军府破口大骂。

现在关口张榜悬赏，谁能治愈瘫痿疾，赏赐财宝无穷极。

凤歌只在将军府帮将军按了七天委中穴，将军就能站立起来，行走无忧，不禁感慨说，天下有奇人，高手在民间。你需要什么尽管开口，我一诺千金，说到办到。

凤歌说，我不冲金银财珠宝而来，大将军保家卫国，我只不过尽一介草医微薄之力，将军病愈，我也要离去。

原来委中穴能治疗下肢瘫痿中风诸疾，穴名因此而来呀。

49 夜啼

杭州西湖有一大娘，偷偷摸摸在厕所里粘贴黄纸，“天苍苍地茫茫，我家出了个夜哭郎，过路行人读一遍，一觉睡到大天亮。”

所有的保姆都被孩子的夜间啼哭闹得寝食不安，没干多久就辞职不干了，搞得大娘心力憔悴。

凤歌问：“贴有用吗？”

大娘说：“没用！”

凤歌说：“贴了有用，因为你一贴，就遇上我啦。回去用温热的鸡蛋滚揉他的委中穴。”

大娘依法照做，孩子从此安睡轻松，不再啼哭，连遗尿都好了。

凤歌认为，委中连肾，恐伤肾，夜必惊，委中一暖，肾必壮，则惊恐啼哭遗尿之症悉除！

50 急中风

凤阳这地方正逢结婚之喜庆，敲锣打鼓，鞭炮齐鸣，一派喜气洋洋。

酒桌上觥筹交错，突然间，酒席中一老者倒地抽搐，面红目赤，原来酒气上头，中风，是急性脑溢血，他努力用手去捶打头部，却无能为力。

众人见状，大惊失色。正准备打120救命！

凤歌出来说，打电话都慢了，抢救不是争分，而要夺秒。立马以迅雷不及掩耳之势，操起桌上的剪刀，用打火机烧了几秒钟消毒，就往老者的脚上委中穴处连刺三下，血就流出来了。

救护车到来时，老者已经清醒过来，坐在那里有说有笑，手不抽，头不痛，血压一量稳定正常。

大家都拼命鼓掌喝彩。

若非凤歌及时出手，轮椅上又将多一个需要服侍的对象。

医生说，高血压危象、脑溢血，幸亏及时放血减压，不然后果不堪设想，哪位高手临危救命呢？

大家都望向凤歌，医生说："何以委中放血如此奇效？请告之，将来我能救更多人。"

凤歌说，此乃道教秘传心法，为治病救人，我不敢私藏。

你站直后，我突然点你委中穴，你双膝就会下跪痿倒！中风、强直、刚硬，血压飙升上冲，一点按此处能立马令邪风痿倒软掉，而不会气焰嚣张、飞扬跋扈。

医生听完后，茅塞顿开，欢喜赞叹，立马拜谢叩首说，我喜好医道，研究穴位多年，从未听说过对委中穴如此精深发微，请再受我一拜，您真乃我一穴之师！

后来这医生得到委中穴道传承，在救护车上迅速成为解救高血压、中风、偏瘫，以及紧张焦虑、癫狂的神手。

真是悟透一穴多，不透千穴少。

本篇小结

莫说千山多障碍，
风也急风也劲，
白云过山峰也好传情。
莫说水中多变幻，
水也清水也静，
柔情似水爱共永。
未怕罡风吹散了热爱，
万水千山总是情。
聚散也有天注定，
不怨天不怨命，
但求有山水共作证。
……
……

凤歌唱着《万水千山总是情》这首歌，消失在人们充满感激留恋的目光中。

凤歌驻足在高山上，蓦然回首，望着这壮丽的河山，望着曾经走过路过的地方，遇见医治过的人。

他微微一笑，挥了挥手，便飘然而去，留下一个又一个可歌可泣的故事……

第六篇

神奇的穴位

经外奇穴，就像武林世界中的散修一样，虽然没有宗门派别，但却特立独行，功夫高强，手段通天。

榆羚，一苗家女孩，有侠女特质，巾帼气概。

虽然这是她第一部小说创作，却能够看到她刻画人物、奇穴的独特功夫，让人领略到她带着刀光剑影，千里飞剑，一击命中的笔力。

一个演员，只有在导演的慧眼下，找准角色，发挥其独特的气质，带出他丰富的心理世界，方能演绎给观众无法磨灭的经典形象。

榆羚就是中医世界里这么一位导演。

里面的奇穴、奇人、奇案，皆出自奇女子榆羚笔下。

小说中每一个穴位，她都能精准把握，亮出绝技，令人过目不忘，印象深刻。

下面我们来一睹为快！

1 提高记性的方法

有个孩子，来幼儿园上课老是忘了带课本。老师如何捏他的耳朵，他都记不得，妈妈也当面教导也不记得，不论家长老师如何耳提面命，孩子还是老忘记。

有一次，大奇哥哥又看见这孩子被老师训。

孩子哭诉说：“不是我不带课本，而是我总是忘记带课本。”

大奇哥哥见孩子这样，便心疼地说：“我有个能提高记性的方法，你学不学啊？”

孩子一听，来了劲，便说：“当然当然，你快说吧，我当然想学。”

大奇哥哥便笑着说：“就在你头顶上有四个穴位，叫四神聪。神聪神聪，按了就能像神一样聪明！”

说着，大奇哥哥便用手指帮他在头上的四神聪穴位点按，点到发红。

小孩刚开始觉得，怎么有些痛啊！

但自从每天坚持点按后，孩子的记性变得越来越好，再也不丢三落四了。

学校的老师、家里的家长都很惊讶，为何孩子现在的记性变好了？

原来，大奇哥哥兜里，经常放着一本蜡黄色的《奇穴》古本，上面记载，四神聪主聪明机智，善治健忘痴呆。只要常点按，记性就会越来越好！

2 头疼眩晕的治法

穴位是人体健康的开关。开关的作用就是一按黑暗的夜晚就会变得明亮，昏沉的大脑就会变得清爽。

大奇哥哥正在浇花，看到有个孩子躲在花坛角落，默默不语，赌气噘着小嘴巴，一脸的不乐意。像乌云盖日一样。

大奇哥哥便上去问："你怎么不跟大家玩啊？"

孩子便愁眉苦脸说："不是我不想玩，而是我一跟他们玩就头晕头痛，妈妈带我去医院看过几次，但是都没治好。"

大奇哥哥心想，孩子如果因为头疼耽误了学习，失去跟大家玩的乐趣，那将来长大了就会留下童年的阴影。

于是，就笑笑说："我有治疗头疼的办法，你学不学啊？"

孩子一听，眼里顿时充满了光。

大奇哥哥就在孩子头顶上点四个穴位。

"你记得这四个点吗？"

"记得。"

"这四个点叫四神聪穴，它在头顶上，就像上山顶一样，就能让乌云盖日的眩晕拨云见日。"

不畏浮云遮望眼，只缘身在最高层。

这高层头顶，像昆仑山高的穴位，就能对治痰湿、水饮蒙蔽清窍眩晕的疾病。

大奇哥哥就在孩子的头顶上细心点按。

所谓点点按按，病去一半；刮痧拔罐，病再去一半。

大奇哥哥点完后，带着孩子去跟大家玩。

玩了一节课，孩子都没有再眩晕。

课后，孩子给刘奇哥哥送了个棒棒糖，说："谢谢大奇哥哥！"

坚持点按数日后，孩子又可以开心地跟大家在一起玩了，再也没有头疼眩晕过。

3 小孩子睡不着怎么办

在这幼儿园里，有个捣蛋的小家伙，每当中午大家要午休时，他就活蹦乱跳，老师叫他都不停，吵得大家没法睡觉，静不下来，像淘气包马小跳。

医生说："这个小孩确实是有点多动。"

但是大家都拿他没办法。

每次中午午休，老师就叫他出门罚站，不让他干扰大家睡觉。

有天，大奇哥哥看见他，赌气噘嘴站在那里，便问："你怎么不跟孩子们一起睡午觉呢？"

孩子便说："我睡不着。"

大奇哥哥便说："我有个办法能让你睡着，你愿不愿意试试啊？"

孩子破闷为笑："要！要！"

大奇哥哥便指着他的头顶上，说："你头顶上有四个点，叫四神聪穴位，能让阳入于阴。中医认为阳不入阴，则睡不着。”

人体大脑就是阳，你睡不着就是阳不能入阴。大脑兴奋，不能入静。

凡带神的穴位都能主大脑、神志、精神方面的问题，只要跟心有关的，四神聪都能管。因为中医理论讲：“心主神志”。

第一次大奇哥哥帮孩子点按穴位后，他居然眼目疲劳，昏昏欲睡。

大奇哥哥说：“你慢慢走进去，看能不能睡得着。”

没想到，孩子居然一睡就睡到老师叫他才起来。

这是孩子入园以来破天荒的事。

点点按按就治好了他的问题。

老师问他是怎样好的？

小朋友说：“是大奇哥哥帮我按了一下，我的问题就解决了。”

这孩子以后一改午休不能入睡的这个问题，再也没有闹午休了！

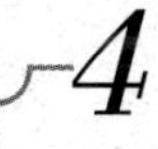

外伤肿痛按穴位

下课，小孩子们在一起玩跳绳游戏。两个孩子在一起跳，跳得忘乎所以，头跟头之间居然碰在一起，头上立马起了一个大包，痛得哇哇叫。这时怎么办呢？

大奇哥哥听到哭声，立马走过来，说：“你们在这里哭有什么用，有问题就三招，一招要找老师、父母，第二招要找书本，第三招要找朋友啊。”

“哪里磕痛了？”大奇哥哥关切地问。孩子指着额头上的大包。

“我以前跟你讲，痛则不通，疼痛要找穴位，忘了吗？”

大家静静地听，大奇哥哥就像变魔术一样，在袋子里拿出一瓶活络油。把活络油均匀地涂在孩子四神聪穴，一涂，二揉，三点按。

大声哭的就变小声了，小声哭的变不哭了。由苦瓜脸变为破涕而笑的鲜花脸，只用了五分钟不到。

刘奇哥哥便对大家说：“磕磕碰碰在所难免，有办法就不可怕。我们对付伤害的办法，就是按穴位。”

四神聪治什么？

《奇穴》上记载：四神聪能治头痛如神。

不管怎样的头痛，外感内伤，新疼旧痛，都可以四神聪治之。

5 感冒鼻塞寻当阳

早读课，大家在认真地高声朗读课文。

突然外面传来一声：“报告！”

原来是小乐来了，大家都很惊讶，平时他上学是最准时的，今天怎么迟到了？只见他鼻子红红，情绪低落，垂着头就走到座位上了。

下课了，同学们就围过来问小乐：“乐乐，你怎么了？怎么迟到啦？怎么鼻子红红的？”

小乐说：“昨天感冒了，鼻子塞塞的，要吸气都好费劲哦，昨晚没睡好，早上起不来就迟到啦！”

小恬说：“啊！原来你的红鼻子就是因为鼻子塞住啦！”

小乐揉着鼻子说：“对啦，呼吸不了我就用力拿面巾纸擦，现在还好难受呢！”

这时，小娇姐姐走了过来。问小乐：“你想不想鼻子不难受呀？”

小乐大声地说：“我想，我想…”

只见小娇姐姐在他前额上方两侧各按了按，说：“这个是当阳穴，感冒鼻子不通按这个穴，把你的手给我，我帮你确认位置，你自己按哦！”

小乐按了20分钟，头上微微冒汗，脸上露出惊喜的笑容，说：“咦！太好了！小娇姐姐，我的鼻子不塞啦，这个当阳穴太神奇啦！”

以后每当其他同学感冒鼻子不通的，小乐都教他们按穴位了，真乃小神手也！

（如何取穴：当阳穴，位于头前部，当瞳孔直上前发际上一寸。）

6 打倒牙痛大魔王

早上，大奇哥哥正在给幼儿园大班的孩子们发放早餐，然而他发现平时吃东西狼吞虎咽的小胖今天有些不一样。

只见小胖趴在桌上，把餐盘挤到角落里，嘴里哼哼唧唧。

大奇哥哥赶忙走到小胖桌前，蹲下来，亲切地询问："小胖，你怎么啦，是哪里不舒服吗？"

这时小胖慢慢抬起头，大奇哥哥大叫一声："哎呀，你的脸怎么肿的像个倭瓜呀！"

这时小胖的脸涨得通红，他小手捂着脸蛋带有哭腔地说："大奇哥哥，我牙痛得吃不下饭。"

大奇哥哥听了哈哈大笑，拍了拍胸脯说："包在我身上。"

只见他用手在小胖的眼睛旁边揉按，过了几分钟，小胖惊奇地发现，牙齿的疼痛缓解了好多，他开心地蹦起来大叫："我终于可以吃饭了，可把我饿坏了！"

小朋友们看到后都纷纷围过来，好奇地问："大奇哥哥，你是施了什么魔术让小胖吃上饭的呀？"

大奇哥哥笑着说："我呀，给他按的是太阳穴，太阳穴有疏风散热、清头明目的作用，他这牙龈肿痛是阳明胃热，就像屋子里点火，烟和热气都往上窜，这时你需要打开窗户。你看太阳穴是不是就像家里的窗户，咱们按揉太阳穴就像开窗透气。"

大家听了都纷纷点头，大奇哥哥又说道："这还只是暂时缓解，最重要的还是不能让火燃起来呀，你看小胖天天吃零食，就像给火盆里加油，这火能不大嘛！"

小胖听了后，举着小手发誓："大奇哥哥，我再也不多吃零食，我可不能让这大火把我烧掉。"

又惹得大家一顿哈哈大笑。

7 外伤肿痛的治法

“加油！加油……”

一场激烈的足球比赛正在进行。

突然听到“啊”的一声，大家急忙转身看过去。只见赛场旁边玩手机的小董同学被迎面而来的足球正中面部，疼得哇哇大哭！

不远处，同看比赛的小娇姐姐瞬间急切地跑过去，问：“小董同学你有没有事？”

此时的小董同学已经被撞得眼冒金星说不出话来。看他的样子就知道很痛苦。

小娇姐姐不慌不忙地对小董同学说：“姐姐帮你按揉一下穴位会好很多的，你看可以吗？”

一边说一边就伸手要去帮小董同学按当阳穴。

没想到却被小董同学一把推开。

小娇姐姐赶忙问他：“是什么原因不愿意呢？这么痛苦，姐姐帮你按揉一会就不痛啦！”

没想到小董同学说了一句让人哭笑不得的话，他嘟囔着嘴说道：“我看到电视里边儿那些武林高手帮别人点完穴位后，都会定住或失去某一种知觉。我怕被你点了后，我也变成那样！”

听得小娇姐姐哭笑不得。

小娇姐姐赶忙解释道："不会的，姐姐帮你按的这个穴位叫当阳穴，是专门对治头部眩晕，以及头面部五官的问题。你看你现在的情况，是不是就很符合这个穴位的主治功能呢？"

说完之后，小董同学点点头，这下就放心了。

然后小娇姐姐就在小董同学的瞳孔之上，皮肤与头发相交的位置向上一横指的当阳穴上，按揉了一会儿。

果然像刚才小娇姐姐说的那样，按完后小董头就不眩晕了，整个人都舒服了很多。

小董同学感激地对小娇姐姐说："原来穴位这么神奇！我之前都是在电视里边看的那些武林高手的点穴，感觉很神奇，很好玩，没想到，它还有这么厉害的作用！以后我也要跟姐姐学习穴位，帮爸爸妈妈和同学们解决问题！"

自此以后，小董同学就跟小娇姐姐成了很好的朋友，经常一起学习。

8 拨云见日的妙招

下午体育课，孩子们都兴致勃勃在操场上玩耍。

幼儿园大班的几个孩子在玩躲猫猫。"石头剪刀布！""哈哈，小明输了！"小明无奈地摇了摇头，但他不等小伙伴们反应过来，立马蒙住自己的眼睛，大喊："我要抓人啦，10，9，8，7……3，2，1！"小伙伴们纷纷落荒而逃。

数完数后，小明飞奔去小伙伴们常躲的地方。咦？奇怪了，花坛、滑滑梯这些地方都没有人影，小明心想他们一定躲到教室里去了。

于是又赶紧跑到教室里，进了教室后，小明东找找，西看看。这时，有个人影嗖地跑过去把窗帘拉上了，小明突然发现自己眼前一黑，看不见东西了，当场就哇哇大哭起来，边哭还边叫："我看不见了！我看不见了！"

小伙伴们都赶紧跑出来，大家都很奇怪，这也没有多黑，小明怎么就说看不见呢。

这时大奇哥哥刚好路过，见此情景，上前对着小明瞳孔直上，发际线上一横指的地方用力揉按，揉按了两分钟后，大奇哥哥说："好了，你睁开眼试试看。"

小明缓慢地睁开了眼睛，惊奇地发现竟然又能看清楚东西了，他扑闪着大眼睛好奇地问："大奇哥哥，你的双手怎么这么神奇呀？"

大奇哥哥笑着说："这可不是我的手神奇，你应该谢谢这个神奇的穴位。"

小明挠了挠脑袋，疑惑地问："什么神奇的穴位？"

大奇哥哥说："这是当阳穴，当就是向着的意思，阳是太阳，向着太阳，你眼睛发黑看不见就如同乌云密布，这时按揉当阳穴让阳光洒布，拨云见日，有了太阳的光明照耀，你还怕看不见东西吗？"

小明听了后恍然大悟，对着大奇哥哥竖起大拇指说："大奇哥哥你真棒！"

9 神奇的鱼腰

小伟一蹦一跳地走来把门推开，跑到妈妈面前：“妈妈，我放学啦，你知道我今天学了什么吗？”

妈妈停下了打键盘的手说：“我们家小伟今天学到了什么？看你这么高兴，肯定收获不小吧？”

“今天我们做眼保健操，小娇老师教给我们一个穴位，在眉毛中间，叫做鱼腰。老师说了平时我们眼睛经常眼珠子不动一直盯着书本或者电视、电脑看，看久了容易眼睛酸涩，就可以按这个穴位。鱼腰，鱼的身子，也就是腰部，是最灵活的，所以一按眼睛就灵活了，也不酸涩了。您经常坐在电脑前打字，前几天不是还说眼睛酸吗？现在我来帮您按按。”

妈妈看小伟一本正经，说话奶声奶气的样子，边捂着嘴笑边欣慰地说：“我们家小伟长大了，懂得孝顺妈妈啦，不过按了眼睛真的会不酸涩吗？”

小伟拍着胸口大声说：“孝顺您是应该的，孝是中华民族的传统美德！您放心，交给我吧！”

小伟陆续帮妈妈按揉了几天穴位后，妈妈真的觉得眼睛舒服多了，感觉看东西更明亮了，高兴地直夸小伟。

她以后凡是长时间用眼就会不自觉地按按鱼腰这个穴位了。

10 巧治流鼻血

圆圆是个小迷糊，做事情爱走神，总是能听见他喊“哎呦”。起床“哎呦”，脑袋撞到了床杆上；走在马路上“哎呦”，撞着电线杆；开门“哎呦”，脚趾踢到了门上……一天下来全身都得肿好几个包。

今天下午体育课，体育老师教小朋友们拍皮球。“1、2、3、4、5、……”小朋友们都在认真地拍着小皮球，圆圆也拍得可起劲儿了。

这时，花坛里飞来了一只小蝴蝶，蓝色的可漂亮了，圆圆看见了，魂儿就被这只小蝴蝶给勾走了。他边拍着小皮球，边走到花坛边，看见小蝴蝶飞到地上，就想蹲下来，但是他忘记了自己还在拍皮球呢。

结果还没等他蹲下，小皮球就给他来了个反击，皮球刚好弹到了圆圆的脸上，撞到了鼻子，这下可把圆圆疼惨了，一下子酸苦甘辛甜的感觉涌上鼻头。

圆圆疼得大哭了起来，老师听到后赶过来，“哎呀，圆圆你的鼻子流鼻血了！”老师大叫道，圆圆听说流鼻血了就哭得更凶了，感觉整个幼儿园都能听见他的哭声。老师又说：“赶紧去医务室找校医老师处理！”

圆圆的哭声把大奇哥哥给唤来了，大奇哥哥小跑过来，气喘吁吁地说：“让我来试试。”

只见大奇哥哥用手捏住了鼻翼上的位置，用力在那儿按揉，不一会儿，圆圆的鼻血就止住了。小朋友们在旁边欢呼：“大奇哥哥好厉害！”大奇哥哥不好意思地挠了挠头，害羞地说：“我就是革命的一块砖，哪里需要哪里搬。”

大奇哥哥问小朋友们：“平时你们打针、拔针的时候，护士姐姐是不是叮嘱你们要拿棉签按住止血呀？”小朋友们异口同声地说道：“是的！”大奇哥哥又说：“鼻子就和血管一样，按住上迎香这个穴位，就能止血。你们再看，鼻子像不像水管，鼻孔这儿就是水龙头，上迎香就是开关，当我们想要关水时，就往水龙头上一拧，水就流不出来了，所以当鼻血止不住时，我们就按摩上迎香穴，这样鼻血就会止住了。”

说完后，大奇哥哥又转向圆圆，他看见地上的皮球，就知道这个小迷糊流鼻血肯定又是分神惹的祸。于是对圆圆说道：“你这是七斤面粉调三斤浆糊——糊里糊涂，你天天这样鼻青脸肿的，是想当少林十八铜人吗？”小朋友们听了都哈哈大笑，圆圆顿时觉得脸上火辣辣的，不好意思地低下了头。

荀子曰：“目不能两视而明，耳不能两听而聪。”

11 眼保健操的奥妙

小豆豆最不喜欢做眼保健操了，每天当其他小朋友在认真揉按眼睛的时候，他就瞪着圆溜溜的眼睛，四处张望，还时不时踢凳子发出噪音，十分调皮。

今天早上洗脸时，他发现自己的眼睛和兔子眼睛一样红通通的，还有些胀痛，他也没放在心上就去上学了。

到了学校后，他发现幼儿园的小朋友都把他当怪物来看，躲得远远的。这时有个小朋友指着小豆豆说：“他得的是红眼病，我们不要跟他玩，会传染的！”于是班上的同学都不和小豆豆玩了，连他最要好的朋友都躲着他。

到了眼保健操时间，大奇哥哥来检查，发现小朋友们都在认真做眼保健操，只有小豆豆趴在桌子上，一抽一抽地在那儿哭。

大奇哥哥走过去拍拍小豆豆的背，问：“小豆豆你怎么啦？是不是哪里不舒服呀？”小豆豆抬头，看见是大奇哥哥，哭着跟大奇哥哥说：“大奇哥哥，他们说我是红眼病，都不和我玩！”

大奇哥哥摸着小豆豆的头说：“放心吧，哥哥来给你变魔术，让你的眼睛一下子变明亮。”只见大奇哥哥用手在小豆豆的太阳穴上揉按，小豆豆的眼睛慢慢地不痛了，小朋友们也发现小豆豆的眼睛没有之前那么红了，大家都不好意思地低下头。

大奇哥哥对小豆豆说：“你看你平时做眼保健操时不认真，揉太阳穴不就是眼保健操里的一步嘛。”

大奇哥哥又接着解释说：“洗澡时热水温度高，你的脸和身体上的皮肤就会变红，你的眼睛红通通的就是因为身体里的温度升高了，热气蒸的，太阳穴在眼睛旁，就相当于一个通风口，按揉太阳穴，让热气散走，这样眼睛就不会红了呀！”

小豆豆听了后直点头，从此以后，小豆豆每天都认真做眼保健操，眼睛再也不红肿了。

《奇穴》曰：太阳穴，主目赤肿痛。

12 耳朵与烟囱

小胖最爱吃烤串了，隔三差五地要让爸爸带着他去吃。昨天晚上，爸爸又带着他去吃烧烤，结果第二天起床，他刚张开嘴要叫妈妈，就发现自己的喉咙好痛啊，咽口水就像喉咙里有个秤砣一样，一上一下，开口都说不出话来，声音就像鸭子叫，妈妈看着小胖这样，就憋不住笑。

到了学校，同学们给小胖起了个外号，叫小鸭子，为什么呢？因为他和老师敬礼就“嘎”的一声，进门打报告也是“嘎”，笑起来更是“嘎嘎嘎”，惹得大家哈哈大笑。

小朋友们开心了，可是小胖的脸可涨得通红，于是他气冲冲地跑出去，躲在花坛边不去上课了。

大奇哥哥办完事回来，刚好在校门口看见小胖坐在那里踢石头，他走到小胖面前问：“小胖，你不上课在这里干什么呢？”

小胖又是一顿嘎嘎乱叫，大奇哥哥也被逗笑了。

小胖看见了就转过身去不理大奇哥哥，大奇哥哥摆摆手说：“我不是故意的啦，你是不是喉咙不舒服呀？”

小胖很不情愿地点了一下头，大奇哥哥说：“你把嘴张开让我看看。”

小胖就“啊”地张开嘴，大奇哥哥看见他的扁桃体肿得可厉害了，就说：“我这儿可有个小妙招，可是呢，好像有人不乐意哦。”

小胖一听马上揪着大奇哥哥的衣服，眼巴巴地望着他，刚想张开嘴，“嘎”的一声又把话咽下去了。

大奇哥哥笑着用手在他的耳尖上按揉，小胖感觉那儿酸酸胀胀的，过了一会儿，大奇哥哥说：“你咽口水试试。”小胖吞了吞口水，发现竟然不痛了，又试试张开嘴说话，也不嘎嘎叫了，于是高兴地蹦了起来。

大奇哥哥说：“一看你这就是吃煎炸食品上火了。”小胖连忙点头说：“我昨天和爸爸去吃了烧烤，吃的可香了。”边说还边舔嘴回味。

大奇哥哥拍了拍他的脑袋说：“你可不能再这样吃了呦，这些烧烤食品对身体可是没有好处的，你看你喉咙痛就是你的身体在对你进行抗议，如果你再这样吃下去，到时候就不止喉咙痛了，你的身体就会罢工，它们可不愿意为你这个主人工作了。”小胖听了不情愿地说：“那好吧，我不吃就是了。”

大奇哥哥接着说道：“我给你按揉的是耳尖这个位置，也叫耳尖穴，《奇穴》上记载，耳尖者，主咽喉肿痛，你的手被开水烫了就会红肿，这时候你会急需要凉水给手降温，喉咙娇嫩，你用烧烤的食物去刺激它，它也会红肿，这时候你就需要给喉咙降降温，这可不是喝凉水能解决的。耳尖穴有清热祛风，解痉止痛的功效，而且耳朵和喉咙相通，你看它像不像一个烟囱，你从嘴巴添柴火，耳朵就像烟囱通风散热，耳尖正是烟囱的最高点，按揉耳尖穴就是把堵住的烟囱给捅开，这样咽喉就不会肿痛了。”

小胖听了大奇哥哥的这番讲解，一下子就明白了，鼓着小手说：“大奇哥哥，你讲的真棒！”

大奇哥哥笑着说："欲要看究竟，处处细留心。"

13 清理污垢治鼻塞

早上天气凉，瑶瑶为了穿裙子上学和妈妈闹脾气，妈妈说："瑶瑶，现在外面可凉了，乖，快把秋裤穿上。"瑶瑶却倔得和头牛一样，一个劲地摇头，拼命抱着裙子不撒手，谁劝都不听，妈妈一看时间，"哎呀，快要迟到了！"只好顺从了这个小家伙，"行了，行了，你快穿吧！"妈妈摇头叹气地说，这可把瑶瑶高兴坏了，三两下的功夫就把裙子穿上了，拖着妈妈就往门外走。

刚出门，一阵凉风袭来，瑶瑶就打了个哆嗦，但是为了穿裙子，她强忍着，不让妈妈发现。

到了学校，瑶瑶发现小朋友们都穿着长袖长裤，只有自己还穿着花裙子，站在他们中间，瑶瑶觉得浑身难受。小朋友们问："瑶瑶，你怎么穿裙子呀，你不觉得冷吗？"瑶瑶噘着嘴说："我可不觉得冷，我的身体好着呢！"话音刚落下，只听见"阿嚏"一声，小朋友们哄堂大笑，瑶瑶的脸刷得一下变红了，恨不得找个地洞钻下去。

到了下午体育课，老师让同学们跑步，瑶瑶感觉自己的鼻子好像堵住了，通不了气，跑步的时候可难受了，只能张嘴呼吸，一圈下来，瑶瑶受不了了，只好和老师请假去校医室。

走在路上的时候，刚好和大奇哥哥迎面碰上，大奇哥哥看她往校医室方向去，就好奇地问："瑶瑶，你哪里不舒服吗？”瑶瑶说：“我的鼻子不通气了，呼吸好难受呀！”大奇哥哥看她穿着花裙子，说道：“你穿着裙子能不鼻塞嘛，鼻子这是和你抗议呢。”瑶瑶不好意思地揪了揪裙角，大奇哥哥又说：“不用去校医室了，小小的鼻塞可不用吃药，你忘记了我可是有双会变魔术的手哦。”

只见大奇哥哥用两只手的拇指和食指分别掐住瑶瑶的两个鼻孔，然后按揉，瑶瑶看上去就像一头戴着鼻环的小牛，不出一分钟，大奇哥哥就停下来说：“好了，你呼吸试试。”

真是神奇，瑶瑶的鼻子马上就通气了，瑶瑶好奇地问：“大奇哥哥，你为什么给我按鼻孔呀？”大奇哥哥说：“我给你按的是上迎香穴和内迎香穴，上迎香穴在鼻翼上方，内迎香穴在鼻孔内和上迎香穴对应，这两个穴位都是治疗鼻塞的奇穴，就像水龙头堵住了，流不出水，这时要先捅开水龙头里堵着的污垢，然后再拧开关，这样就能流出水了，鼻子也就能通气呼吸了。”

瑶瑶听了，说道：“原来治疗鼻塞这么简单呀！”大奇哥哥说：“还有更简单的呢！”瑶瑶忙问：“是什么呀，大奇哥哥你快教教我呗。”大奇哥哥把自己的外套脱了，披在了瑶瑶的身上说：“多穿衣服就是最简单的！”

14 中暑需通窍

“一二一，一二一……”

洪亮清晰的口令声划破天际，大奇哥哥路过一所中学，被这声音给吸引了，停下脚步来，原来是同学们在军训呀。只见孩子们一个个穿着迷彩服，顶着烈日，整齐划一地迈步，英姿飒爽，意气风发。

这时，听见有位同学大喊："有人晕倒了！有人晕倒了！"

话音未落，另一个队列又有人晕倒了，同学们赶紧把病号们都抬到树荫下搭建的医务站，但是却找不到医务人员，孩子们急得像热锅上的蚂蚁，不知道该怎么办。

大奇哥哥看见了，马上跑到操场，对他们说："同学们，让我来吧，我能让他们立马恢复体力。"

孩子们听到大奇哥哥这样说，马上给大奇哥哥腾出了个位置，大奇哥哥挥了挥手说："大家都靠边站，别聚在一堆。"

说罢，大奇哥哥用两只手的拇指和食指分别掐住第一位同学的两个鼻孔，然后用力揉按，一分钟不到，刚刚还闭着眼、脸色发白的病号渐渐唇色恢复红润，缓缓地睁开了眼睛。

看见第一位同学好转后，大奇哥哥又接着给第二位同学治疗，最后中暑的两个孩子都恢复了正常。

同学们都很疑惑，于是问大奇哥哥："哥哥，为什么你给他们按鼻孔后，他们能在这么短的时间内恢复正常呢，平时中暑，我们可是要在阴凉的地方休息好久才缓过来呢。"

大奇哥哥说："小小奇穴可有大大能量，你们可不要嫌鼻孔脏，鼻孔里可是藏了宝贝呢，这里面有个穴位叫内迎香，它位于鼻翼软骨与鼻甲交界的黏膜处，它可是治疗中暑的奇穴，奇穴上记载，内迎香开窍醒神，清热泻火，中暑就是热致孔窍闭塞，这时我们按揉内迎香，让鼻子这条管道通畅，只需要开通这一条管道，就能把脑袋里的热给泄掉，这样就能马上让头脑降温，头脑就能清醒了。”

于是在之后几天的军训，只要有人中暑晕倒，同学们就帮他按内迎香，再也没有一个同学落下训练进度。

15 别有洞天的鼻孔

周末的早晨，小雨刚刚停下，小豆豆就和小朋友们一起在院子里玩过家家，小豆豆当的是爸爸。

“我要去上班了！”

小豆豆刚说完，扮演妈妈的小朋友就说：“爸爸，记得回来的时候买点菜哦！”

小豆豆兴致勃勃地出门“上班”了。

说起上班，就是绕着草坪走了一圈，“下班了，该去买点儿菜了。”

于是小豆豆开始在草坪上摘菜，这时小豆豆看见有一把狗尾巴草立在那儿，一手就把那狗尾巴草给拔掉了，他正好觉得鼻痒痒了，就拿着狗尾巴草去挠鼻子。

“哈哈，好痒啊，痒死我了！”

小豆豆真是奇怪，越痒他越觉得好玩，他拿着那把狗尾巴草玩得可开心了。结果，玩到最后，他的鼻子可就真痒起来了。

“啊嚏！啊嚏！”小豆豆一下子连续打了十几个喷嚏。

“哎呀，烦死了，怎么老是打喷嚏呀，鼻子可痒死了！”

小豆豆又是抠又是挠的，完全起不到一点效果，反倒把鼻子弄得红肿了。

大奇哥哥和小豆豆住在同一个小区，他正好要出门去买东西，路过小豆豆他们玩耍的草坪，看见小豆豆在那儿一个人点头哈腰，看着可真搞笑，走近了再瞧，原来他是在打喷嚏呀。

小豆豆看见大奇哥哥来了，马上跑到大奇哥哥身边说："大奇哥哥，啊嚏！你快帮帮我吧，我的鼻子可痒死了！"接着又打了几个喷嚏。

大奇哥哥看见了，立马用两只手指插进小豆豆的鼻孔里，这可真像猪鼻插大葱，旁边的小朋友们都哈哈大笑。

还没等小朋友们笑完，大奇哥哥就说："好了，这下你应该不痒了。"

小豆豆吸了吸鼻子，咦，果真不痒了，这可真神奇呀！

小豆豆疑惑地问道："大奇哥哥，鼻孔有这么神奇吗？"

大奇哥哥说："你被蚊子咬起了包，使劲挠，挠完后还是痒的，所以你的鼻子痒，你用手挠它，是不能解决问题的，还是要找总开关，穴位就是人体的开关。"

大奇哥哥顿了顿，又接着说："你用狗尾巴草去弄鼻孔，就如同你去花果山水帘洞挑事一样，这下可把齐天大圣身边的小毛猴给惹毛了吧，鼻孔发痒打喷嚏就像是小毛猴们在摩拳擦掌，情绪高涨，对你进行反击，要让小毛猴们平息下来，那就只有孙悟空能办到了。内迎香在鼻孔内，就如同坐山观虎斗的孙悟空，我按揉内迎香，那就是在给齐天大圣挠痒痒呀，得把齐天大圣按舒服了，他才会让他的猴儿们停下来。"

16 抽油烟机的开关

今天可是贝贝的倒霉日，早上去上学，他边走路边踢足球，这时前面有位老奶奶手里拄着拐杖，步履蹒跚地迎面走来，贝贝正专心踢足球呢，没有注意到老奶奶就在不远处，等他反应过来，球差点就要撞上老奶奶了。

“不好！”贝贝大叫道，他立马叉开脚，把足球往旁边踢，这一脚叉的可真够大，贝贝没注意到路边的下水道，结果一脚踩了下去，这下贝贝的鞋子全被弄脏了。

“这可怎么办呀，如果回去换衣服的话，上学可要迟到了。”于是贝贝就决定继续往前走，鞋子脏了也不管，可这一路上贝贝所到之处，路人纷纷掩鼻皱眉，贝贝心想这些人真是奇怪，大热天的捂着鼻子不难受吗？

到了幼儿园，贝贝迟到了，他站在门口喊：“报告！”老师便走出来准备询问他迟到的原因，结果老师刚走近，就捂着鼻子说：“哎呀，这什么味儿呀？”这时坐在第一排的小朋友也闻到了一股奇怪的味道，不一会儿整个教室都充满了这股味道，大家都在议论纷纷。

最终，大家发现只有贝贝一脸疑惑，小朋友们看见贝贝的鞋子黑乎乎的，于是他们说：“贝贝，这味道肯定是你带来的。”贝贝一脸无辜地望着大家，他耸耸肩膀说：“什么味道呀？我怎么都没有闻到？”小朋友们说：“都快臭得跟粪坑一样了，你还闻不到呀？”贝贝还是一脸迷茫：“我什么都没有闻到呀！”大家都一脸诧异地看着贝贝，“贝贝，你是不是被熏得鼻子都失灵了？”

这时有个小朋友说：“贝贝，你去找大奇哥哥看看吧，大奇哥哥肯定有办法。”于是贝贝来到了大奇哥哥的办公室，大奇哥哥听了贝贝的情况以后，找了两个瓶子，让贝贝闻，贝贝都一一摇头，说：“这些都没什么味道呀。”

大奇哥哥看见贝贝的反应，也猜的八九不离十了，于是他说：“我在第一个瓶子里放的是醋，第二个瓶子是酱油，但是你都没有闻出来，所以你的鼻子肯定是失灵了。”贝贝听大奇哥哥这样说，一脸惊慌失措的样子，大奇哥哥安慰他说：“不要怕，你的大奇哥哥可是有一双神手哟！”于是大奇哥哥把两根手指插进了贝贝的鼻孔，用力点按，贝贝说：“大奇哥哥，我知道，你这按的是内迎香穴，我见你给小豆豆按过，但是我和他的病不一样，为什么还要按这个穴位？”大奇哥哥说：“不错，看来你还偷学了几招呀，这就叫异病同治，虽然症状不一样，但是都是鼻子出了问题，内迎香可治疗和鼻子有关的问题。”

大奇哥哥接着说：“你的鼻子就像抽油烟机，炒菜时，要按了抽油烟机的开关，才能把炒菜的油烟给抽走，内迎香就是抽油烟机的开关呀，当抽油烟机罢工时，我们要先从开关下手，你的鼻子罢工闻不到东西了，我们就要在穴位开关上下功夫。”

不到一会儿的功夫，贝贝就恢复了嗅觉，他闻了闻自己，一脸嫌弃地说：“哎哟喂，我这是掉进粪坑了呀！”

17 给气球放气

今早刷牙洗脸时，小雨刚喝了水准备漱口，结果冷水碰到牙龈时，让他感觉到一股刺痛，“嘶！”小雨倒吸了口冷气。正在这时妈妈在餐厅里喊道：“饺子出锅喽！”虽然觉得牙龈有点痛，可是饺子的香味把小雨的魂儿都勾没了。小雨赶紧坐到桌前，夹着饺子往醋里一蘸，结果一口咬下去，牙龈的刺痛再次袭来，小雨只好放下饺子，赶紧喝豆浆，没想到豆浆也是热的，又感觉“嘶”的一下。牙齿受了这三重刺激，哪还受得了，这可比早上刚起床时更痛了，半边脸都肿了。妈妈看见小雨连饭都吃不下了，于是准备带小雨去看牙医，可是今天是参观博物馆日，小雨期盼这一天已经很久了，为了这次出游，他提前一个星期买了好多零食，于是不论说什么，小雨也要坚持去学校，妈妈也奈何不了他。

到了学校后，老师组织小朋友们出发去博物馆，汽车在行驶中，大家都纷纷拿出了自己的零食和好伙伴们分享，小雨接过小朋友递来的一块奶糖，刚咬到嘴里，“哎呦，痛死我了！”小雨这次可是痛得眼泪都出来了。

大奇哥哥坐在前面，听到这声大喊，于是循声走到小雨这里，只见小雨用手捂着脸，一脸痛苦的表情。不等小雨开口说话，大奇哥哥已经脱口而出了：“你是不是牙痛呀？”小雨如遇见救星般拼命点头，然后大奇哥哥就用手在小雨的嘴唇下揉按，大奇哥哥没按多久，大家就看见小雨的脸没那么肿了，小雨自己上下一咬，也觉得没那么痛了？

看着大家一脸疑惑的表情，大奇哥哥解释说："轮胎气太多了，我们就要从气门芯那儿放气，脸肿得像气球，我们也要找个地方放放气，这个地方就是夹承浆，它和脸颊连起来，刚好像个气球的形状，夹承浆就是气嘴，所以我们往夹承浆那里一按，脸蛋的肿痛就从夹承浆泄走了，这样牙齿就不痛了。"

大奇哥哥又说："推拿点按，病去一半，牙疼不是病，疼起来要人命，小朋友，你们可要好好爱惜自己的牙齿哦，要勤刷牙，多喝水，少吃零食，多运动，这样才能远离牙痛。"

小雨听了大奇哥哥说的话，恨不得举起双手双脚赞同，这要命的牙疼他可是再也不想经历了。

18 房子着火怎么办

今天爸爸送安安上幼儿园，临走前妈妈说外边冷，让爸爸记得给安安多加件外套，可是粗心的爸爸扭头就忘了妈妈的嘱咐，结果两父子在路上冻得直哆嗦。

安安到了教室后，就觉得脑袋昏沉沉的，脸蛋有些发热，于是就趴在桌子上。

大奇哥哥正巧路过安安的班级，看见其他小朋友都在追逐打闹，只有安安趴在桌子上，一动也不动，大奇哥哥敏锐地察觉到安安肯定身体不舒服。于是大步走到安安桌前，只见安安脸蛋红扑扑的，嘴唇干裂，大奇哥哥马上伸手去摸他的额头，"哇！怎么这么烫。"安安晕沉沉地说着："我好像是发烧了！”大奇哥哥心想，不能让他再这样烧下去了，立马用两只手指插进安安的鼻孔，持续按揉了大概10分钟左右，然后再探手去摸安安的额头，可真是神奇，额头没有之前那么烫了。

安安也感觉没有之前那么难受了，头也不晕，身上也不发热了。

安安问：“大奇哥哥，你刚刚捅我的鼻孔干嘛呀！”大奇哥哥笑着说：“我没事捅你鼻孔干嘛，你发烧了，我正给你按内迎香穴呢！”安安又问：“为什么按了内迎香我就不发烧了呢？”大奇哥哥说：“俗话说眼睛是心灵的窗户，那我们的脑袋就是一座房子，鼻子就是房子外面的水管，嘴巴是大门，耳朵是烟囱。房子如果着火了，我们就要用水来救火，但如果房子的管道不通畅，水就难以进入房屋内部，鼻子就是水管，按揉内迎香穴，就是为了疏通管道，水就能在管道内流动，浇灭房子里的火。”

安安听了后，说：“那我感觉还有些火星子没浇灭。”赶紧又伸手指，对着鼻孔就是一顿乱按，大奇哥哥赶忙制止，“按揉要找对穴位，不然会鼻子出血的。”

19 眼睛的信号不好了

航航不爱卫生，早上起床后不爱洗脸刷牙，饭前便后不洗手，鼻涕流出来就用手往身上抹，小朋友们给他起了个外号叫“邋遢大王”。

今天上课时，航航突然觉得眼睛痒痒的，就直接用脏手揉了几下眼睛。

结果到了下午，航航感觉眼睛里涩涩的，他跑到镜子前一看，“咦，奇怪了，我的眼睛怎么长了个小米粒似的包呀！”航航嘟囔着，又用手去揉眼睛。

这时大奇哥哥路过，看见航航一直在揉眼睛，就上前去问：“航航，手上的细菌那么多，你这样会感染的。”于是航航放下手，让大奇哥哥看他左眼上的疙瘩，大奇哥哥说：“你这是麦粒肿，一看就是你用小脏手揉眼睛的缘故。”

于是大奇哥哥用手在航航的两只耳朵的耳尖掐按，过了几分钟，航航眨了眨眼睛，感觉那个小疙瘩好像变小了很多，航航感叹道：“好神奇呀！大奇哥哥你是怎么办到的？”

大奇哥哥说：“小小穴位有大大能量，刚刚我按的是耳尖穴，耳尖穴治疗麦粒肿可是有奇效的。眼睛让我们看到缤纷的世界，就像电视一样。如果眼睛被细菌感染了，或长了麦粒肿，影响视线，就如同电视信号差，出现了彩条，这时我们就要调节信号接收器，耳朵就像信号接收器，我们揉按耳尖穴，就是在调节信号，让眼睛变得明亮。”

大奇哥哥又说：“你可要勤洗手，你的小脏手就是疾病的传染源，就像火把一样，碰到哪，哪儿就着火，这次是眼睛，下次可就不知道是哪儿了。”

航航听了大奇哥哥的话后，乖乖跑到洗手池把手洗得干干净净，并且对着大奇哥哥发誓：“大奇哥哥，我以后一定会好好洗手的！”

20 咳嗽就是一场战争

今天早上艳阳高照，孩子们都穿着短衣短裤，结果中午一阵电闪雷鸣，下起了大雨，气温骤降。孩子们正巧在操场玩耍，看着下雨，赶忙往教室里跑。一进教室，咳嗽声、喷嚏声此起彼伏，看着孩子们咳得难受，小娇姐姐连忙跑去医务室，问问有什么办法。

到了校医室，小娇姐姐把大致情况和医生说了说，医生皱了皱眉，说："孩子们这么小，是药三分毒，吃药也不好，我看你去找大奇吧，他准有办法。"小娇姐姐又去找大奇哥哥，大奇哥哥听说情况后，两人小跑到教室。

大奇哥哥站在讲台上说："大家怎么都在咳嗽呀，咳嗽是不是很难受？"小朋友们都异口同声地说："是！"

大奇哥哥接着说："那现在大家都伸出自己的小手，低下头，用手摸到脖子上有一块凸起的骨头，摇摇头，那块骨头会随头旋转，然后用手按摩骨头的两旁。"小朋友们都有模有样地按摩了起来，大奇哥哥和小娇姐姐也帮着孩子们矫正按摩动作。一个，两个……九个，等到第九个小朋友按完时，教室里就再也听不到咳嗽声了，小娇姐姐松了口气。

大奇哥哥对小朋友们说："我们刚刚按的是定喘穴，定指安定、平定，喘指咳喘、哮喘，定喘穴具有止咳平喘的效果，故名定喘。"他顿了顿，又说："咳嗽是肺对寒冷刺激做出的反应，就像打仗一样，外敌挑衅进攻城门，城上的战士要射箭投石，两军交战，如果双方势均力敌，这时需要增援才能将敌人击败，你按揉背后的定喘穴，它就像两台神威炮一样，大炮一出，“敌人”（寒冷刺激）被打得落花流水，战争胜利，自然也就不咳嗽了。”

小朋友们听得津津有味，原来自己刚刚是经历了一场“激烈的战争”呀！

21 落枕的按钮

贝贝晚上睡觉不老实，老是踢被子，妈妈怕他着凉，常常一个晚上要起来好几次。

今晚妈妈上夜班，贝贝踢了被子没人给盖，结果第二天早晨他起床后发现自己的脖子动不了了，不能左右旋转，一转就疼，爸爸说：“你这是落枕，慢慢就会好的。”

于是贝贝就只能像个机器人一样，挺着脖子，不敢左右晃动。上学路上碰见大奇哥哥，大奇哥哥在后面叫他，他可不敢回头，就只能僵硬地转过身，大奇哥哥拍了拍他的肩膀，他马上龇着牙说：“好痛啊！”大奇哥哥一愣，便问：“你这是落枕了？”贝贝小心翼翼地点了点头，大奇哥哥拍拍胸脯说：“我一招就能治好你的落枕，瞅你这样缩头缩脑的，就差给你背上乌龟壳了。”

大奇哥哥拿出活络油来，在他的肩上滴了几滴，然后给他按揉定喘穴，几分钟后，贝贝就能随意摇头了，肩膀也不酸了。大奇哥哥说：“刚刚按的是定喘穴，定喘穴治落枕可有奇效。”贝贝疑惑了问道：“定喘穴不是治疗咳嗽的吗？”

大奇哥哥解释说：“通则不痛，痛则不通，人体身上的穴位就像并联电路的开关，一个穴位便可治疗多种疾病，你看电风扇能够左右摇摆，在于后面的那个按钮，你落枕不能摇头，就是因为按钮卡住，定喘穴就像那按钮，我在定喘穴上揉按，就是在给你修理按钮，这样你的头就能左右移动了。”

听到大奇哥哥这样一说，贝贝在心里暗暗记下，后来他用这招隔三差五地给人治落枕，竟还落得小神手的称号。

22 炉灶熄火才能安睡

早上上课，教室里鸦雀无声，突然电钻似的声音响起，同学们都在左顾右盼，这也没有建筑工地呀，绕了一大圈，竟然是小胖的呼噜声。

大奇哥哥走到小胖桌前，敲桌子提醒他，他都没醒，刚好下课铃响，小胖猛地抬起头，一看是大奇哥哥站在桌前，大奇哥哥笑呵呵地说：“小胖，做了什么梦呀，跟大奇哥哥分享一下吧。”

小胖脸红了，对大奇哥哥说：“大奇哥哥，我最近晚上老是睡不着，每天都睡不好。”大奇哥哥说：“胃不和则卧不安，你这么小，能让你失眠的原因就是你吃多了，最近是不是又吃大鱼大肉了？”

小胖说：“最近姥姥来看我，天天给我做好多好吃的。”大奇哥哥说：“鱼生痰肉生火，你吃那么多肉，胃里着火了，晚上炉灶都要熄灭，大家才能安心睡觉，你的炉灶还燃着火，能睡着吗？”说完，大奇哥哥就给他按揉耳后安眠穴，并对他说：“你晚上睡觉前按揉这个位置，它是安眠穴，专门对付失眠多梦，安眠穴就像一盆水，浇灭炉中火，火灭了，就能睡好觉了。”

结果按完后，小胖立马感觉困得不行，于是趴在桌上，又发出雷鸣般的呼噜声。

《奇穴》曰：安眠穴，安神定志，治失眠奇效。

23 近视眼和窗户纸

大奇哥哥路过教室门口，看见小朋友们聚在一起，叽叽喳喳地在讨论，他走过去一瞧，嘿！童童怎么戴起了眼镜。

大奇哥哥疑惑地问：“童童，你怎么就近视了呢？”童童说：“我最近看东西可模糊了，坐在教室后面都看不清黑板，妈妈才带我去配眼镜，验光师说我有200度了。”大奇哥哥信心满满地说：“我能让你200度变100度，100度变脱下眼镜！”童童听到大奇哥哥这样说，眼里都冒金光：“真的吗，真的有这么神奇吗？”

大奇哥哥让童童摘下眼镜，一手按住童童的额头，一手拇指点按耳后，10分钟后，童童便觉得看东西比原来清晰多了，大奇哥哥说：“这只是暂时的，如果你想彻底丢掉眼镜，就必须每天坚持按翳明穴，一个月后就会出现奇迹。”童童认真地点点头。

大奇哥哥接着说：“翳，为遮掩，也意指眼球上障蔽的白膜，明，为光明，所以翳明穴是专治遮蔽光明的穴位。古时候的窗户都是用纸糊的，刺客们想要窥探房中情况，就将窗纸捅开，所以近视眼想要看清楚，就要将眼睛上糊的那层窗纸捅开。”

童童牢牢记住大奇哥哥说的话，认真点按翳明穴，一个月后真的摘下了眼镜。

《奇穴》曰：“翳明穴，明目安神，主治一切目疾。”

24 让人烦恼的扁桃体炎

星期五下午，大奇哥哥路过大班门口，发现有几个小朋友围着果果，不知道他们在干什么。于是大奇哥哥走近一看，发现小朋友们在叽叽喳喳地讨论说：“果果会不会变成哑巴呀？”趴在桌上的果果一听这话，就嚎啕大哭起来。

大奇哥哥见状，赶紧问：“果果，你这是干嘛呀？”

果果抽泣地说“我的喉咙老是发炎肿痛，医生要我动手术，把扁桃体割了，我好怕变成哑巴呀！”大奇哥哥听到后，笑着说：“你这可是杀鸡用上了牛刀，咽喉肿痛才不需要动手术呢，我的点穴神功可是手到病除呀！”果果听到大奇哥哥这样说后，立马破涕为笑，拉着大奇哥哥的手就往自己身上按。

只见大奇哥哥用手插进了果果的鼻孔，然后揉按，果果觉得这姿势好奇怪，可是慢慢地，他就觉得好神奇呀，怎么喉咙就不痛了呢？

大奇哥哥看着他头顶问号的小脑袋，便说："这个穴位叫内迎香，喉咙是气息出入的关卡，为了抓捕犯人，长官便下令要封闭城门，这时候你的扁桃体就肿大，把城门关闭了，百姓们怨声载道，发动暴乱，因为肺开窍于鼻，按揉内迎香就相当于给百姓们另开了个小门，让他们能自由出入，平息了百姓心中的怒火，相当于清肺热，这样咽喉肿痛就好了。"

从此以后，果果每天都会按揉内迎香穴，再也没有扁桃体发炎了。

25 颈椎病寻颈百劳

中午午休，老师们在办公室备课，王老师的颈椎病又犯了，只能一只手打字，另一只手按摩脖子，大奇哥哥正好来办公室，他看见王老师这么难受，便说："王老师，我来给你按按吧，保证三分钟让你返老还童。"

大奇哥哥给王老师脖子上涂抹了活络油，然后按揉颈椎两侧，按完以后，王老师觉得脖子舒服多了，比他买的按摩仪按得都舒服。王老师好奇地问："大奇，你给我按的是哪儿呀，同样都按脖子，怎么我按就没有效果呢？"

大奇哥哥说："我可不像你那样瞎按，我按的是颈百劳穴，百，意为多，劳，是劳损，虚劳的意思，这个穴位对治的就是颈部虚劳问题。你常年伏案工作，颈部已经劳损严重了，而且你还有高血压，就像水管一样，水管是直的时候，流水柔缓，一旦弯折，或者用手捏住管子，流出的水就成喷射状，这就是颈源性高血压的原理。你的颈椎常年弯曲，颈部有很多条索状的结节，相当于水管不但弯折，而且管道内还有许多污垢，水流严重受阻，气血不通，不通则痛，颈百劳能舒筋活络，活血止痛，给你按揉颈百劳就是在将管道内的污垢抠掉，这是治标，剩下的就要靠你自己将水管捋直，这样才能治本。”

王老师恍然大悟，此后他天天按揉颈百劳穴，工作半个小时必定转动脖子放松，颈椎病就再也没犯过。

26 汗水被偷走怎么办

下午，幼儿园的小朋友们都从睡梦中醒来，在大奇哥哥的指导下，一个个叠好自己的被子。这时大奇哥哥走到了贝贝说的床边，看见床单上的水渍，严肃地问：“贝贝，你是尿床了吗？”贝贝一脸茫然，挠着头说：“我怎么没有感觉呢。”

小朋友们看到了，都在旁边大声地说：“贝贝尿床喽！贝贝尿床喽！”贝贝刷地一下脸全红了。

大奇哥哥摸了摸床单，然后闻了闻，说：“哎，真奇怪，这可不是尿骚味，难道是贝贝流的汗水？”贝贝摸摸自己的后背，衣服全湿透了，原来贝贝是被冤枉的，小朋友们都不好意思地捂住了嘴。

大奇哥哥接着说：“贝贝，你这是盗汗，就是当你入睡的时候，汗液像盗贼一样偷偷跑出来。”

贝贝一听可就慌了，连忙问：“大奇哥哥，这可怎么办呀，我的汗水会不会被偷光呀？”大奇哥哥说：“你要是认真按照我的方法去办，汗水就不会被偷走了！”

然后大奇哥哥给贝贝按揉颈百劳穴，边按边说：“你每天睡觉前，让妈妈给你按揉颈百劳，颈百劳有滋阴清热的功效，你流汗多主要是阳热，烧水的时候，柴火加的太多，火太旺，从锅盖孔蒸发的水蒸气会更多，按揉颈百劳，就像给锅里加水，让火势变小，这样流的汗水就会减少了。”

贝贝认真按照大奇哥哥讲的办，每天按揉颈百劳穴，就再也不“尿床”了。

27 失眠

“李大爷，早上好！”大奇哥哥和门卫李大爷打招呼，李大爷哈欠连连地说：“大奇你来的可真早呀！”

大奇哥哥看到李大爷昏昏欲睡的样子，有点担心地说：“大爷，您是昨晚没睡好吗？”李大爷说：“这可真是折腾死我了，前几天值夜班，弄得我最近几天生物钟好像变了，一到晚上就睡不着，我已经好几天没睡好觉了！”

大奇哥哥听了后说：“我来给您按按吧，按完以后保准你能睡个好觉。”李大爷听了，立马精神了不少，说：“大奇，你可真是及时雨呀！”

大奇哥哥用两手的拇指按住两侧耳后的翳明穴，用力地揉按，大爷疼得连连叫痛。

大奇哥哥说：“晚上睡觉前，你再按这个穴位几分钟，就能一夜睡好觉了。”

李大爷说：“现在要是有张床，我立马就能倒头大睡。”

大奇哥哥说：“中医认为失眠是夜行于阴经的卫气反而留于阳跷，如果保卫皇城的士兵夜晚不尽忠职守，皇帝知道了必定大发雷霆，皇宫都会不安宁，这时要让皇帝平心静气，翳明穴具有宁心安神的功效，按揉翳明穴，可以让心神安定。”

晚上，李大爷给自己按揉翳明穴后，不出三分钟就鼾声四起，可算是睡了个好觉。

28 太阳穴牌眼药水

默默很爱看书，每天晚上妈妈催他上床睡觉后，他还要偷偷地看到10点才睡。结果不知道从何时开始，默默就觉得眼睛干涩，看一会儿书，就难受得不行。

于是去医院看医生，医生给他开了一瓶眼药水，嘱咐他不要过度用眼。可是他不听医生的话，照样看书，眼睛干涩了，就滴几滴眼药水，才一个星期，他就用了3瓶眼药水了。

一天做眼保健操时间，大奇哥哥来检查，看见默默没有做眼保健操，而是在滴眼药水，便走过去和默默说：“默默，眼药水可没有眼保健操有效哦！”默默扑闪着大眼睛说：“不行，我眼睛干得难受。”大奇哥哥说：“你的身上就有最好的眼药水。”

大奇哥哥看着默默半信半疑的样子，便伸出手去按揉他的太阳穴，默默嘟囔着：“太阳穴才没有什么用呢。”大奇哥哥笑而不语，继续按揉，结果默默觉得眼睛不干涩了，他对自己刚刚说的话感到不好意思。

大奇哥哥说："你可不要小瞧了太阳穴，它可是能治疗一切目疾，你的眼睛已经成了一片沙地，滴眼药水就如同往沙地里浇水，这样杯水车薪是没效果的，这时就要寻找地下水，太阳穴就是身体里的太阳，它把喝进去的水蒸发，水蒸气往上游走到眼睛，这样就会有源源不断的地下水来灌溉眼睛这片沙地，这样你还会怕眼睛干涩吗？"

默默听了后，笑着说："原来我自己随身带着用不完的太阳穴牌眼药水呀！"

《奇穴》上记载：太阳穴，明目止痛，可治一切目疾。

29 咳嗽的能量开关

早上风呼呼地吹，爸爸骑摩托车送倩倩去上幼儿园，倩倩坐在车后，冷风嗖嗖地往她衣服里钻。

到了幼儿园后，倩倩就开始不停地咳嗽。

上课时，大奇哥哥正在讲台上给孩子们讲故事，倩倩在下面咳得上气不接下气，大奇哥哥赶紧走到倩倩桌前，在她后背上点按颈百劳穴，揉了几分钟后，倩倩就不咳嗽了，小朋友们看到后，都纷纷鼓掌。

大奇哥哥解释说："人身上晒太阳最足的就是脖子了，脖子就像个太阳能板，吸收阳光，储存能量，在你需要的时候，打开能源开关，就能给身体补充能量，颈百劳穴就是开关之一。咳嗽是因为肺的能量不足，点按颈百劳穴，将太阳能源源不断地输送，肺就能将邪气驱逐了。”

小朋友们说：“那我们就要多晒太阳，多存储能量，这样就不会生病了。”大奇哥哥听到后，立马竖起了大拇指。

《奇穴》曰：颈百劳，滋补肺阴，治咳嗽为佳。

30 定喘大将军

星期天，大奇哥哥领着小朋友们去公园郊游，公园里的郁金花盛开了，可漂亮了，小朋友们都争先恐后地凑到花前。

突然有个小朋友上气不接下气地在喘气，大奇哥哥一看，糟糕！这是哮喘发作，紧急之下，大奇哥哥箭步冲上去，用手在他背后的定喘穴上用力掐按。

这可真神奇呀！这个小朋友在没有用药的情况下，只凭着大奇哥哥按揉后背，哮喘就慢慢平复下来。周围的游客们看见了，都纷纷鼓掌，一个劲地叫好。

弄得大奇哥哥都脸红了。这时一位阿姨问：“小伙子，你刚刚按的是哪儿呀，怎么这么厉害？”

大奇哥哥说：“我刚刚按的是定喘穴，定喘就是平定哮喘的意思。中医认为哮喘是痰饮久伏在体内，被诱因触动而发作，痰邪就是个占山为王的土匪，守住了气息输送的要道，听到风吹草动后，他就苏醒过来，肺要进行呼吸，痰邪就堵在路口，这时朝廷就要派兵剿匪，古时候厉害的将军都会被封为定远大将军，要想攻克哮喘，我们肯定要派出定喘大将军，所以按揉定喘穴能平定痰邪，缓解哮喘。”

路人们听到大奇哥哥这样解释后，纷纷点头，对大奇哥哥赞赏不绝。

《奇穴》上记载：定喘穴，止咳平喘，为治疗哮喘之要穴。

31 头痛好搭档——翳明、安眠

一大早，大奇哥哥刚进校门，远远地就看到李老师走在前面，他发现李老师一直用手扶着后脑勺，时不时用拳头敲打，走路还有些晃悠，他觉得不对劲，马上跑到李老师面前。

李老师一抬眼，说：“原来是大奇呀，幸好碰到你了，你可得给我好好看看！”

大奇哥哥说：“李老师，我看你走路不稳，是不是有点头晕呀？”

李老师愁眉苦脸地说：“今早起来，我就不舒服，这脑袋后面一直疼，动动脖子就更疼，而且还头晕，可把我折腾得够呛。”

大奇哥哥捏了捏李老师的脖子，李老师疼得直叫，大奇哥哥便说：“你这是颈源性头痛，是由于颈椎问题引起的头痛眩晕，所以你一动脖子就疼痛加重。”

说完，大奇哥哥就直接上手在他耳后两侧点按，疼得李老师一直龇着牙，神奇的是几分钟过去后，李老师就觉得头痛头晕都减轻了，他立马喜笑颜开。

大奇哥哥说："我刚刚按的是翳明和安眠两个穴位，你长年伏案工作，得了严重的颈椎病，经络不通则痛，气血输送到大脑受阻，血不能濡养，就像蔬菜一样，它的茎干折损了，不能输送营养，上面的叶子很快就发黄，没过多久就会倒下，按揉翳明和安眠疏通你的颈部，让气血流通，这样就不会头痛了。"

《奇穴》记载，翳明穴和安眠穴皆可息风止痛，主头痛目眩。

32 便秘奇穴—腰奇

下课了，小朋友们都去操场玩耍，大奇哥哥路过花坛，看见童童愁眉苦脸地坐在那儿，便上前去问："童童你一个人在做什么呢？"童童对大奇哥哥说："大奇哥哥，我已经一个星期没有拉大便了，肚子鼓鼓胀胀的，吃东西胃口都减小了，这可愁死我了。"

大奇哥哥说："小小年纪就便秘，长大还了得，不行，我可得把你的便秘扼杀在摇篮里。"

说完，大奇哥哥就带着童童去厕所，童童疑惑地问："大奇哥哥，我还不想上厕所呢，你带我去厕所干什么？"大奇哥哥笑着说："我这是怕你待会儿急着上厕所憋不住呢！"

到了厕所后，大奇哥哥给童童按揉尾椎骨上的地方，5分钟不到，童童就涨红了脸说："不行，我快憋不住了！"于是马上就去上厕所。

上完厕所后，童童摸了摸瘪下去的肚子，顿时觉得又能吃好多东西了。

大奇哥哥对他说："我给你按的是腰奇穴，腰为腰部，奇是奇特，它对便秘疗效奇特，所以叫腰奇，便秘就像你喝奶茶，吸管里卡住了果粒，这时你会对着吸管猛地一吹气，吸管就通开了，按揉腰奇穴就是对着肠道鼓气，肠道是有弹性的，气足管道就撑大，这样堵塞在肠道里的残渣就能排出来。"

此后童童每天都按揉腰奇穴，再也没有便秘过。

《奇穴》曰：腰奇者，理气通便，治便秘奇效。

33 高速公路出口的夹脊穴

中午，小朋友们在食堂吃午饭，大奇哥哥看见小朋友们都狼吞虎咽地在吃，唯独畅畅一口也没吃，用手捂着肚子，眼巴巴地看着其他人吃饭。

大奇哥哥走到畅畅的身边问："畅畅，你哪儿不舒服呀？"畅畅用小手指了指说："大奇哥哥，我的胃胀得难受，饭都吃不下，该怎么办呀？"大奇哥哥立马胸有成竹地说："这还不好办，让我来给你按按，马上就让你胃口大开！"

接下来，大奇哥哥用两个大拇指在畅畅背后的脊柱旁由上到下地点按，畅畅顿时觉得胃像放了气的皮球瘪了下来，肚子也咕咕地叫了起来，畅畅捂着肚子不好意思地笑了。

大奇哥哥说：“平时你也可以让爸爸妈妈帮你多按按这背后的夹脊穴，它能调节五脏六腑，上胸部治疗心肺，下胸部能治胃肠，腰部治腰腹和下肢，脊柱就是人体的高速公路，是通往各处的必经之路，气血如同在高速公路上行驶的车辆，夹脊穴就是高速路出口，能让气血通向目的地，哪个部位有疾病，就是气血不通，车子堵在了下高速路的收费站，这时按揉夹脊穴，就是让收费站开通快速通道，这样气血就流通了，经络通则百病除。”

畅畅认真地记下了大奇哥哥说的，只要小朋友们哪儿不舒服，他就给他们按夹脊穴，结果变成了幼儿园里的小明星。

《奇穴》上记载：夹脊穴，调整脏腑，舒经活络，又能资助督脉，调整全身阳气。

34 胃的热水袋——外劳宫

正在上课，亮亮突然肚子疼，实在憋不住了便举手说：“报告！老师我想上厕所。”老师示意他可以离开。结果这一去就不复返了，因为亮亮一直在拉肚子，刚上完厕所，走出来没几分钟，肚子又疼得不行，赶快往厕所跑，来来回回跑了好多趟。

刚好大奇哥哥要去上厕所，亮亮从厕所出来一头撞上了大奇哥哥，差点没摔倒。大奇哥哥看他面色苍白，便担心地问他：“亮亮，你怎么这么虚弱？”亮亮有气无力地说：“大奇哥哥，我已经拉得快不行了。”大奇哥哥听了后，赶紧去倒了一杯热水，让亮亮喝下，然后用拇指按揉亮亮的手背正中，按了几分钟后，亮亮发现肚子竟然不疼了，他惊讶地问：“按揉手背怎么这么厉害？”

大奇哥哥回答道：“这个穴位叫外劳宫，手心与它相对应的叫内劳宫，它们两个就像一对夫妻，男主外，女主内，男为阳，女为阴，内劳宫治疗热症，外劳宫是治疗寒证。拉肚子就是脾胃受寒了，外劳宫就是一个暖男，按揉外劳宫能温暖你的脾胃，拉肚子就能止住了。”

亮亮听了后，马上用手按住手背说：“我得让暖男再给我暖暖，我可再也不想拉肚子了！”

《奇穴》上记载：外劳宫，位于手背正中，温阳散寒，治疗腹中虚寒。

35 孩子厌食找四缝

这段时间皮皮突然变得有些奇怪，原来吃饭要吃一大碗，现在每天吃饭只吃几口就不要了，妈妈看他不想吃饭，又怕他饿着，于是给他买零食，然而皮皮竟然连零食都不怎么想吃。

这可把他妈妈急坏了，妈妈把情况告诉了大奇哥哥，大奇哥哥说：“皮皮现在这个情况属于厌食，由于他的脾胃有积滞，吃的东西没有消化掉，他的胃现在处于闭关锁国的状态，觉得自己物产丰富，就不给其他脏腑开设通商口岸，而且还堵住了货物流通的关卡，其他脏腑统领的地方饿殍遍野，长久下去只会坐吃山空，五脏俱损。”

皮皮妈妈焦急地说：“大奇，你快给我支个招吧，该怎么办才好呀！”

大奇哥哥说：“阿姨，你不要着急，有一个穴位专门治疗小孩子厌食，它在第二指到第五指靠近手腕侧的指间关节横纹中央，左右手各四个，因为在手指关节缝隙里，所以叫四缝穴，五脏六腑都有经络与手指关联，条条大路通罗马，大道不通就走小道，掐四缝就是疏通小道，所以你每天给他掐四缝，皮皮的厌食就会好了。”

结果妈妈给皮皮掐了一次，当天晚上皮皮就直叫饿，效果可谓出神入化。

《奇穴》曰：四缝穴，消食导滞，祛痰化积，治小儿疳积奇效。

36 百虫窝里抓蛔虫

这几天冬冬一直在叫肚子痛，还拉肚子，妈妈给他吃了止泻药也没用，痛得冬冬连饭都吃不下，脸蛋都瘦了好几圈。

中午在食堂，冬冬正吃着饭，结果肚子又开始疼起来，还吐了一地，仔细一看在残渣中好像有虫子在隐隐蠕动，小朋友们都吓得跑远了。大奇哥哥闻声赶过来，他看见地上的虫子，便说：“冬冬，你这是得了蛔虫病，要赶紧驱虫。”

说完大奇哥哥就在冬冬的大腿内点按，边按边说：“这个穴位叫百虫窝，这可是几百条虫子的窝呀，虫子喜欢聚集在食物丰富的地方，所以百虫窝下有个穴位叫血海，现在蛔虫在你的肚子里上蹿下跳，窝里没虫子留守，点按百虫窝就是吸引它们回窝，然后咱们就将蛔虫一窝端，你的肚子就不会痛了。”

按了不一会儿，冬冬就想要去上厕所，结果拉了许多蛔虫出来，肚子就再也不痛了。

《奇穴》曰：百虫窝者，驱虫止痒，主治虫积。

37 指头帮老大——中魁穴

“从前有一口井，里面住着一只小青蛙……”大奇哥哥话还没说完，只听见讲台底下发出了“呃”的一声，大家哄堂大笑，大奇哥哥继续讲：“有一天小青蛙看见了蓝天，”又听见“呃”的一声，小朋友们笑得就差满地打滚了，大奇哥哥也忍不住笑了，说：“原来小青蛙也爱听我讲故事呀！”

这时周周不好意思地举起手说：“大奇哥哥，呃，我打嗝停不下来了。”

大奇哥哥说：“你伸出手，在中指关节处掐一掐试试。”周周按照大奇哥哥说的，使劲把手都掐红了，神奇的是真的不打嗝了，大家都发出“哇”的感叹声。

大奇哥哥说：“这个穴位叫中魁穴，中是正中，魁是魁首，所以中魁穴是五指中的老大。打嗝与胃气上逆有关，就是胃气气势汹汹地往上冲，被一层膈肌拦住了，胃气就猛敲膈肌这扇门，把门敲得左右晃动，这样就打嗝了，门口有人要闹事，肯定要叫人来帮忙，全身上下人数最多的帮派就是指头帮了，而中魁穴是指头帮的老大，老大一出马，胃气就闻风丧胆，落荒而逃，就不会打嗝了。”

《奇穴》曰：中魁者，降逆和胃，治呃逆佳。

38 釜底抽薪治流鼻血

教室里，小朋友们正安安静静地看书，这时突然有人说："哎呀，林杨流鼻血了！”大家的目光都被吸引过去。

林杨还全然不知，他用手往鼻子上一抹，大叫道："血！血！”老师看见了，马上让同桌带着林杨去水池。

林杨他们在水池边用冷水拍脖子，卫生纸塞鼻孔，方法都用尽了，可是这血还是止不住地往外流，一池的水都被染红了，大奇哥哥路过，看见林杨的鼻血止不住地往外冒，抓起林杨的手就往中指节上掐。

眨眼间，林杨的鼻血就止住了，手指竟然这么神奇？看着林杨惊讶地张着大嘴巴，大奇哥哥笑着说："你看煮粥的时候如果水开了，不一会儿粥就会溢出来，流鼻血就同煮粥一样，身体里的火势太大让血沸腾，这时血就从身上的孔窍溢出来，让血不外溢的方法就是要釜底抽薪，让身体里的火势减小，中魁穴靠近手指末节，凡是四肢末端的穴位都能泻热，鼻血就能止住了。”

林杨学会了这招后，只要看到有人流鼻血，就掐中魁穴，大家都叫他“鼻血神手”。

《奇穴》上记载，中魁穴，疏经活络，清热止痛，主治鼻衄。

39 湿疹瘙痒端虫窝

糖糖身上长了湿疹，一痒她就使劲挠，挠破了流出黄水，结果湿疹长得越来越多，原来只有手上一小部分，最后变成了身上到处都是红疙瘩，小朋友们给她起了个外号叫“猴哥”，因为她整天都在那儿抓耳挠腮，活脱脱的一只小猴子。

一天糖糖实在是痒得受不了了，就在教室里大哭起来，大奇哥哥正在给小朋友们分发早餐，被糖糖哭搞得不知所措，小朋友们和大奇哥哥解释说，糖糖是得了湿疹，痒得难受才哭的。

大奇哥哥恍然大悟，他对糖糖说：“糖糖，如果你不哭了，我就给你传授治疗湿疹的秘诀。”

糖糖一听，马上把哭声憋回肚子里，大奇哥哥说：“你的身上有个穴位叫百虫窝，专门治疗湿疹瘙痒，平时我们说心里痒痒得像被虫子咬一样，所以这个穴位叫作百虫窝，如果痒得像一百条虫子在身上咬，我们就直捣虫窝，杀它个片甲不留，立马就能止痒。”

听了大奇哥哥的话，糖糖每天坚持按揉百虫窝，不出一个星期，湿疹就全好了。

《奇穴》曰：百虫窝，祛风活血，驱虫止痒，治疗诸多瘙痒。

40 通风口治脚肿痛

星期天，妈妈不在家，甜甜换上了妈妈买的新裙子，真好看呀！要是能再穿上一双高跟鞋，就更完美了！于是甜甜去把妈妈的粉色高跟鞋翻了出来，看着镜子里的小公主，甜甜情不自净地转起了圈。

“哎呦，好痛啊！”原来甜甜一不小心扭到了脚，只好忍痛偷偷地把高跟鞋藏好。

第二天，甜甜彻底不能下床了，两只脚肿得像猪蹄一样，妈妈只好打电话和老师请假。老师听了后，便说：“前段时间我脚痛，大奇给我按了按，脚就好了很多，我去问问大奇，看看有没有办法。”

大奇哥哥了解情况后，便对甜甜妈妈说：“甜甜妈妈，你可以用笔按压甜甜的八个脚蹼，那八个穴位叫作八风，平时磨出水疱，就拿针在水疱的底层边缘一扎，把积液排空。脚肿痛也是有积液，积液压住了经脉，不通则痛，可是脚肿的积液很多，不是一个两个小针眼就能排出的，八风就是八个孔，像泳池的排水孔一样，把活塞拿走，整个游泳池的水都能瞬间排空，所以按压八风，脚肿痛也能瞬间消失。”

甜甜妈妈听了后赶紧给甜甜按八风穴，不到半天的时间，甜甜的脚肿就消下去许多，下午就返回学校上课了。

《奇穴》上记载，八风善祛风通络，能治足跗肿痛。

41 山洞里的凉风——大骨空

中午吃完饭，大奇哥哥刚路过厕所，就听见里面传来呕吐的声音，他马上走进去瞧瞧怎么回事。只见小虎一手扶着墙，另一只手捂着胸口，一直在吐，厕所一股酸臭味，旁边的小朋友都离他远远的，生怕被溅到。

大奇哥哥赶紧拿纸给小虎擦擦，然后一把把小虎的手抓过来，在小虎旁边掐他的大拇指节缝。小虎突然停止了呕吐，顿时觉得舒服多了，回头一看，原来是大奇哥哥，他一脸委屈地说："大奇哥哥，我也没吃脏东西，怎么吐得这么厉害？"

大奇哥哥说："你吃了太多东西，胃就像快递员一样忙得热火朝天，累得半死，结果回头一看怎么还有那么多快递没送，于是就罢工，本来应该往下送往大肠、小肠的快递，胃全都给返回了，于是你就呕吐了。这时你要做的是给胃扇风递水，消消胃的火气。大拇指节缝的中间有个穴位叫大骨空，空通孔，大骨空就像山洞一样，夏天山洞里都是很清凉的，掐按大骨空给你的胃吹吹山洞里的凉风，胃一舒服，就继续干活，你的呕吐就能立马止住。"

小虎听了大奇哥哥的话后，拍拍小肚皮说："那我以后就少吃点，不让胃干那么多活。"

《奇穴》曰：大骨空，清热泻火，能治呕吐。

42 冲击瘀血的腰痛点

“哎呦喂！”只听见一声大叫，正在给大树剪枝条的老伯伯从梯子上一脚踏空，摔到了地上，“腰给扭到了，疼死了！”老伯伯扶着腰说，于是旁人立马扶着老伯伯去校医室治疗。

到了校医室，医生看了一下便说：“给你开点活血化瘀的药，内服外擦，休息一个星期就能好得差不多了。”老伯伯为难地说：“要休息一个星期才好？那我的那些活怎么办呀！”

大奇哥哥刚好来校医室拿药，听到他们的对话，便胸有成竹地说：“交给我，五分钟就能让你挺直腰杆。”

大奇哥哥立马抓着老伯伯的手，在手背上两点掐按，同时让老伯伯试着活动腰部，从一开始动都不能动，短短的几分钟内，老伯伯就觉得疼痛减轻了大半，他立马竖起大拇指说：“神！可真神呀！”

大奇哥哥说：“这两个点叫腰痛点，听名字就知道是专门治疗腰痛的。你是摔伤引起腰部瘀血阻滞，痛则不通，如同水管里有石头堵住了，这时要加大水的冲击力，把石块冲走。腰痛点在两骨之间，两骨就像山谷，山谷里的水流都是湍急的，所以按压腰痛点，借助这里了的水势，将瘀血冲走，能够迅速止痛。”大伙听了，都赞不绝口。

《奇穴》曰：腰痛者，舒筋通络，化瘀止痛，治腰痛奇穴。

43 膝盖的井口——内膝眼

快要打上课铃了，大奇哥哥正着急往楼上走，却看见李老师坐在楼梯边上，一直用手揉着膝盖。大奇哥哥停下脚步问：“李老师，你膝盖怎么了？”李老师无奈地说：“年纪大了，膝盖骨不中用喽，上个楼梯都疼得不行。”

大奇哥哥一听，肯定是职业病犯了，聆病者之呻吟，常如己饥己溺，这是大奇哥哥一直所信奉的。于是大奇哥哥蹲下来，说：“我来给你按按，让你立马健步如飞。”

大奇哥哥用力点按李老师膝盖内侧，同时上下活动小腿，李老师疼得鼻涕眼泪一把抓，但是渐渐的，李老师就觉得活动小腿时膝盖骨不疼了，他让大奇哥哥停下来，自己试着上楼梯，“哈哈，大奇你可真有一手！”

大奇哥哥说：“我按的地方叫内膝眼，眼是洞、窟窿，有关键点的意思。既然是膝盖痛，那咱们必须找关键点，孔洞之处一般都是气血深藏的地方，打井要掘地三尺出甘泉，穴位需直捣三寸气血涌，身体已经给你打好了井，我们就要善于利用，气血畅通，膝盖不痛。”

自此李老师只要一有空就按揉内膝眼，膝盖痛的老毛病再也没犯过。

《奇穴》曰：内膝眼，祛风散寒，通络止痛，对膝病疗效甚佳。

44 急救要穴——十宣

“加油！加油！加油……”幼儿园在举办亲子运动会，现在进行的是两人三足比赛，大家都围绕在运动场周围，激情澎湃地在呐喊助威，快要到终点了，人群的呐喊声更是高涨。

突然有人大喊：“这里有人晕倒了！”助喊声顿时嘎然而止，旁边的家长赶紧拨打了120，可是等车来的这段时间才是最关键的急救时间，老师们马上把大奇哥哥叫了过来，大奇哥哥见状后对大家说：“大家赶紧散开，让病人呼吸新鲜空气。”接着大奇哥哥拿着牙签往病人的手指头用力地戳，当戳完第十个手指头时，病人缓缓地睁开了眼，大家都欢呼雀跃起来。

大奇哥哥说：“这位叔叔是因为太兴奋，气血上涌清窍导致晕倒。大脑就像主机，眼睛就是显示器，主机工作久会发热，如果不散热，很容易造成死机，显示器黑屏。手指尖端有十个穴位叫十宣，宣有散布疏导之意，十个手指头就是超级加强版散热器，掐按十宣，让体内的热迅速冷却。十宣还是强心剂，十指连心，一掐十指，马上痛得醒过来，治疗昏迷效果杠杠的。”

听了大奇哥哥的解说后，大家都纷纷表示穴位真是太神奇了！

《奇穴》曰：十指十宣，清热开窍，急救要穴。

45 脚踝的交通枢纽

放学回家的路上，小毛毛缠着妈妈要买冰棍，妈妈拗不过他，给他买了一根，可把小毛毛给乐坏了，他心急火燎地打开，一咬，倒吸了口气，马上捂着嘴把冰棍递给了妈妈。妈妈心想小毛毛长大了，知道好东西要一起分享了。结果小毛毛来了句："妈妈，我牙疼。"弄得妈妈哭笑不得。

可是这时候医院都下班了，妈妈只好去药店买了点药给小毛毛吃，吃完后确实减轻了不少。可到了晚上，小毛毛的牙又疼了起来，吃止疼药也不管用。妈妈就给大奇哥哥打电话，大奇哥哥让她用双手捏住小毛毛的脚踝尖，用力按压，不一会儿，小毛毛的牙就不疼了。

毛毛妈妈对牙疼按脚踝感到十分好奇，大奇哥哥说："穴位治病不是头痛医头，脚痛医脚，而是上病下治，下病上治。足三阳三阴经通过脚踝，像火车一样在脚上整齐排列，内外踝尖就是交通枢纽站，能对经络干线进行远端调控，通往牙齿的经络出现了火车晚点拥堵的情况，按压内外踝尖调节气血，疏通经络，牙齿就不会疼了。"

《奇穴》曰：踝尖穴，舒筋活络，可治牙痛。

46 胃胀的排气穴——阑尾

午休时，大家都在安静地睡觉，只有兰兰翻来覆去睡不着，用手捂着肚子，嘴里一直在哼唧。老师问她为什么不睡觉，她说："老师，我的胃胀得疼，睡不着。"老师便带她去校医室，碰巧大奇哥哥也在，和医生说明情况后，医生便对大奇说："大奇快使出你的看家本领吧。"

"怎么好意思抢你饭碗呢？"大奇哥哥咧着嘴笑，边说边蹲下，卷起兰兰的裤脚，在小腿外侧按揉，兰兰觉得脚下十分酸痛，接着就放了几个屁，兰兰不好意思地挡住了脸。大奇哥哥说："放屁是好现象，你看你现在胃是不是舒服多了？"兰兰点了点头。

大奇哥哥又说："真空包装的食物如果变质发酵，包装袋就会鼓胀，你的胃消化不了食物，堆积在那就会胃胀。我给你按的是阑尾穴，阑尾穴在胃经的循行上，经络所过，主治所及，就像地铁一样，只要线路对了，不管你从哪一站出发，都能到达目的地，所以阑尾穴能治疗胃部疾病，按揉阑尾穴，肠部蠕动增强，通过放屁把胃里积聚的气体排空，胃胀就消除了。"

《奇穴》曰：阑尾穴，消食化积，善治食积。

47 痔疮奇穴——二白

大奇哥哥一进办公室就看见白老师坐在坐垫上，上面有一个大孔，他觉得很有趣，因为那个坐垫长得像马桶圈，便问：“白老师，你买的坐垫怎么中间还被掏空了？”

白老师说：“这是专为久坐的人设计的坐垫，让血液循环，防止长痔疮，说到这，我最近痔疮刚好犯了，可苦恼死我了。”

大奇哥哥自信地说：“治痔疮我可有一手呀！”白老师如同遇见救命恩人一般，紧紧抓住大奇哥哥的手。

大奇哥哥说：“你的手臂上有个穴位叫二白，一手两穴。二是指数量，白是白色，中医认为白色代表肺气，久坐和便秘都是形成痔疮的原因。拉不出大便时，我们一般要使劲，这股劲就是气，便秘的人一般气虚，痔疮就是血脉不行。大海因为风的推动才能流动，形成洋流，不然就是一滩死水，所以痔疮需要气来推动血行，按揉二白穴，像打气筒一样充气，使局部血液流动，痔疮就能被消灭掉。”

听了大奇哥哥的话后，白老师每天都按二白穴，痔疮就再也没犯过。

《奇穴》曰：二白，调和气血，缓急止痛，主治痔疾。

48 肩膀上油穴——肩前

一大早，大奇哥哥路过家门前的广场，就看见一群老爷爷、老奶奶在跳广场舞。

“大奇，早啊！”大奇哥哥一回头，原来是张大爷。“张大爷，你今天怎么不去跳舞呢？”大奇哥哥问。“哎呀，我这肩膀不知道怎么回事，从昨天开始就抬不起来，还酸痛，这不就只能站在边上看着了。”

大奇哥哥又问：“你是不是受凉了呀？”张大爷想了想说：“昨天晚上一直吹电风扇呢，可是往常也不这样呀！”

大奇哥哥说：“老年人皮毛这道城墙不坚固，再加上气血卫兵消极怠工，外敌很容易突破防守。我现在立马让你肩膀恢复。”

大奇哥哥拿出随身携带的活络油，一手把住张大爷的肩膀，另一手用活络油按揉肩膀，同时慢慢活动肩部，一开始张大爷觉得痛得受不了，等他回过神来，手臂竟然奇迹般地举过了头顶，张大爷喜出望外，连声感谢。

大奇哥哥说：“齿轮被卡住是因为没油，肩膀活动不利，是因为气血不通，刚刚给你按的是肩前穴，肩前穴能舒筋活络，它正好位于肩关节处，活络油能祛风散寒，把外敌击退，按揉肩前穴清扫道路，肩部气血就能流通。”

《奇穴》曰：肩前穴，通络止痛，治肩臂不举。

49 口腔溃疡找牵正

早上刷牙，沫沫一用力把嘴巴里捅了个小溃疡，一吃东西就碰到伤口，痛得沫沫呲牙咧嘴，都不敢吃饭了。

上课时，同桌给他送了几颗酸梅糖，沫沫实在忍不住就打开包装，刚塞进嘴里，那酸爽痛得他大叫。老师严厉斥责：“沫沫，你在鬼叫什么，罚你到门口去面壁思过！”

沫沫走出教室，蹲在墙角抽泣，大奇哥哥目睹了这一过程，于是便问：“沫沫，你刚才为什么大叫呀？”沫沫说：“我长了口腔溃疡，刚才偷吃糖果，痛得我不小心叫了出声。”

大奇哥哥说：“我可是有治疗口腔溃疡的小绝招，想不想学呀？”沫沫一个劲的点头。

接下来，大奇哥哥边用拇指在沫沫的脸颊两边点按，边说：“烧水时你能看见有很多小气泡，是因为锅底热使水气化，所以口腔溃疡就像气泡一样，是因为体内的脏腑有热，这时我们就要泻热，给你按的牵正穴有清热的功效，而且它位于胃经的循行附近，牵正穴如同搭公交车一样，胃经这条路线经过嘴巴，经络所过，主治所及，所以按揉牵正穴能治疗口腔溃疡。”

沫沫学会了按揉牵正穴后，一有空就按，不出半天，口腔溃疡就消失得无影无踪了。

《奇穴》曰：牵正者，祛风清热，可治口疮。

50 独阴止呕

下午体育课，王老师带着小朋友们做跑步前的热身运动。

“一二三四五六七八，二二三四五六七八……”刚做到压腿运动，就有人大喊：“老师，不好了，岚岚吐了一地！”王老师看到后立即带岚岚去医务室。

结果在路上碰到了大奇哥哥，王老师焦急地说：“大奇，你来得正是时候，岚岚吐了一地，你快给看看。”大奇哥哥一凑近就闻到一股酸臭味，立马心中有数，他脱下岚岚的鞋，对着第二根脚趾头猛掐，疼得岚岚直缩脚，接着岚岚就觉得胃里的那股翻涌感奇迹般地消失了，苍白的脸蛋也变得红润起来。

大奇哥哥满意地说：“你们记住这个穴位叫独阴穴，能治疗呕吐，中医认为呕吐是胃气上逆，即胃里有热，独阴中的阴代表水，能把胃火浇灭，而且独阴穴在脚下，把向上的胃气往下引，呕吐就能止住了。”

岚岚听了后，感叹道：“大奇哥哥的锦囊妙计真是数也数不清！”

《奇穴》曰：独阴者，降逆和胃，可治呕吐。

51 脚气的排水孔——八风

今天上课时，木木突然觉得脚痒，他趁大奇哥哥不注意，把鞋子脱下来用手去挠，大奇哥哥一回头，看见木木鬼鬼祟祟的，不知道在干什么，于是他走到木木桌前一看，“木木，你怎么在抠脚！”大家哄堂大笑，弄得木木的脸涨得通红。

“我的脚痒的受不了了才抓的！”木木气鼓鼓地说。大奇哥哥摸摸他的头说：“不就是脚痒嘛，让我看看。”木木不情愿地伸出脚，大奇哥哥看见木木脚上脱了好多皮，有的地方还有溃烂，立马得出结论，是脚气。于是大奇哥哥用笔在木木的脚缝里点按，木木当场就觉得不痒了，可真神奇！

大奇哥哥说：“你得的是脚气，脚气是由于脚上有湿热，潮湿的角落里墙皮会发霉脱落，你的脚长时间处于湿热的环境下，肯定会脱皮溃烂。我给你按的是八风穴，它就是脚上的排水孔，八个排水孔一打开，脚上的湿呀，热呀，通通排干净，只要你坚持按八风穴，不用抹任何药，脚气就能治好。”

木木按照大奇哥哥说的，坚持按了一天，第二天果真就痊愈了。

《奇穴》曰：八风者，祛风通络，消肿除湿，治脚气佳。

本篇小结

中医的普及不难在中医本身，而难在中医文学作品的通俗化。

为了实现轻松学中医，让中医有趣化、生活化，我们做了大量的工作，但仍然没达到让中医真正落地普及开来。

直到榆羚的到来，让我们明白，中医的普及不是一人一家之事，而是千万人共举之事。

榆羚让我们看到了中医小说创作的曙光，她写的第一部作品，就逐渐崭露其光芒。

这将是中医的一大突破口，能让中医更广泛地普及开来，让更多的国人、世界友人，看到中医的巨大魅力。

这是人类迄今为止，最值得发扬传承的学问，是人类文化的宝贵遗产，也是福慧千万年无数人的精神食粮。

相信在不久的将来，中医普及人才，会像雨后春笋般冒尖出来，撒播中医智慧，泽被无量的病苦众生。

第七篇

花婆的巧手

九十岁的花婆，能穿针引线，缝衣补裤。花婆喜好栽花种草。她的一双手非常灵巧，人称巧花婆。

花婆不是医生，但她却能帮到不少病痛缠身的人。

人问花婆，你这功夫是天授神赐吗？

花婆说，五十年前，我鼻子塞，气透不过来，在门口采了一把白花臭草（学名：胜红蓟；别名：白花草，脓泡草，白毛苦），揉碎了搓鼻子，一天搓半小时，十天就好了。

四十年前，我抽筋到睡不着，在门口采白花臭草，天天搓抽筋的脚，半个月后再也没有抽筋过。

三十年前，我头痛得要裂开来，站坐不安，采白花臭草搓额角，搓到皮肤都发绿，三天就搓好。

二十年前，我腰弯不下，厕所蹲不了，采白花臭草搓腰，半个月就搓好。人们当时以为我要坐一辈子轮椅，谁知我现在还能蹦蹦跳跳。

十年前，我胸闷气短，医生说心肌梗塞要动大手术，否则必死无疑。我想，死我也想留个全尸，不要被割。我就拿白花臭草搓胸口，搓了一个月，不但没死掉，心慌也好了。

我一没学医，二不识字，上天留我这老不死的在这里，可能还有点用，所以八十五岁开始我就挂牌帮人治病，牌就是你们的口碑。

一天你来一两个我可以帮你，来多了我骨头就散架了。

所以你别采访我，也别公布我，我只想静静地生活。

民间出奇人，平民有高手。

听到看到一个个大大小小的问题，在花婆手中像家常便饭样化解掉，我震惊不已，觉得花婆的这双巧手，搓药按穴理筋，必须让世人知道，说不定这就是你危难关头的一根稻草绳。

世界的高手，不一定是风风火火，雄气赳赳，他可能是温温和和，婆婆妈妈。

花婆的手，黑黑瘦瘦，谁敢想象这老瘪瘪之手居然有回春之妙!

1 咳嗽

一位慈祥的老婆婆，她没有任何职称，永远和蔼可亲，平易近人。她习惯坐在公园里晒太阳，她身上总有一把白花臭草。有个孩子踢球时，忽然开始剧烈地咳嗽。

父母说，这孩子越跑跑跳跳咳得越厉害，止不住的。

花婆伸出巧手，和气地说，婆婆来帮帮你。

说完用揉烂的白花臭草搓孩子的胸口，搓完后就不咳了。

说来也怪，只搓了三次，孩子再怎么跑也不咳。父母问，找不到白花臭草怎么办?

花婆说用罗浮山出产的白草油效果更好，我只是节省，舍不得用百草油而已。

2 头痛

风和日丽，巧花婆在公园打太极，她打的太极没章没法。

人说她自成一派，她说:我胡搞瞎搞，只要我身体哪里不舒服，我把它转到舒服就好。

跳广场舞的冯姨今天起早了，被凉风一吹，一路头痛，痛得她都想上医院去。

花婆说:来来来，先让老婆婆搓搓揉揉，去医院起码也得看得到路。

谁知花婆用白花臭草揉搓完冯姨的太阳穴，冯姨眼前一亮，惊讶地说，不痛了，好啦!

花婆就是这样，热心帮人，看不得别人受苦的慈祥老者。

3 流鼻涕

周日，公园热闹。

一小孩在公园不到半小时就用一包纸巾，流鼻涕像水龙头，关都关不住。

花婆说，我们那年代擦鼻涕，哪用得着花钱买纸，一张面帕就搞定了。来，婆婆帮你治一治。

花婆用白花臭草在小孩鼻旁两边的迎香穴和眉间的印堂穴

搓搓揉揉，奇怪，鼻水现场就止住了。

花婆说，多搓几天就好了。

花婆留下一句话，纸是用木公公的身体做的，要爱惜啊！把擤鼻涕的功夫用来揉鼻子就好了！

4 难眠

锅炉厂的刘叔，天天在高温环境下，被烤得心浮气躁，睡不着，白天没精神，严重影响工作，导致心情很差。

花婆用巧手揉烂白花臭草，帮刘叔搓手腕，搓一次好几天，而且都非常容易睡。

刘叔干脆把白花臭草绑在手腕上，坚持了半个月，失眠难睡就好了。

原来手腕上有神门、大陵穴这两个重要的安神大穴。

5 扭伤

木材公司的林老板打高尔夫球，扭伤了手指，居然拧毛巾也没力气。骨科专家说是肌腱炎，恐怕做手术也不一定能好得了。

花婆用白花臭草捣烂，敷在林老板的手背上，再加热水袋。经过治疗，林老板的手一天比一天有力，十天后拧毛巾就没问题了，过了段时间又去打高尔夫球了。

6 烂口疮

厨师阿兴熬夜做砂煲粥，常年烂口疮，时好时坏，担心会得癌症。

花婆用白花臭草揉烂后给他塞肚脐，坚持半个月，至今没有再犯口疮。

肚脐是元气之根，敷贴肚脐有引火归源的效力。

7 前列腺炎

拖拉机司机五哥常年颠簸久坐，尿频，尿不畅，尿痛，尿困难。说是前列腺炎，消炎半个月都没根治。

花婆只将白花臭草拌驱风油，敷贴在五哥肚脐下一掌处，每天换一次，三天小便顺畅，且没有痛感。

估计是药草的芳香定痛，配合驱风油的辛散，能行气活血，开窍止痛，将炎症排走了。

8 肚胀

村里结婚，热热闹闹。

有一小孩吃了两个鸡腿，肚子胀得哇哇叫。

真是少吃多滋味，多吃胃受罪。

花婆连忙找来白花臭草，捣烂了，加点醋，兑些水，孩子喝完一碗，连着放屁，肚子就不胀了，又活蹦乱跳，高高兴兴出去玩了。

原来白花臭草辛香如藿香，醋能苦降，酸收软坚，溶化积滞。

两个一搭档，辛开苦降，就像藿香正气水。

这是花婆治疗食积的独门绝技。对治肚子胀痛效果超好。

9 肚痛

苏姐上山打柴，热得口干舌燥，捧起凉凉的泉水，大口饮下，完全不知寒凉伤胃。

回到家里她呕吐得满地，腹痛难受，愁眉不展。

花婆将捣烂的白花臭草敷在她肚子上，加个热水袋，五分钟后肚子疼、呕吐全都好了。

原来白花臭草是辛温之品，能去凉冷之病。

10 咽痛

龙哥要考驾照，压力大，考了两次都没过，考得他心急如焚，咽喉上火，吞口水都觉得梗阻难受。

花婆用白花臭草捣烂，加点盐兑水，让他含服，吃了一次龙哥的火就下去了，咽喉也不痛了。原来咸能走下，盐水降火。

众人皆知，白花臭草味辛散，辛能开窍，咽喉窍打开，浊火就能下来。真是用好平常药，便是大医王。

11 鼻塞

每逢气候变化，小玉鼻子就塞得很烦恼，三天两头请假，让她觉得在领导面前特别丢脸。

自从花婆教她用白花臭草捣烂塞鼻子后，小玉的鼻子不通气再也没犯过。

原来白花臭草芳香开窍、气味浓烈、擅长走窜，无窍不通、无孔不入，专治鼻塞，善医气堵，若加搓鼻子效果更好！

12 痰黑

老王长期吸烟，胸口痛，痰多，严重时痰像抽油烟机里的黑色烟油一样。

花婆教他民间奇方：白花臭草加绿色的橄榄煲汤，利用白花臭草辛开，橄榄凉降。

半个月，老王胸口就不痛了，吐痰也不黑了。

花婆说，这小方法帮助不少咳痰黄黑的人。

13 牙痛

快递哥牙齿痛得像热锅上的蚂蚁，坐立不安。

当花婆收到远方孙子寄来快递时，问快递哥，你怎么了？

快递哥愁眉苦脸，直指牙齿，花婆会意，将捣烂的白花臭草给他敷牙齿，现场就不痛了。

花婆还告诉快递哥，以后不能再吃煎炸烧烤和冰冻冷饮了。

原来白花臭草辛香定痛效果好，如果将白花臭草捣烂加冰片，穿透力更强，是上等的民间牙痛药。

14 中暑

酷暑难耐，军训回来的小天天突然中暑软下去，起不来了。

花婆将白花臭草榨汁，帮小天天搓太阳穴、人中穴和脐穴。搓完小天天就慢慢恢复了。

真是中暑神药——白花臭草，擦擦太阳穴提神醒脑，揉揉人中穴能站起来，搓搓肚脐，胃口就变好了。

15 脚气

陈叔多年都被他的脚气所困扰，听说花婆帮几个有脚气的村民成功治愈了，他便特意登门携礼拜访。

花婆就用风油精帮他擦八邪穴，就是手指缝。

大地的水沟都是排污的，人体的缝隙也是降浊的。

找不到白花臭草，用风油精就好，嫌自己手擦的力量不够，就用笔杆子去搓按，一个月后脚气没了。

陈叔惊讶地说，花我几万块没治好的脚气，几瓶风油精就治好了。

16 眼胀涩

小乐买了手机后，天天看到手机没电，眼睛肿痛，视力严重下降，老觉得两只眼睛像干枯的泉水，不耐久视。

花婆就帮她用白花臭草煮水，以热毛巾敷来洗脸，重点搓太阳穴、印堂穴、四白穴这三处。

太阳者，日照当空；印堂者，堂堂正正；四白者，清清白白。

才搓了三天，小乐的眼睛胀痛干涩就好，看东西也清晰了。

17 腰背酸痛，颈僵硬

故乡祭祖，村长忙里忙外，第二天腰痛得就直不起来了，走路像机器人。

花婆用白花臭草捣汁，兑入白酒，酒行血脉，芳香开窍，再配上白花臭草就是祛风湿跌打药。

花婆用热水烫过的毛巾倒上药酒，就在村长背上擦了起来，不到一刻钟，村长从凳子上跳起来，说腰痛没事了。

对于急性腰酸背痛、腰硬颈僵，用这种方法常常几分钟就能缓解。

18 胸口痛

阳嫂去放牛时被石头绊倒了，胸口痛了十多天也没好。

花婆就用晒干的白花臭草泡成药酒，让杨嫂喝下一大杯，然后再用药酒帮她搓背理胸，一次就全好了，没留下任何后遗症，刮风下雨天胸口也没有痛过。

19 肩痛

大发超市的小娟姐常年坐在空调下收钱，肩部酸痛，似被捆绑。

花婆说这是劳损过度。我们那年代挑一百多斤走十里山路，也没人叫苦叫累叫痛。年轻人好奇怪，动不动就这痛那痛，究竟是病痛多还是体质弱？

随后花婆就用药酒涂在小娟的背后，拿热水袋一敷，借热力将白花臭草药酒逼进皮肉经络里，小娟觉得从未有过的放松与舒服，如此用了五次，肩背痛就好了。

20 膝痛

小李是镇上最擅长跑马拉松的。年过四十后，他的膝盖骨常常发出疼痛信号。

花婆说，年老的病，年少招。少年透支太拼命，年老关节松动就得病。

花婆用白花臭草捶烂如泥，兑入白酒，敷在膝盖上，上面再加热水袋，隔天敷一次，用了一个月就把两边膝盖痛全治好了。

小李见人就夸赞说，民间土方法真好，我也要我孩子将来学医。

21 落枕

兵哥最喜欢开空调盖被子睡觉，有次睡觉时蹬了被子，一觉醒来歪脖子像鬼脚七，肩颈僵硬疼痛。

花婆见了说，今天看谁不顺眼了，脖子怎么这么横?

小兵说，落枕了啦，现在看谁都不顺眼。花婆如法炮制，用白花臭草药酒泥给小兵敷肩颈背，小兵敷着敷着就睡着了，一觉醒来，整个人像松绑一样神清气爽，一照镜子脖子不歪了。

从此对“坐卧不当风”这句古训也有了深刻体验。

22 歪嘴

大年最喜欢游泳，常年风雨无阻，大家都赞他毅志力强。

谁知有一天他游完泳回来嘴歪了，吓得他不敢出门。

花婆热心肠，好管闲事，听到这消息后，就亲自上门。

一般人看了病再配药，而花婆则配好了药再去帮人看病。

花婆用白花臭草药泥给大年敷得满脸都是，像妇女做美容一样，当那些药泥取下来时大年的脸就正回去了。

真是太不可思议了。大年说，你这药泥怎么会有正脸之功？应该拿诺贝尔奖。

花婆笑笑说，就舒筋活络而已，没那么伟大。

23 接骨处刺痛

达叔曾做过学校的体育老师，他玩起钢架来很是得意。

可他有一次失手了，从钢架上掉了下来，手也摔断了，接骨康复后他就很少去玩了。

原来断手复位以后，接骨处常有刺痛，让他非常烦躁，真是英雄最怕病来磨。

花婆调好药酒泥，足足帮达叔敷了半个月，真是病去如抽丝，最后患处痛去若失，达叔的后遗症没了。

24 腹痛

小巩有卵巢囊肿，做过手术后常腹中隐痛，严重影响学习、工作、生活。这是由于术后瘀血逗留，不通则痛。没有芳香通窍的民间草药能赛过白花臭草；没有活血的液体能超过酒；没有止痛的动作能赛过用温暖的手去揉。

花婆用白花臭草酒倒在自己手上，帮小巩揉揉小肚子后，小巩连续放屁，小肚子隐痛痊愈。

大家都惊讶花婆是奇人、奇术、奇手。

花婆谦虚地说，就点儿臭草酒有什么好奇的。

25 便秘

老陈多年便秘，苦不堪言，吃番泻叶也耐药了。

人会耐药，是因为阳气减少。

花婆教他用白花臭草酒搓腰。

老陈说我又没有腰痛。花婆说，我八十多岁也便秘，自从我用药酒搓腰后，天天大便顺畅，你爱搓不搓，随你。

老陈抱着试一试的心态，没想到一搓便就好。

这下乐得老陈抱住花婆说，你真是人见人爱，花见花开。我被这便秘困扰这么多年，你要是早告诉我就好了。

花婆说你又没早问。

26 眩晕

赤大叔高血压、眩晕，看东西天旋地转。

花婆让他在脚底太冲穴上面用白花臭草擦。

开太冲，人轻松。

原本赤大叔眩晕得连村里都出不了，现在可以去闹市买菜了。

27 耳鸣

陈叔耳朵嗡嗡作响。

花婆将配好的白花臭草药泥送给他搓耳根。

芳香开窍，辛温活血，再加上耳根周围有听宫、听会穴，足以加强听力。

半个月陈叔的耳朵就不叫了。

28 低血压、低血糖

香嫂常年低血压、低血糖，人懒洋洋，疲倦，干活儿也没劲儿。

花婆煮了姜红糖加白花臭草，普通姜红糖水只能补气血，加了白花臭草更能化湿邪。

吃了半个月，香嫂的血压、血糖都上去了，人也有精神了。

29 感冒初起

平儿从幼儿园回来，咳嗽、流鼻涕、头晕、忽冷忽热，这是感冒初起。

《黄帝内经》讲，其在皮者，汗而发之。

发汗最好的是用白花臭草搓大椎穴，就是颈背最高隆起处。

花婆帮平儿搓完后，他全身出汗，一大堆症状全没了，真是汗出一身轻啊！

花婆说学会用白花臭草搓揉法，大病小病不出家。

30 痛经

小碧没有上班，脸色苍白。

花婆说，今天怎么啦？

小碧说，痛经请假。

花婆拿来白花臭草，捣烂给她热敷小肚子，敷完后小碧就没事了，下午就去上班了。

花婆疑惑地说，现在年轻人自己有问题怎么都不重视。其实很多病自己都能养好，为何还要去求人，搞不懂。

31 脑胀

涂叔参加完婚宴后，由于喝醉了酒，睡醒后觉得头部胀裂，浑身难受。

花婆将白花臭草捣烂后用毛巾一包，放在热水里泡，拿出来用手试试，用热又不烫伤皮肤的温度，像做衣服的阿姨用熨斗熨衣服一样，帮他熨太阳穴、印堂穴、大椎穴，熨完头就不胀痛了。

涂叔开心地说，花婆，我要给你开个医馆，去帮我那些狐朋狗友治病，到时我们就财源滚滚了。

外婆笑笑说，我还有几年可活啊！

32 哮喘

抗美援朝回来的雷叔，烟瘾大，晚年得了哮喘，用了各种药物都没治好。

花婆说，五劳七伤引起的哮喘，要温敷。

花婆就开始帮雷叔敷肺俞、定喘两个穴位，连续敷了半个月，用的都是白花臭草加热水袋，后来雷叔晚上居然不会喘醒了。

33 荨麻疹

郑老师有荨麻疹，天气一冷就发作，一搔浑身上下都是血。

花婆用白花臭草捣烂给他敷头上的祛风要穴——风池，膝盖的活血要穴——血海，血行风动，敷了几次，郑老师的瘙痒就没有再复发。

天冷发作的病，温敷效果都比较好。

34 胸闷

清姐坐飞机回来后，一直胸闷，饭也吃不下，两天也没缓解。

花婆用白花臭草帮清姐搓了手上的内关穴，搓完后清姐出了身汗，心开郁解、快乐无比。

如果能知道草药搓穴位能有如此奇效，那些寻常痛苦该去掉多少啊。

35 白内障

兰婆八十岁眼花白内障，动了手术后眼睛还不行。

花婆只帮她做一次睛明、上星、翳明三大明目穴按摩，兰婆眼睛亮花能发现地上的针了。

花婆说，人不是老了才看不清，而是因为你懒了，不搓穴位，眼睛才不行。我九十岁也比你八十岁眼睛明亮，因为我喜欢搓穴位。

36 脚趾麻木

木工脚上有三个指头麻木没知觉，他说坏事了，会不会是中风了？

花婆说，可能是穴位不通吧。

她便帮木工用白花臭草药泥搓踝关节和胃经的解溪穴，气血像水库开闸放坎一样，搓完木工的脚就恢复了知觉。

可知穴位一堵，像拦河坎一锁，池水下不来，下游就枯萎了。

花婆说，有病没病常找腕肘膝踝四大关节，四关打开，百病不来。

37 蝴蝶斑

旅馆的茉莉姐脸两边长了蝴蝶斑，心烦意乱，结果斑越来越暗。

所谓废物堆积找胆经。

花婆用白花臭草帮她敷胆经的光明穴、日月穴。那斑不久就消退了。

茉莉姐喜逐颜开，中医经络真神奇，敷按手脚治面疾。不是亲身经历过，叫我怎么会相信。

38 腕胀

小凤摔了一跤，手腕肿得像萝卜，多日不退。

花婆说十个手指有多少个指缝？

小凤说八个指缝。

花婆说：“这八条指缝有八个穴位叫八邪。八个排邪气的通道口堵住了，胀痹不除。”

花婆用白花臭草捣烂加酒，给小凤敷在手掌背的八邪穴上，敷一天就退一点，三天敷完，肿胀像萝卜的手像退潮般消肿了。

花婆说，现在长记性了吗？

小凤说，长了，以后摔伤了就来找花婆。

花婆说：“说以后要小心，别摔伤。”

39 摔伤出血

小毛刚学骑自行车，一把没按住，摔得四脚朝天，鲜血直流，哇哇大哭。

花婆拔起路边的白花臭草，捣烂了给小毛按在伤口上，按哪哪血就止住。花婆边按边说，我的小毛只要有白花臭草，疼痛出血都要往边上靠。

小毛马上破涕为笑，后来连疤痕也没留，淤青也消了。

原来白花臭草既活血，也止血；既化瘀，又止痛。

40 脚软

邓公八十多岁，常在饭后百步走。有好几次他觉得膝盖骨有些撑不住，整个人瞬间就坐倒在地上，差点骨折。

这种软脚病，常规医生束手无策。

花婆说，我观察过软脚的鸡，用些布荆树、白花臭草、紫苏等芳香草药，给它垫脚，两天就好了。

于是花婆采白花臭草捣烂，给邓公敷脚。

结果，从此邓公走路时脚再也没有软过，真是比钙片还管用的民间妙招。

原来有些老人腿软并非缺钙，而是脚部湿气重，湿软了。

你看，湿重的人大都是软奄奄的。

41 阴道炎

有位女医生得了阴道炎，自己用消炎药，治不好。

听闻花婆帮了不少患阴道炎的妇女，便不耻下问来民间求教，花婆教她用白花臭草搓三阴交。

她就半信半疑地用草药搓弄脚下的穴位，这怎么能治阴道的疾病呢？

花婆说，按楼下的开关怎么能亮楼上的灯？

42 崴脚

小珊打篮球时，一不小心绊倒崴了脚，踝关节立马肿起来，鞋都穿不了，后来肿虽然消了，可伤口经常隐痛，打不了篮球。

花婆帮她用白花臭草搓昆仑穴，原来踝关节昆仑穴专主扭跌肿痛，只搓了三天，踝关节的疼痛就消失了。

43 成绩差

小袁在学校上课老是昏昏欲睡，考试总倒数，家长总被叫到学校挨训。

小袁沮丧地说，我也不想，可我一听课脑就发沉，想记也记不了。

花婆采来白花臭草交给小袁说，你听婆婆的话，考试准考得好。拿两个夹子把白花臭草夹在手指上，实在太痛了再换手指。

结果三个月下来，小袁由倒数成绩考到全班前几名，拿了个进步最大奖，父母恨不得敲锣打鼓告诉天下人，我孩子努力了，也能得第一。

小袁说，我的手被夹子夹得打不了盹，听课时蛮精神的，老师讲什么都得听进去，还印象深刻。

原来中医认为十个指尖叫十宣穴，对治人体脑尖脑顶。可见，常点按搓摩可提神醒脑、益智开窍。

44 尿床

小兔都已经读一年级了，睡觉还尿床，讲出去叫人讥笑。

花婆将揉好的白花臭草给她贴在肚脐神阙穴，并教她晚上将肚子揉热，结果再也不遗尿了。

45 犯困

司机哥阿龙叔，常疲劳驾驶出了几次意外，心惊胆颤。

阿龙叔说，为什么我晚上那么早睡，开车还犯困啊？整天哈欠不停。

花婆教他用白花臭草搓迎香穴，自此以后阿龙叔白天不打哈欠了，开车也精神了，没再发生意外事故。

如果世人知道迎香穴可以提高肺活量，拓宽鼻孔，缓解昏沉，那多少司机可免于意外呀！

即便没有白花臭草，用风油精搓也管用。

46 反复口腔溃疡

赛车手阿飞长期精神紧张，得了反复性口腔溃疡。

俗话说，心急火燎，如果能把着急缓解了，火气就会平息！

花婆叫他用左脚踩右脚，右脚踩左脚，踩的正是人体太冲穴。

太容易紧张、着急、冲动，就踩太冲。

真奇怪，当天阿飞口腔溃疡就不痛，睡觉也变得深沉，三天就全好了。

47 骨癌痛

老茂叔得了骨癌，痛得彻夜喊叫，搞得邻居睡不好觉。医生说这种病入膏肓的骨癌，手术也无可奈何。

花婆说，病入膏肓就找膏肓穴吧。

用白花臭草帮他搓背，在背部第四胸椎脊柱旁开三寸，就是人体救命的膏肓穴，搓摩此穴可拔草除根，点按此处能斩尽杀绝疼痛。

结果老茂叔疼痛一天比一天减轻，最后居然带病延年，晚上也没再痛得大吵大闹。

48 心绞痛

花婆去买菜，看到闹市中有一人晕倒，此乃心绞痛发作，病人脸色乌暗。

花婆赶紧倒出驱风油帮他搓人中、劳宫、内关，此乃开窍醒神、活血复脉最重要的三穴，叫急救三组合。

大家正焦急着找救护车，这路人已从地上坐起来，若无其事好了。

花婆教他有事没事多搓此三穴，就再也不会受心绞痛困扰了。

49 遗精

小凯得了遗精病，眼眶黑，腰酸背痛。

所谓精少则病，精尽则亡。不可不思，不可不慎。

花婆教他点按关元穴，此处能将元气关紧，使精不外泄，从此小凯精充神壮，黑眼眶也没了，昂首挺胸过上了自信的生活。

50 近视

小金因个子长得高，总坐在班级的最后，他视力不行，黑板都看不清，又不想戴眼镜，左右为难。

花婆教他按耳后的翳明，如果眼睛被翳障失去光明，点按此穴能开明，再配上眼保健操，结果很快小金就眼明睛亮，蝇头小字在黑板也看得清，他从此爱上了按摩。

点点按按病去一半。穴位真通，少病少痛。

穴位乃人体健康开关，经络乃周身能量线路。

花婆说，我懂的也不多，就自己乱摸索，这点小经验你们觉得有用就拿去吧！

本篇小结

道生一，一生二，二生三，三生万物。

民间中医的传承，大多是一方一药一绝技。

在广袤的中国土地上，在源远流长的历史长河中，像花婆这样拥有如此绝技的人数不胜数。

他们真正做到了“执于一，万事毕”，在专一的基础上，加以变化发挥，实现了“一招鲜，吃遍天”的境界。

现在很多人都在到处学习，却从没有进入到这种状态当中。

每一个人都有自己的独门绝技，这是核心竞争力，对于中医也是这样，既要广博多闻，又要专精一处。

这才是真功夫，真自信！

要扎进去学，狠下心挖，不钻出个海阔天空来誓不罢休！

在此，我们向中国千千万万花婆样的人物致敬！

因为有他们甘为平凡，扎根民间，才有中医顽强的生命力。